高等职业教育药品与医疗器械类专业教材
中国轻工业"十四五"规划立项教材

药品储存与养护

杨 晶 主编

中国轻工业出版社

图书在版编目(CIP)数据

药品储存与养护 / 杨晶主编. — 北京：中国轻工业出版社, 2023.5

ISBN 978-7-5184-4415-1

Ⅰ.①药… Ⅱ.①杨… Ⅲ.①药物贮藏②药品管理 Ⅳ.①R954

中国国家版本馆 CIP 数据核字(2023)第 068472 号

责任编辑：江 娟 贺 娜　　责任终审：张乃東　　整体设计：锋尚设计
策划编辑：江 娟　　　　　　责任校对：宋绿叶　　责任监印：张 可

出版发行：中国轻工业出版社（北京东长安街6号，邮编：100740）
印　　刷：三河市国英印务有限公司
经　　销：各地新华书店
版　　次：2023年5月第1版第1次印刷
开　　本：720×1000 1/16 印张：16.25
字　　数：322千字
书　　号：ISBN 978-7-5184-4415-1 定价：45.00元
邮购电话：010-65241695
发行电话：010-85119835 传真：85113293
网　　址：http://www.chlip.com.cn
Email：club@chlip.com.cn
如发现图书残缺请与我社邮购联系调换

201481J2X101ZBW

本书编写人员

主　　编　杨　晶(黑龙江农业职业技术学院)

副 主 编　徐瑞东(黑龙江农垦职业学院)
　　　　　张之奎(石家庄市普力制药有限公司)
　　　　　王　涛(黑龙江农业职业技术学院)

参　　编　杨丽莉(黑龙江农业工程职业学院)
　　　　　贾　宁(黑龙江农业工程职业学院)
　　　　　李春颖(石家庄市普力制药有限公司)
　　　　　刘程诚(黑龙江农业职业技术学院)

前　　言

为了进一步贯彻落实党的二十大报告和《现代职业教育体系建设规划（2014—2020年）》文件精神，在新时代背景下，坚持提倡健康中国建设，以推进人民健康的医药卫生发展和践行社会主义核心价值观为前提，结合我国高等职业教育发展需要和人才培养目标的要求，多位高等职业教育医药专业教师与制药企业技术人员根据制药企业的生产实际情况，校企合作，共同开发对接专业核心就业岗位的项目化教材《药品储存与养护》。本教材以"岗位为核心，就业为导向，能力为本位"为指导思想和原则，坚持理论与实践、思政与素质相结合，强化学生职业能力和职业素养的提高，充分体现高职高专"立德树人"的教育理念。

本教材与《中华人民共和国药典》（2020版）、新版药品经营质量管理规范（GSP）、国家职业标准等密切衔接，以岗位工作知识和能力要求为主线，从课程思政角度出发进行内容编写及合理化设计，根据高职医药类专业的培养目标，侧重药品储存与养护知识的应用、实践技能的训练，使学生明确药品储存运输的业务流程及相关法规要求，掌握药品仓储业务流程、岗位工作职能要求与操作程序，力求结构合理、层次清晰、重难点突出、通俗易懂。本教材共设置五大项目，每个项目开篇引入"思政案例"模式，在激发学生学习热情的基础上引出教学内容，在介绍理论知识的同时注重引入"课堂互动"环节，让学生积极思考，理论联系实际。本教材针对重要的理论知识和技术发展前沿设计了"知识拓展"和"知识衔接"模块，并在每个项目后均配以"能力测试"，丰富教学资源，使学生易学易懂，提高了教师教学水平，可作为高等职业教育药品与医疗器械类专业授课教材，也可供药品企业培训使用。

本教材的编写得到各位编者单位的大力配合和支持，编写同事做了大量的具体工作，杨晶担任主编，徐瑞东、张之奎、王涛任副主编，杨丽莉、贾宁、李春颖、刘程诚也参与了部分编写工作，在此一并致谢。本教材编写过程中参考了大量的相关文献，因篇幅、检索条件等原因的限制，不能悉数列出。由于药品经营管理及法规处在不断发展和完善的过程中，加上编者对高等职业教育教学改革的理解和水平有限，书中难免存在疏漏和不足，恳请专家和读者批评指正，以便修订完善。

说明：本教材中使用枸橼酸的叫法和药物制剂中各组分的含量单位采用%表示是以《中华人民共和国药典》（2020版）为依据。

编者

2022年12月

目 录

项目一 药品储存与养护概述 ... 1
- 任务一 药品的概述 ... 2
- 任务二 药品储存与养护的基础知识 ... 8

项目二 各类型药品的储存与养护 ... 20
- 任务一 原料药的储存与养护 ... 21
- 任务二 散剂的储存与养护 ... 30
- 任务三 片剂的储存与养护 ... 35
- 任务四 胶囊剂的储存与养护 ... 39
- 任务五 注射剂的储存与养护 ... 42
- 任务六 糖浆剂的储存与养护 ... 47
- 任务七 栓剂的储存与养护 ... 50
- 任务八 软膏剂的储存与养护 ... 53
- 任务九 中药的储存与养护 ... 56
- 任务十 特殊管理药品的储存与养护 ... 73
  - 实训一 医药商品包装和标识认知 ... 85
  - 实训二 常见易变中药的储存与养护 ... 87

项目三 生产企业的药品储存与养护 ... 90
- 任务一 物料的管理与养护 ... 91
- 任务二 包装材料的管理与养护 ... 107
- 任务三 产品管理与养护 ... 113
  - 实训三 参观药品生产企业 ... 131
  - 实训四 原辅料、成品取样 ... 132

项目四 药品经营企业的药品储存与养护 ... 134
- 任务一 药品经营的特点及相关管理规定 ... 135
- 任务二 药品批发企业药品的储存管理 ... 138
- 任务三 零售企业药品的储存管理 ... 181

实训五　药品入库储存与温度、湿度监控 …………………………………… 204
　　实训六　药品陈列 ………………………………………………………………… 206

项目五　医疗机构的药品储存与养护 ……………………………………………… 208
　任务一　医院药品养护管理 ……………………………………………………… 209
　任务二　护士站药品养护管理 …………………………………………………… 228
　任务三　诊所药品养护管理 ……………………………………………………… 242
　　实训七　护士口服给药方法实操 ………………………………………………… 247

参考答案 ………………………………………………………………………………… 249

参考文献 ………………………………………………………………………………… 250

项目一 药品储存与养护概述

● 知识目标
1. 了解药品的定义和分类。
2. 熟悉药品储存与养护的基本要求。
3. 掌握药品仓储管理的基础知识,为学生获取相应职业资格证书和就业打下基础。

● 能力目标
形成药品仓储岗位的职业意识,养成良好的职业道德。

● 素质目标
1. 树立学生高度的社会责任感,热爱医药卫生事业。
2. 培养和提高学生职场协调能力、实际工作能力和服务意识,树立正确的择业观念。

● 思政目标
1. 从药品养护管理实际出发,运用科学的世界观和方法论解决药品储运中的问题。
2. 践行社会主义核心价值观,培养诚实守信的职业道德。

 思政案例

案例一:2013年6月,家人为80岁高龄患有高血压、气管炎及皮炎等多种疾病的顾某到药店购买了一盒血毒清胶囊,顾某服用后感到不适,就停止服药,7日后高热不退,被送至医院。7月27日,顾某因抢救无效死亡。死者家属一纸诉状将这家药店告到法院,要求该药店对顾某之死承担赔偿责任。经查,血毒清胶囊中含有乙双吗啉,服用乙双吗啉可引起再生障碍性贫血。该药店销售的血毒清胶囊,经市药品检验部门检验认定系盗用他人批准文号的假药,其乙双吗啉的含量高于国家标准。法院审理认为,被告某药店违法销售假药,致使顾某死亡。据此,最终判决该药店赔偿原告医疗费、护理费、死亡赔偿金。

思政提示:药犹兵也,启发学生辩证思维理念;践行社会主义核心价值观,培养诚信职业的工作作风。

案例二:李某患糖尿病5年,接受医生建议,开始使用胰岛素治疗。起初的一段时间效果很好,血糖指标正常,胃肠不适反应消失,周围神经病变症状也有所缓解。但是某一段时间李某的血糖浓度却出现了反复。无奈之下，李某再次请教医生，跟医生讲述了他的用药、饮食和运动情况，医生询问了他对胰岛素的保管情况。原来李某新买回的胰岛素是放在冷藏箱里的，但启用以后就放在书柜中常温保存，外出也就放在随身携带的普通包里，导致胰岛素失效，达不到降糖的效果。

思政提示：药品安全关系国计民生问题，关注药品安全，助梦健康中国；坚持以人为本，加强人民素质教育，关爱生命，珍爱健康。

"药犹兵也"，药品是一种关系到人民生命健康的特殊商品。药品作为商品，由生产到消费之间往往存在着一定的时间间隔。一方面，虽然各种药品的生产同消费的时间间隔长短不同，但都会在一个或长或短的时间停留在流通领域；另一方面，药品的生产与消费在空间上一般存在着一定的距离，在完成药品从生产到销售的转移过程中，或因小批收购而成批转运，或因等待运输工具而不能及时转移，必然使一部分药品停留在仓库中，这决定了药品储存的必要性。药品储存是药品离开生产过程处于流通领域内所形成的一种暂时停留，是药品流通部门储存的代销产品，药品在储存过程中受内在和外在因素的影响，会发生质量变化，这决定了药品养护的必要性。通过本项目的学习，应掌握药品储存与养护的含义、基本要求、意义等，熟知药品储存与养护的任务，深刻体会储存与养护工作在药品生产与流通过程中的重要性。

任务一 药品的概述

一、药品的定义

《中华人民共和国药品管理法》中称药品是指用于预防、治疗、诊断人的疾病，有目的地调节人的生理机能并规定有适应证或者功能主治、用法和用量的物质，包括中药、化学药和生物制品等。药品管理应当以人民健康为中心，坚持风险管理、全程管控、社会共治的原则，建立科学、严格的监督管理制度，全面提升药品质量，保障药品的安全、有效、可及。国家发展现代药和传统药，充分发挥其在预防、医疗和保健中的作用。目前功能性产品主要有食品、药品和保健食品等。

食品、药品、保健食品三者都供食用，都具有特定的色、香、味、形。药品例如青霉素对革兰染色阳性球菌和杆菌抑菌作用强，可以通过抑制细菌细胞壁黏肽合成酶，导致细菌细胞壁缺损，菌体失去渗透屏障而膨胀、破裂，同时使细菌的自溶酶活化，使细菌发生裂解而达到抑菌作用。一般食品是指各种供人食用或者饮用的物质，即使某些食品既是食品也是药品（即药食同源物质），如大枣、甘草、枸杞、蒲公英等,当其按食品食用时,并不以治疗疾病为目的。保健食品系指表明具有特定保健功能的食品,即适宜于特定人群食用,具有调节机体的功能,不以治疗疾病为目的的食品。这个概念指出了保健食品既不同于一般食品,也不是药品,与以往的"功能食品""疗效食品""药膳"等名称也有显著区别,例如高钙片。新的保健食品概念将营养补充物质制成的制剂(如补铁、补钙、补维生素等制剂)纳入保健食品范畴;单以"功能食品"不足以概括;以"疗效食品"代表保健食品的概念应用,常常会发生与药品的混淆,产生误导消费以保健食品替代药品的负面作用。"药膳"涉及的保健食品,其范畴、加工与使用方法均与具有产业化特征的现代保健食品有着显著的区别。保健食品在研发、生产、流通、使用和管理方面,与一般食品和药品在市场范畴、运作方式、涉及法规等方面均有着明显的区别。保健食品即使在某些疾病状态下可以使用,但也不能代替药物的治疗作用;保健食品还不得以药品名称或类似于药品名称命名,必须按保健食品命名规则,经审查批准后才可确定保健食品的名称,没有获得保健食品批准文号的产品不得进行生产和销售。

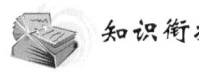

如何快速区分食品、保健食品和药品?

二、药品的分类与管理

药品与保健食品的区别

(1)批准文号不同 凡是药品均需有"国药准字",凡是保健品均需有"国食健字"或"卫食健字"。

(2)标志不同 保健食品的包装上应标注有"小蓝帽"标志,而药品没有专有标志。

(3)说明书不同 药品的说明书规定有适应证或功能主治,是用于疾病的预防、治疗、诊断的;而保健食品的说明书规定的是适用人群,以调节机体功能为主,没有治疗疾病的作用。

(4)适用人群不同 药品适用于处于疾病状态的患者,保健食品适用于"亚健康人群"或某些需要保健身体的人群。

(一)药品命名

药品的名称分为通用名、商品名及化学名。

1. 通用名

药品的通用名多采用世界卫生组织推荐使用的国际非专利药品名称(INN),它是新药开发者在新药申请时向政府主管部门提出的正式名称,可作为国家药典收载的法定名称,例如普萘洛尔。中国药品通用名称(CADN),由国家药典委员会按照《药品通用名称命名原则》组织制定并报国家卫生健康委员会备案的药品的法定名称,是同一种成分或相同配方组成的药品在中国境内的通用名称,具有强制性和约束性。因此,凡上市流通的药品的标签、说明书或包装上必须要用通用名称,其命名应当符合《药品通用名称命名原则》的规定,不可用于商标注册。

 课堂互动

白加黑、严迪、康泰克、氨咖黄敏颗粒、对乙酰氨基酚、二甲双胍分别都是药品的哪类名称?

2. 商品名

药厂生产新药时,应向政府管理部门申请许可证所用的专属名称,如普萘洛尔的商品名为心得安。医护人员必须依药品说明书了解其所含成分,鉴别是否同一药物,以免重复使用。在学术刊物和著作中不能使用商品名。

3. 化学名

依药品的化学组成按公认的命名法命名。如盐酸普萘洛尔的化学名为1-异丙基氨基-3-(1-萘氧基)-2-丙醇盐酸盐。因为过于烦琐,很少被医护人员所采用。

(二)药品分类

药品按其来源、产地、管理、使用、剂型等分类。

1. 药品按来源分为天然药品、化学药品和生物药品

天然药品是指存在于自然界植物、动物、矿物中,对机体有预防治疗作用的天然活性成分,例如人参、三七、五味子、自然铜等。化学药品是指人工合成或半合成或从某些天然药品中提取的单一成分的药物,例如阿奇霉素、维生素等。生物药品是指来自生物体中的组织和体液等生物材料而制备成的药物,例如转移因子、干扰素等。

2. 药品按管理分为普通药品和特殊药品

普通药品是指由医药卫生单位生产、管理和经营的药物,例如硝苯地平片、维

生素C丸、复方甘草酸苷胶囊等。特殊药品是指由国家药品行政部门和有关部门指定的单位生产、管理和经营的药物,包括麻醉药品、精神药品、医疗用毒性药品、放射性药品,例如美沙酮、四氢大麻酚、曲马多、咖啡因、阿托品、枸橼酸镓[^{67}Ga]注射液等。特殊药品按国家制定的麻醉药品和精神药品管理条例(《医疗用毒性药品管理办法》《放射性药品管理办法》)及其配套政策进行管理。

3. 药品按产地不同分为国产药品和进口药品

国产药品是指经国家药品行政主管部门批准的境内注册药厂生产的药物,例如复方黄连素片。进口药品是指在中华人民共和国境外生产,并经国家药品行政主管部门批准可以在境内使用的药物,例如水飞蓟宾胶囊。进口药品按国家制定的《药品进口管理办法》进行管理。

4. 药品按处方管理分为处方药和非处方药

处方药(Rx)是指必须凭执业医师或执业助理医师处方才可调配、购买和使用的药品,例如阿奇霉素分散片。非处方药是指不需要凭医师处方即可自行判断、购买和使用的药品,在国外又称之为"可在柜台上买到的药物(Over the counter, OTC)",此已成为全球通用的俗称,例如多维元素片、葡萄糖酸锌片。

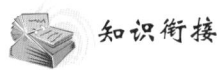
知识衔接

处方及分类

处方是指医疗和生产中关于药物制剂的一项重要书面文件,处方按其性质分为以下三种。

(1)法定处方主要是指《中华人民共和国药典》(以下简称"《中国药典》")、国家药品监督管理部门颁布的处方,具有法律的约束力。

(2)医师处方是医生为患者诊断、治疗和预购用药所开具的处方。

(3)协定处方是医院药剂科与临床医师根据医院日常医疗用药的需要、共同协商制订的处方。适于大量配制和储备,便于控制药品的品种和质量,提高工作效率,减少患者取药等待时间。每个医院的协定处方仅限于在本单位使用。

5. 药品按剂型分类

药品剂型是指药物在临床应用之前制成适合于医疗用途的、与一定给药途径相适应的给药形式,例如草珊瑚含片、胃康灵胶囊、注射用阿奇霉素、对乙酰氨基酚栓、红霉素软膏、布地奈德气雾剂等剂型。不同药物可以制成同一剂型,如维生素C片、阿司匹林片等;同一种药物也可制成多种剂型,如维生素C注射液、维生素C

泡腾片、维生素 C 颗粒、维生素 C 胶囊等。

(三)《中国药典》对各种药品储存的条件要求

1. 遮光

遮光系指用不透光的容器包装,如棕色容器或黑纸包裹的无色透明、半透明容器,存放受光线辐照易出现变化的药品。如盐酸吗啡注射液遇光、空气易氧化变色,包材要选用棕色玻璃瓶,储存条件应遮光、密封。

2. 密闭

密闭系指将容器密闭,以防尘土及异物进入,常用于易吸湿而变性、易吸潮而变质、易风化、易挥发(逸散)的药品和在空气中易于氧化或因吸收二氧化碳而变质的药品。如胃可舒中氢氧化铝受潮后制酸力降低;碳酸氢钠吸潮后分解成碳酸钠,碱性增强;薄荷油受热后易挥发。因此需在密闭、干燥阴凉处储存。

3. 密封

密封系指将容器密封,以防止风化、吸潮、挥发或异物进入,一般包括各种化学试剂、结晶药品。如葡萄糖原料药由于葡萄糖含有一分子结晶水有吸湿性,可吸潮结块,发霉,密封储存,储存中防止鼠咬,有口服和注射两种规格,应注意区分。

4. 熔封或严封

熔封或严封系指将容器熔封或用适宜的材料严封,以防空气与水分的侵入并防止污染。如青霉素注射剂需要严格控制外源杂质和热原引入,包材使用玻璃西林瓶并需要严格密封。

5. 冷处

冷处系指温度在 2~10℃ 的地方,最适宜的位置是冰箱的冷藏室。可储存易于受热而变质、易燃、易爆、易挥发和受热后易变形的药品。如胰岛素等生物制品受热易变质失活,应在 2~10℃ 冷藏库中储存。

6. 凉暗处

凉暗处系指避光并温度不超过 20℃ 的地方,可储存易于受高热和光照射而变质的药品。如注射用阿奇霉素受热易失活,储存条件为密闭、凉暗处(不超过 20℃)。

7. 阴凉处

阴凉处系指温度不超过 20℃ 的地方,如中药制剂连花清瘟胶囊受热易变形,需在 20℃ 以下密封,阴凉处储存。

8. 常温

常温系指温度在 10~30℃ 的地方,如复方甘草酸苷胶囊糖,成分相对稳定,对温度要求不高,可在室温下储存。

三、药品的标识

药品的标识是指药品的批准文号、批号、有效期、包装与说明书等内容。

1. 批准文号

供医疗使用的药品必须要有国家药品行政管理部门批准生产的文号,这是药品生产、上市、使用的依据。中国大陆地区生产药品的批准文号格式为:国药准字H(Z、S)+四位年号+四位顺序号。中国香港、澳门和台湾地区生产药品的批准文号格式为:国药准字H(Z、S)C+四位年号+四位顺序号。中国境外生产在境内销售的药品的批准文号格式为:国药准字H(Z、S)J+四位年号+四位顺序号。H代表化学药,Z代表中药,S代表生物制品。

2. 批号

药品批号又称药品生产批号,生产单位在药品生产过程中,将同一次投料、同一次生产工艺所生产的药品用一个批号来表示,同一批号产品质量是一致的。

3. 有效期

有效期是指可保证药品安全有效使用的期限,其表示方法有3种:①直接标明有效期:以有效月份最后1天为到期日,如某药品有效期为2012年7月,表明药品在2012年7月31日之前使用均有效。②直接标明失效期:国外进口药品有采用EXP-Date或Use before标明失效期,以表示有效期限。如某药标明EXP-Date:May 2012,则表示该药失效期为2012年5月,即有效使用时间为2012年5月31日之前。③标明有效年限:由表示有效期几年,配合生产批号,判断有效期是何日。如某药品标明批号211207,有效期3年,则表示该药品可用到2024年12月6日。

4. 包装

包装是说明药品的最小分装单位、剂量和个数。例如氯化钾片规格0.25g,100片/瓶;利巴韦林片规格100mg,12片/板。

5. 药品说明书

药品说明书除了包括上述内容外,主要说明的是药品如何使用,包括药物作用、用途或适应证、禁忌证和注意事项、用法和剂量等。此外还有药品的贮存条件、生产厂家、通讯地址等。

胆舒胶囊说明书
请仔细阅读说明书并在医师指导下使用

【药品名称】
通用名称:胆舒胶囊
汉语拼音:Danshu Jiaonang

【成分】薄荷素油。

【性状】本品为胶囊剂,内容物为白色油润颗粒;具特异香气,味辛、凉。

【功能主治】疏肝理气、利胆,主要用于慢性结石性胆囊炎、慢性胆囊炎及胆结石,肝胆郁结,湿热胃滞证。

【规格】每粒装 0.45g。

【用法用量】口服。一次 1~2 粒,一日 3 次;或遵医嘱。

【不良反应】尚不明确。

【禁忌】尚不明确。

【注意事项】尚不明确。

【贮藏】密封。

【包装】塑料瓶,30 粒/盒。

【有效期】18 个月。

【执行标准】国家药品监督管理局标准(试行)WS-10770(ZD-0770)-2002

【批准文号】国药准字 Z20026078

【生产企业】
企业名称:四川济生堂药业有限公司
生产地址:彭州市天彭镇花龙路 89 号
邮政编码:611930
电话号码:028-87509966
传真号码:028-87505658

课堂讨论

1. 药品、医疗器械、消毒产品、医疗美容化妆品在批准文号上有何不同?
2. 食品、保健食品、药品的区别和联系。

任务二 药品储存与养护的基础知识

一、药品储存与养护的定义

药品储存是指药品从生产到消费领域的流通过程中经过多次停留而形成的储

备,是药品流通过程中必不可少的重要环节。

药品养护是指在药品储存过程中,运用现代科学技术与方法,探索药品质量变化规律,防止药品变质,保证药品质量,确保用药安全、有效的一门实用性技术科学。

药品在生产完成后,未到达患者手中之前,在生产和消费之间存在一定时间和空间的间隔过程,在此过程中需要对药品进行"储存""保养"与"维护",以达到保证药品质量的目的。药品储存与养护就是使用合理的储存手段与技术,有效地防止或延缓药品质量变异现象的发生,保证药品质量,确保用药安全。因此,药品养护的重要性是不言而喻的,医药制度改革也对药品养护提出了越来越严格的要求。国家强制实行 GMP 和 GSP 标准以来,药品储存与养护的相关管理规定在所有的药品生产、经营企业中得到了有效的贯彻落实。

二、药品储存与养护的基本要求

(一)对人员的基本要求

(1)药品批发企业各岗位负责人资质要求,具体内容如表 1-1 所示。

表 1-1　　　　　GSP 对药品批发企业各岗位负责人的资质要求

岗位	资质要求
企业负责人	应当具有大学专科以上学历或中级以上专业技术职称,经过基本的药品专业知识培训,熟悉有关药品管理的法律法规及规范
质量负责人	应当具有大学本科以上学历、执业药师资格和 3 年以上药品经营质量管理工作经历,在质量管理工作中具备正确判断和保障实施的能力
质量管理部门负责人	应当具有执业药师资格和 3 年以上药品经营质量管理工作经历

(2)药品批发企业质量、验收、养护等岗位人员资质要求,见表 1-2。

表 1-2　　　　GSP 对药品批发企业质量、验收、养护等岗位人员的资质要求

岗位	资质要求
从事质量管理工作人员	应当具有药学中专或医学、生物、化学等相关专业大学专科以上学历或者具有药学初级以上专业技术职称
从事验收、养护工作人员	应当具有药学或医学、生物、化学等相关专业中专以上学历或者具有药学初级以上专业技术职称
从事中药材、中药饮片验收工作人员	应当具有中药专业以上学历或具有中药学中级以上专业技术职称

续表

岗位	资质要求
从事中药材、中药饮片养护工作人员	应当具有中药专业中专以上学历或具有中药学初级以上专业技术职称；直接收购地产中药材的验收人员应当具有中药学中级以上专业技术职称
从事疫苗配送的人员	应当配备2名以上专业技术人员专门负责疫苗质量管理和验收工作，专业技术人员应当具有预防医学、药学、微生物或医学等专业本科以上学历及中级以上专业技术职称，并有3年以上从事疫苗管理或技术的工作经历
从事采购、销售、储存工作人员	应当具有药学或医学、生物、化学等相关专业中专以上学历，从事销售、储存等工作的人员应当具有高中以上文化程度。应当在职在岗，不得兼职其他业务工作
从事特殊管理的药品、冷藏和冷冻药品储存和运输等工作人员	应当接受相关法律法规和专业知识培训并经考核合格后方可上岗
从事质量管理、验收工作人员	应当在职在岗，不得兼职其他业务工作

(3) 药品零售企业各岗位人员资质要求　见表1-3。

表1-3　　　　GSP对药品零售企业各岗位人员的资质要求

岗位	资质要求
企业法人代表或企业负责人	应当具备执业药师资格
处方审核员	企业应当按照国家有关规定配备执业药师，负责处方审核，指导合理用药
质量管理人员	应具有药学或相关专业的学历，或者具有药学专业的技术职称
验收人员	应当具有药学或者医学、生物、化学等相关专业学历或者具有药学专业技术职称；从事中药饮片质量管理、验收、采购的人员应当具有中药学中专以上学历或者具有中药学专业初级以上专业技术职称
保管、养护人员	设置仓库的企业从事保管工作的人员应经过专业培训，考核合格后持证上岗；国家有就业准入规定的岗位，工作人员需通过职业技能鉴定并取得职业资格证书后方可上岗
营业员	应当具有高中以上文化程度或者符合省级药品监督管理部门规定的条件
中药调剂员	应当具有中药学中专以上学历或者具备中药调剂员资格
销售特殊管理药品人员	企业应当为销售特殊管理的药品、国家有专门管理要求的药品、冷藏药品的人员提供相应的培训条件，使其掌握相关法律法规和专业知识

续表

岗位	资质要求
健康检查	应当对直接接触药品岗位的人员进行岗前及年度健康检查,并建立健康档案。患有传染病或者其他可能污染药品的疾病的人员,不得从事直接接触药品的工作

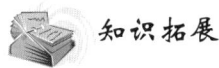 知识拓展

执业药师职责

我国《执业药师资格制度暂行规定》中明确指出:"执业药师是指经全国统一考试合格,取得《执业药师资格证书》,并经注册登记,在药品生产、经营、使用单位执业的药学技术人员"。而广义的药师泛指受过高等药学相关专业教育,从事药学专业技术工作的个人。

职责:①必须遵守职业道德,忠于职守,以对药品质量负责、保证人民用药安全有效为基本准则。②必须严格执行《中华人民共和国药品管理法》及国家有关药品研究、生产、经营、使用的各项法规及政策。执业药师对违反《中华人民共和国药品管理法》及有关法规的行为或决定,有责任提出劝告、制止、拒绝执行并向上级报告。③在执业范围内负责对药品质量的监督和管理,参与制订、实施药品全面质量管理及对本单位违反规定的处理。④负责处方的审核及监督调配,提供用药咨询与信息,指导合理用药,开展治疗药物的监测及药疗效的评价等临床药学工作。

(二)对设施及设备的要求

仓库除主体建筑之外,一切进行仓储业务所使用的设备、工具、用品和仓库管理系统,统称为仓库设备。仓库设备对提高劳动效率、减轻劳动强度、缩短药品进出库时间、改进药品堆码、维护药品质量、充分利用仓库容量和降低保管费用等均有重要作用。

1. GSP 对仓库设备管理的要求

GSP 规定药品仓库应有药品与地面之间保持一定距离的设备;应有避光、通风设备;应有检测和调节温度、湿度的设备;应有防尘、防潮、防霉、防污染,以及防虫、防鼠、防鸟等设备;应有符合安全用电要求的照明设备;应有适宜拆零及拼箱发货的工作场所和包装物料等储存场所和设备。

2. 仓库设备的种类

仓库设备的种类繁多,按其主要用途和特征可分为硬件和软件两大类。

(1)仓库硬件的种类　装卸搬运设备是仓库用来提升、堆码、搬运药品的机械设备。

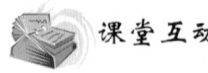

药品生产企业在进门处为何设置高门槛?

保管设备是用于保管环节的基本物质设施,其完善程度是仓库维护药品质量可靠程度的标志之一,该设备可分为两类:一类是苫垫用品,一般要上盖下垫,以通风隔潮;第二类是存货用具,包括货架、货橱等。

计量设备是仓库进行药品验收、发放、库内周转以及盘点等各项业务必须采用的计量工具。计量设备有两类:一类是称量设备,包括各种磅秤、杆秤、台秤、天平秤以及自动称量装置等;第二类是库内量具,包括直尺、折尺、卷尺、卡钳和线规(线卡)、游标卡尺和千分卡尺等。自动计数机是一种高效能的计数装置,既快又准确,使用可靠,它将在现代化仓库中得到广泛应用。

储存与养护设备:①检测调节温度、湿度的设备,如空调、除湿机、温湿度检测仪等。②通风照明保暖设备:通风设备有抽(排)风机、各式电扇、联动窗户启闭装置等;符合安全用电要求的照明设备;保暖设备主要有暖气装置等。③避光设备:可采用石棉砖或水泥砖设置库顶隔热层,或其他适宜材料制成遮阳棚。④防鼠、防虫、防鸟设备,如电猫、鼠笼、粘鼠板等。⑤经营中药饮片的企业仓库还应有饮片储存箱。⑥电冰箱或小冷藏库,用于储存需冷藏药品,如生物制品、脏器制剂。⑦防尘、防霉、防污染的设备,如纱窗、门帘、灭蝇灯、吸湿机等。⑧冷库冷链设施设备:用于冷库温度自动监测、显示、记录、调控、报警的设备和冷库制冷设备的备用发电机组或双回路供电系统、冷藏车及车载冷藏箱或保温箱等设备。

验收养护室应配有千分之一天平、澄明度检测仪、标准比色液等;直接收购地产中药材时,仓库应当设置中药样品室或样品柜,经营中药材、中药饮片的企业还应配备水分测定仪、紫外荧光灯、解剖镜或显微镜;验收养护室、中药样品室应有必要的防潮、防尘设备并备有空调。

消防安全设备是保障仓库安全必不可少的设备;储存特殊管理药品、贵重药品的安全专用保管设备,如铁栅栏、保险柜等。

(2)仓储软件的种类　仓储软件是指一切涉及药品仓储管理全过程的书面文件和实施过程的真实记录。仓储软件包含的内容有制度与记录、凭证两大类。制度一般应包括规则、职责、标准、程序四个方面;记录、凭证是用于证实制度的执行情况。

①质量管理制度:主要有药品购进、收货、验收、储存、养护、销售、出库、运输的管理制度;有关记录和票据的管理制度;特殊药品和贵重药品的管理制度;效期药

品、不合格药品及药品销毁和退货药品的管理制度;质量事故、质量查询和质量投诉的管理制度;药品不良反应报告的管理制度;环境卫生及人员健康的管理制度;设施设备的保管、维护、验证和校准的管理制度;质量培训及考核的规定和计算机系统的管理制度等。

②质量程序文件:主要有药品购进、收货、验收、储存、养护的操作程序;药品出库复核质量的控制程序;药品销售后退回的处理程序;不合格药品的确认和处理程序;分装中药饮片的程序;药品拆零和拼装发货的程序;药品配送的程序;药品购进、退出的程序;药品配送运输的程序等。

③管理记录、凭证、台账:仓库常用的质量记录有药品的购进、验收、储存保管记录,库房温度、湿度记录,养护设备使用记录,药品在库养护检查记录,药品出库复核记录。凭证包括近效期药品催调表、不合格药品申报表、药品养护档案表、退货通知单。台账包括不合格药品台账、销货退回药品台账等。

④计算机管理软件仓储管理系统(Warehouse Management System, WMS)是物流中心物流管理信息系统的代名词。WMS 应包括物流中心业务过程的各个领域的信息系统,包括订单处理、入出库作业运输、仓储作业、拣选作业、输配送作业等,是一个由计算机网络、应用软件及其他高科技的物流设备通过计算机网络将供应链上下游连接起来的纵横交错的立体动态互动系统。

三、药品储存与养护的岗位职责

药品储存与养护的基本岗位职责是:安全储存、降低损耗、科学养护、保证质量、收发迅速、避免事故。基本原则是以预防为主,基本要求是合理储存,确保药品质量稳定,安全有效。每个药品经营企业都对仓库药品储运和养护工作有明确的职责要求,虽然各个企业所要求的职责范围和表述形式各有不同,但一般都包括如下内容。

(一)药品储存岗位职责

(1)按照药品不同自然属性分类进行科学储存,防止差错、混淆和变质。

(2)做到数量准确,账目清楚,票、账、货相符。

(3)药品仓储保管人员应执行《药品储存控制程序》,并按《主要剂型的储存保管与养护要点》做好在库药品的储存保管。

①应按贮藏温度、湿度要求,分别储存于常温库、阴凉库和冷藏库内。

②应依据药品性质,按分库、分类存放的原则进行储存保管。

③在搬运和堆垛等作业中均应严格按药品外包装图示标志的要求搬运存放,规范操作;不得倒置,要轻拿轻放,严禁跌落、挤压;怕压药品应控制堆放高度,并定期翻垛。

④药品的堆垛和摆放应符合相关距离要求。

⑤在库药品均实行色标管理;根据药品的质量状态分别标示黄色、绿色和红色

色标。

⑥药品仓储每月底应定期做好库存药品盘点工作,做到票、账、货相符。

(二)药品出入库岗位职责

药品出入库管理应严格执行《药品出入库管理制度》,应积极主动、尽职尽责地做好药品出入库管理工作。

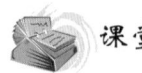
课堂互动

药品生产负责人和质量检验负责人能否兼任?

(1)药品入库时应按照《进货药品验收入库工作流程》操作,经过质量检查验收,并依据验收员签字或盖章的"验收入库通知单"办理入库手续。

(2)药品入库时对货与单不符、质量异常、包装不牢或破损、标志模糊等情况,有权拒收并报告企业有关部门处理。

(3)药品出库发货时,应坚持执行《药品出库复核管理规定》对药品进行复核,并做好出库复核记录。未经复核人员检查复核并签字的药品不得出库发货。

(4)药品出库发货时,应打印《出库药品随货同行单》并加盖药品出库专用章,连同药品一起配送给客户。

(5)对于销售后退回药品,应按《退货药品管理规定》做好退货药品的验收与存放、标识等管理工作。

(三)药品在库检查和养护岗位职责

(1)每天要按照《药品养护管理制度》检查在库药品的储存条件;要掌握主要剂型的储存保管与养护要点,做好仓间温度、湿度等管理,正确储存药品。

(2)药品仓储保管过程中,按照《药品在库养护检查操作规程》定期对在库药品根据流转情况进行养护和质量检查,并做好检查记录;对检查中发现的问题应及时通知质量管理部进行复查处理。

四、药品储存与养护的意义及任务

(一)药品储存与养护的意义

药品是一种特殊的商品,其结构复杂、成分多样,许多药品生产以后要经历长途运输和一定时期的储存才会被使用,因此我们应保证储存药品的质量在有效期内或一定时间内不会因环境等因素的改变而改变。由于科学技术的发展,药品已实现机械化、自动化大生产,若因药品储存与养护不当而变质,则可造成巨大的损失。随着制药工业的发展,药品的品种越来越多,某些抗生素、生化药品、蛋白多肽类药品、维生素制剂及某些液体制剂的质量因其自身的稳定性和受外界不良因素影响等出现的质量问题较为突出。中药材大都含有淀粉、糖类、脂肪、蛋白质等成分,在储存过程中受内在和外在因素的影响,必然产生物理、化学及生物等变化,如霉变、虫蛀、泛油、变色、风化、变味及氧化等变质现象。其中以霉变和虫蛀对中药材的危害最大,不仅会对企业造成经济上的损失,还可能使药品疗效降低,甚至完全丧失药用价值产生毒副作用,从而影响人体健康甚至生命安全。只有对药品进行严格、科学的储存与养护管理,才能保证药品质量的稳定、安全、有效,减少药品损耗,满足人们防病治病、康复保健的需要。

1. 保证药品安全有效,防止伪劣药品进入市场

药品的来源广泛,性能结构复杂,所含成分各不相同,有的药品怕热、怕冻、怕潮,有的药品易发生虫蛀、鼠咬、霉变等现象,甚至有些药品在一定条件下还会产生"自燃"现象。因此,药品仓库工作不单只是储存,更应重视其保管及养护环节,才能避免因养护不善而造成损失。

课堂互动

如何区分假药、劣药?

药品在生产和消费过程中,必然经历药品流通的环节,药品的储存则是药品流通环节的重要组成部分,药品经营企业从药品生产企业购进药品后,需要先进行储存,然后再进行调拨与销售。药品应按照相关规定,进行严格的检验,检验合格才能进行入库和出库。这种严格的程序化操作,使药品储存起到了"过滤器"的作用,不合格的药品不能进入仓库,不能进入销售环节。入库检查时,合格药品进入仓库,因保管不当,出库检查时发现不合格,药品同样不能进入销售环节。这种层层把关、严格的工作程序,可以有效地防止伪劣药品进入市场。

2. 保障市场供应,提高应急能力

药品是一种特殊的商品,它的供求状况与一般商品的供求状况相比,在时间和空间上存在特殊的差异。一般商品只表现在"供大于求""供小于求"或质量不能使顾客满意等。而药品是一种自然消耗品,受其稳定性的制约,生产出来后,囤积不能超过有效期,否则就不能再供药用。有序的药品储存有利于企业购进及批发、零售业务的有序进行,可以将药品源源不断地购进、销售,连绵不断地供应市场,满足人们的需求。

《药品管理法》规定,国家实行药品储备制度,由于地震、洪水等突发自然灾害或疫情等突发事件,使某些药品需求大增,如果药品生产和经营部门没有充足的药品储备,就无法保证药品的正常供应,影响防病、治病工作的开展,可能影响社会安定。因此,药品的储存是保障市场供应,提高应急能力的必要条件。

3. 药品养护是保证药品储存安全、降低损耗的必要措施

药品质量具有时限性,除少数中药材外,绝大多数药品的质量特性会随着时间的延长而自然衰退。这种时限性不仅与药品的内在品质有关,还与储存条件密切相关。药品养护就是根据药品自身的特性,安排合理的储存环境,科学地控制药品的库存结构与数量;根据药品自身的特性,采取合理的养护技术,确保药品不发生质量变化,不发生污损、破裂、混淆、变质等现象;根据药品自身的特性,在储存过程中防止虫咬等现象的发生,最大限度地减少商品损耗,节省保管费用。

4. 降低流通费用,加速资金周转,提高企业的经济效益

药品储存是药品流通中最重要的环节之一,良好的储存与养护虽然不能创造新的产品,但是可以在原有产品上追加价值。药品储存与养护部门通过加强储存管理,改善仓库保管条件,提高仓库容量(以下简称"仓容")和设备的使用效率,做到最大限度地节约药品在储存过程中的劳动消耗,从而降低储存费用。其次,在掌握药品变化规律的基础上,不断创新和改善养护技术,做好养护工作,避免和减少药品损耗。最后,掌握市场规律及供求状况,制订合适的仓储计划及确定仓储数量,以便加速资金周转,提高工作效率,扩大服务范围,从而节约开支、增加收益,最终提高企业的经济效益。

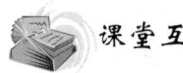 **课堂互动**

药品出库的基本原则是什么?

(二) 药品储存与养护的基本任务

1. 确定药品储存与养护工作的对象和范围

确定药品储存与养护的工作对象和范围,即是确定药品仓储管理工作的职责。

研究并掌握药品流通的有关情况及业务,如品种、计划、数量、方式,以及质量管理等,以达到对药品库存合理化的管理。研究药品陈列场所、药品需求的季节性变动情况、运输方式等,做到安全储存、降低损耗、科学养护、保证质量、收发迅速、避免事故,并能按照药品不同的自然属性进行科学分类、科学储存,防止差错、混淆、变质,做到数量准确、账目清楚、账、货、卡相符等。

在储存过程中,要做到安全储存,即药品在储存过程中不发生质量变化,防止倒塌、污损、燃烧、爆炸等现象发生,保证药品的安全。

在储存过程中,要做到科学养护,即根据药品的性质和包装的质量、形状,正确地选择仓位、堆码和苫垫的形式,合理地使用仓库面积,对仓库温度、湿度、光线等

外界条件加以控制,使其对药品质量不会造成影响。做好仓库的清洁卫生,防止蚊蝇、老鼠的危害,防止异物混入污染等情况。

在储存过程中,要坚持药品的"先产先出、先进先出、易变先出、近期先出"和"按批号发货"的原则,动态储存药品,使库存不断更新。

2. 掌握药品储存中发生质量变异的规律及预防和救治措施

药品质量的基本特征是安全、有效和稳定、均一,药品可发生的变化归结起来主要有物理变化、化学变化和生物学变化3种。药品物理性质与变化主要表现在色、嗅、味、溶解度、吸湿性、风化性、升华性等方面;药品的化学性质与变化主要表现在水解、氧化、异构化、聚合、蛋白质变性、碳酸化等方面;药品的生物学性质与变化主要表现在药品的虫蛀、霉变、发酵等方面的改变。影响药品质量的外在因素主要表现在空气、温度、湿度、光线、微生物与昆虫、时间等方面。外界因素是引起药品变化的条件,不良环境的影响可以加速药品的变质,良好的储存环境有助于延缓药品的变化,使药品在一定时期内保持稳定。因此,只有了解并掌握药品的质量变化规律,才能更好地实施相应的、有效的措施,以保证药品质量的安全有效。

3. 研究药品保管养护新技术,保证药品的质量和数量

药品的储存与养护是防止药品发生变化、保证药品的质量和数量的一个重要环节。忽视或轻视这一环节,会使药品质量下降影响疗效,并且会造成巨大的经济损失。

近年来,我国经济不断发展,各项民生政策的出台使我国医药事业蓬勃发展,药品种类之多、数量之大、需求之旺盛,是前所未有的。由于广大人民防病治病和卫生保健的需要,对药品流通周转的要求也越来越高。因此,面对这些复杂而繁重的储存与养护任务,我们必须做到认真研究、开发新技术,提高工作效率,做好安全储存,有效保证药品的质量和数量。

4. 做好药品的接货、验收、入库、在库储存、拣货、出库复核等工作

药品的接货、验收、入库、在库储存、拣货、出库复核是构成仓储的重要环节,它们环环相扣。要保证药品的质量,我们应重视每一个环节,提高工作效率,增强责任心,保证每个环节安全、有序、有条不紊地进行。

 课堂讨论

1. 药品保管员和药品养护员的基本要求是什么?
2. 如何利用科学发展观的思想解决药品养护中的实际问题?

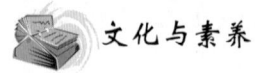 文化与素养

中庸之道与商业文化

中庸之道是中国传统文化精粹之一,它特别强调以"和谐"求发展,可以作为一种商业文化思想,用来指导和处理一些复杂的市场竞争问题。

(1)以斗争求合作,后发制人　它要求克服自身的过激行为,从合作愿望出发处理竞争问题,既不主动侵犯对手,也不能听凭对手摆布,要善于将对抗变成对话和磋商,避免在一系列报复与反报复的长期对抗中两败俱伤。

(2)中庸之道尤其适用于多个竞争对手并存的复杂环境　它强调不以欺诈的手段战胜对手,出手时也须适可而止,表现出克制和尽量维持合作的倾向。如果着眼于长远利益,这种策略虽然在同任何一个对手交锋时似乎都不占绝对优势,但它的合作行为却能帮助自己从总体上获得最高积分。

(3)中庸之道还具有"争取第三者"的特殊效应　它所体现的善良和宽恕的态度,不但能激发对手采取对双方都有好处的合作行为,而且能唤起第三方的同情和支持。善良、容忍和宽恕则可以争取人心,产生"得道多助"的效应。

在处理竞争与合作的关系上,西方文化的商业性主要体现在"竞争"意义上,其文化性则主要体现在"合作"意义上,由此形成贸易武器,而中庸之道的实质则是"持中持衡""以和谐求发展"。

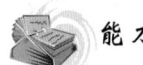 能力测试

一、单项选择题

1. 下列描述不是药品养护目的的是(　　)。
   A. 保证药品安全有效　　　　B. 确保药品储存安全
   C. 降低损耗　　　　　　　　D. 提高企业利润
2. 药品养护的基本原则是(　　)。
   A. 专人养护　　B. 预防为主　　C. 分类分区　　D. 正确堆垛
3. 药品存储的基本原则是(　　)。
   A. 分类储存　　　　　　　　B. 按批号储存
   C. 按体积大小储存　　　　　D. 按入库先后时间顺序储存
4. 按批号发货的目的是(　　)。
   A. 利于质量追踪　　　　　　B. 防止药品过期失效
   C. A和B都不对　　　　　　 D. A和B都对
5. 从事质量管理工作的,应当具有药学中专或者医学、生物、化学等相关专业

大学专科以上学历或者具有药学(　　)以上专业技术职称。

A. 初级　　　　B. 中级　　　　C. 副高级　　　D. 正高级

6. 业务特点是接受和发运药品的批次量少,药品较长时期脱离周转的仓库是(　　)。

A. 加工仓库　　B. 采购仓库　　C. 储备仓库　　D. 中转仓库

E. 零售仓库

7. 按GSP管理要求,库区的色标为红色的库区有(　　)。

A. 合格品区　　B. 待验区　　　C. 退货区　　　D. 不合格品区

E. 发货区

8. 药品堆垛要求药品与地面间距不少于(　　)。

A. 10cm　　　 B. 20cm　　　 C. 30cm　　　 D. 40cm

E. 50cm

9. 冷库的温度要求为(　　)。

A. ≤20℃　　　B. 0~8℃　　　C. 0~30℃　　　D. 2~10℃

E. 0~20℃

10. 在药品库房仓储管理中常用的货位编码方法是(　　)。

A. 地址式　　　B. 区段式　　　C. 商品群别式　　D. 坐标式

E. 分区式

二、多项选择题

1. 色标标志为绿色的库区为(　　)。

A. 待验区(库)　　　　　　　　B. 不合格品区(库)

C. 合格品区(库)　　　　　　　D. 退货区(库)

E. 发货区(库)

2. 采用分区分类货位编号保管方法的优点有(　　)。

A. 有利于提高工作效率　　　　B. 便于药品养护和盘点

C. 利于掌握和控制药品存量　　D. 便于计算机管理

E. 有利于提高保管技术水平

3. 药品在库检查的内容有(　　)。

A. 药品包装是否完好　　　　　B. 仓库温度、湿度

C. 货垛间距　　　　　　　　　D. 防虫、防鼠、防潮

E. 是否分类存放

三、简答题

1. 简述药品养护员的人员资质要求。

2. 简述药品养护的目的和意义。

项目二　各类型药品的储存与养护

● **知识目标**

1. 掌握中药商品及各类药物制剂常见质量变异现象和原因。
2. 熟悉原料药和中药提取物发生变质的因素。
3. 了解特殊药品储存保管的相关规定。

● **能力目标**

学会按药品性质分类规范储存药品,并能利用现代化养护技术对各类型药品进行常规养护操作;按照 GSP 规定能独立解决药品分类储存养护中发生的实际问题。

● **素质目标**

培养学生具有高度为人民服务的社会责任感,热爱医药卫生事业,使学生树立严肃认真、实事求是的科学态度和严谨的工作作风。

● **思政目标**

1. 培养民族自豪感和自信心,弘扬科学家精神,强化学生职业能力和创新能力的培养。
2. 深入贯彻以人民为中心的发展思想,培养法律意识,坚持法治思维。

 思政案例

案例一:某市药品监督管理局(以下简称"药监局")稽查支队突击检查某运输公司仓库时发现,仓库里阴暗,通风窗都开着,温度计显示:33℃。据估计,正午时分仓库的温度可能超过38℃。药品被直接放在水泥地上;应"在凉暗处保存"的注射剂堆得高过一个人身高;包装上明确标有"向上"放置符号的注射用硫酸奈替米星翻身"躺"着;几十箱葡萄糖酸钙注射液、硫酸镁注射液、复方甘草锰注射液混杂堆放着。转运仓库附近,药品、保健品混放在一起,近 10 箱已受潮的双黄连口服液随意堆在墙角;外包装仍在使用早该停止的"负责期"而非"有效期"的过期或近效期的保健品与正常药品堆在一起。据调查,该运输公司负责人根本不了解药品储存管理的有关规定。仓库被分租给十几家单位,而这些单位虽具备药品经营资格,但不具备在该市设置药品仓库的资格。经过初步估计,此次涉案药品 42 种 2053 箱,过期失效药品超过 170 件。

思政提示:药品储存保管中应严格执行 GSP 相关规定,引导学生严格遵守行业规范,做社会主义法治的自觉遵守者和坚定捍卫者。

案例二:2008年10月6日,国家食品药品监督管理总局(CFDA)接到云南省食品药品监督管理局报告,云南省红河州6名患者使用了黑龙江省完达山制药厂(2008年1月更名为黑龙江完达山药业股份有限公司)生产的两批刺五加注射液(批号:2007122721、2007121511,规格:100mL/瓶),出现严重不良反应,其中有3例死亡。10月7日,CFDA同中华人民共和国卫生部组成联合调查组,在云南、黑龙江两省地方政府及相关部门的配合下,对事件原因展开调查。经查,这是一起由药品污染引起的严重不良事件。黑龙江省完达山制药厂生产的刺五加注射液部分药品在流通环节被雨水浸泡,使药品受到细菌污染,后被更换包装标签并销售。云南省公安部门已对涉嫌的黑龙江完达山药业股份有限公司销售人员张某等多人刑事拘留。

思政提示:药品是双刃剑,用好与否直接关系到人民的生命安全。法治社会是构筑法治国家的基础,弘扬社会主义法治精神是当代大学生的时代使命。必须培养当代大学生的法律意识、法治思维,推进法治中国的建设。

药品是特殊商品,其结构复杂、成分多样、剂型各异。要保证药品的质量在一定时期内不会因环境等因素和长时间的储存而改变,我们就需要做到良好、规范地储存与养护。

任务一　原料药的储存与养护

原料药是生产药物制剂的原料,通常是一种物质或混合物。一般是指通过化学合成、微生物发酵、生化提取等技术制备而来的药用粉末、结晶、浸膏等。在药物剂型中原料药是构成药品的活性成分或有效成分。化学原料药和中药提取物在不同的制剂中以不同的剂型出现,在疾病的预防、诊断、治疗中起到不可替代的作用。

原料药根据来源分为化学原料药和中药提取物两大类。化学原料药按化学组成基本上分为无机盐类,如氯化钠、氧化镁、碘化钾等;有机化合物类如阿司匹林、苯巴比妥、磺胺嘧啶等;生化药及其酶类如干扰素、胃蛋白酶、胰酶等。中药提取物属于有机化合物类,用于生产化学药制剂和中成药的原料如八角茴香油、当归流浸膏、大黄浸膏粉、岩白菜素等。

一、原料药质量变异的内在因素

化学原料药和中药提取物是常规药物制剂的源头,种类繁多,性质各不相同。必须在了解这两类药品的理化性质和特点的基础上,采取正确合理的储存、保管和养护方法,才能保证药品在源头的质量稳定性。

化学原料药和中药提取物在储存保管过程中,受外界因素影响发生质量变异情况,通常包括化学变化、物理变化和生物学变化。化学变化主要是原料药与环境中的氧气、水、二氧化碳等物质接触或受到光线照射等而发生的化学反应，从而导致药品出现分解变质，主要变化有水解、氧化、消旋、酶解、霉变、酸败等；物理变化主要是指受到环境因素影响原料药物理性质的改变，包括吸潮、风化、挥发、升华、凝固等；生物学变化是指因受外界温度、湿度、时间等影响，微生物生长繁殖导致原料药出现虫蛀、发霉、发酵等方面的改变，实质上也属化学变化。

（一）化学变化

1. 水解

水解系化学原料药和中药提取物与水发生的化学反应。药物结构中含有酯、酰胺、酰脲、酰肼、醚、苷键时，易发生水解反应，如阿司匹林、硝酸甘油、积雪草总苷、三七三醇皂苷等，一般都易水解而导致药品分解、失效；具有内酯结构的成分也容易发生水解，如穿心莲内酯、葡醛内酯等，在碱性溶液中容易水解开环，而使药物失效或减效；具有酰胺结构的成分如青霉素等，因其结构特殊，极易水解失效；苷类结构一般均较易水解，水解后形成糖和苷元两部分，效价明显降低，如洋地黄苷、毒毛花苷 K 等。

2. 氧化

化学原料药和中药提取物中具有还原性的结构易发生氧化反应，特别是长期暴露在空气中易发生自动氧化反应而变色失效或生毒。酚类或含有酚羟基的成分如大黄酚、肾上腺素、水杨酸钠吗啡等均易被氧化生成有色的醌类化合物后变质和变色；芳胺类药物如磺胺类、对氨基水杨酸钠等原料药也容易被氧化，尤其是其水溶液久贮被氧化后渐变黄至深棕色；吩噻嗪类药物如盐酸氯丙嗪、盐酸三氟拉嗪等原料药易氧化变色；含巯基的药物如卡托普利、二巯基丙醇和 6-巯基嘌呤等，无论巯基在链上或环上都易被氧化生成二硫化物而分解失效；含有不饱和脂肪链的成分，在储存过程中受空气、光线、水分、重金属、微生物、氧化酶、过氧化物等的影响，易氧化酸败，产生含有低级醛和羧酸等物质的混合物，并有异臭、异味，对人的口腔黏膜有刺激性，不宜药用。维生素 A 和维生素 D 结构中均含有共轭双键，其在光线、氧气、金属离子等的影响下容易氧化失效；挥发油组分中的萜烯等含有不饱和键结构，也同样可以氧化成过氧化物，进而氧化生成醛、酮等，且可产生聚合反应。

3. 光化学反应

化学原料药和中药提取物在光线照射下，尤其是受紫外线照射时，分子结构内部发生重排，造成其结构发生改变。如二氢吡啶类药物中的西尼地平、尼莫地平等具有对光不稳定的结构，西尼地平经光照主要变成 Z 异构体，溶液状态下西尼地平的光敏感性增加；尼莫地平注射液受光线影响最大，故使用尼莫地平输液时应避光；麻醉乙醚在日光、空气、湿气作用下，易生成过氧化物、醛等杂质，易发生爆炸。

4. 消旋

许多化学原料药和中药提取物的分子结构中具有手性碳,具有旋光性。天然的生物碱、苷类和某些激素都是左旋型的,多数左旋体药物的药理作用大于右旋体。但是,这两种异构体极易互变,混合后失去旋光性,称为消旋。尤其在溶液状态时,更易发生这种现象,消旋后效价减失。例如肾上腺素、莨菪碱等的溶液,麦角及颠茄的浸出制剂等,久贮后都可因发生消旋反应而导致药效下降。

5. 缩合聚合反应

药物中具有两个或两个以上官能团的低分子化合物(或单体)经多次重复进行缩合反应,生成聚合物,并同时分解出简单的小分子,这种现象就是缩合聚合反应。40%的甲醛水溶液(福尔马林)在9℃以下或长时间放置后,甲醛会发生缩合聚合反应,生成多聚甲醛而出现浑浊或大量白色沉淀。

6. 发霉

环境中散布有许多霉菌的孢子,化学原料药和中药提取物储存过程中感染的霉菌孢子在适宜的温度和湿度条件下,会萌发形成霉菌菌丝,即产生发霉现象,尤其是中药流浸膏、生物蛋白和酶类原料药如胃蛋白酶、淀粉酶等,密封不严极容易发霉变质。

(二)物理变化

1. 吸湿或稀释

原料药自外界空气中不同程度地吸附水蒸气的性质称为吸湿性(或引湿性)。固体原料药和中药浸膏粉吸湿后,可以引起结块胶黏,如蛋白银、枸橼酸铁铵、甘草浸膏等;也可以潮解返湿,如芒硝、氯化钙、山梨醇等;液体原料药吸湿后会被稀释,如甘油、乳酸等;有的会分解变质,如青霉素、洋地黄粉等。

2. 风化

含结晶水的原料药在干燥空气中易失去全部或部分结晶水,变成白色不透明的晶体或粉末,称为风化。葡萄糖、硫酸阿托品、磷酸可待因原料药风化后,因失去结晶水而质量改变,造成制剂过程投料计量不准,影响使用时剂量的准确性。

3. 挥发

液态药物变成气态扩散到空气中的现象,称为挥发。具有挥发性的原料药如挥发油、乙醇等,如包装密封不严,或储存温度过高会出现挥发现象。储存温度越高、储存时间越长,挥发减量就越多;有些原料药如麻醉乙醚等挥发产生的气体还会引起燃烧或爆炸。

4. 升华

固态原料药不经液态直接变成气态的现象,称为升华。碘、薄荷脑等都具有升华性。升华的快慢与外界温度高低有关,夏季气温高升华就快,冬季气温低则慢。应把易升华的药物密封保存。

5. 熔化

熔化是指固态物质受热变成液体的现象。以可可豆脂等基质生产的栓剂在高温时,会发生熔化现象而流油变形。

6. 冻结

冻结是指一些液体原料药遇冷凝结成固体的现象。液体原料药会因凝结致体积膨胀而导致玻璃容器破裂。

7. 吸附

某些固体原料药由于表面积大,有吸附作用,使其自身吸附其他成分的气味,俗称"串味"。

二、原料药质量变异的外在因素

1. 温度

温度是导致各类化学原料药和中药提取物发生变化的主要因素之一。温度升高促进分解变质、挥发减量和剂型破坏。液体原料药因温度升高导致霉菌的孳生和蔓延而发酵,产生异味;较高温度会促进许多药物成分的水解和氧化,致其变色和有效成分含量下降;高温也会促进油脂和挥发油类原料药的氧化而出现酸败;高温还会引起一些结晶体出现消旋;冷冻储存的原料药如克拉维酸钾(应储存在-20℃以下),当温度升高时极易引起药粉出现湿润而发生结块,甚至结构发生变化等。大多数原料药因自身性质,要求在常温保存,有的需要阴凉、冷藏或冷冻保存。

2. 湿度

湿度也是引起化学原料药和中药提取物发生变化的重要因素之一。储存环境空气湿度较高时,易造成粉末类固体原料药和提取物吸湿潮解而结块,严重的出现湿润;高湿环境还会引起液体原料药和提取物被稀释,也会造成原料药和提取物某些成分水解,结晶类原料药和提取物因为吸湿溶解而出现消旋;多数原料药和提取物因为吸湿而造成计量不准,湿度过高还会造成一些成分发霉变质。储存环境湿度过低会造成结晶类成分出现风化或干裂。总之,环境湿度升高或降低,都会引起各类原料药和提取物发生明显的物理或化学变化,故化学原料药和中药提取物包装应当隔离潮湿并严格密封。GSP规定库房的相对湿度在35%~75%,以充分保证化学原料药和中药提取物的质量。

课堂互动

青霉素能否储存在湿度为90%的库房,为什么?

3. 光照

由于化学原料药和中药提取物中浓缩了各种药物成分,光照可促进某些成分的裂解或转化,引起原料药和提取物的光化学反应;光谱中的红外线会造成原料药和提取物表面温度升高,引起一些药物出现熔化湿润,紫外线会促进药物成分分子内部产生氧化、聚合反应,生成有色物质,故化学原料药和中药提取物通常要遮光或避光保存。

4. 空气

空气中的氧气是强氧化剂,可使多种药物成分被氧化而失效,某些酚羟基类、芳香胺类、含巯基类、吩噻嗪类、吡唑酮类等成分在被氧气氧化后产生发色物质而造成变色;植物油脂和挥发油被氧气氧化后会出现酸败而产生特殊气味。空气中的二氧化碳可在潮湿的药物表面形成碳酸,碳酸会与磺胺盐类原料药等发生碳酸化反应,或与弱酸盐类,如巴比妥类、茶碱类原料药发生复分解反应。因此,化学原料药和中药提取物通常应严格密封,严防与空气接触而发生变质。

5. 储存时间

储存时间长短是决定药物是否变质的重要因素。化学原料药和中药提取物中的许多药物成分,在储存过程中受环境各因素影响,其结构都会发生一定变化,只是有些变化较慢;但在长期储存中,这种变化是显而易见的。因此各种原料药和提取物必须在规定的储存条件下,在有效期内使用,以保证化学原料药和中药提取物的质量。

课堂互动

影响原料药质量变异的环境因素有哪些?

三、原料药储存养护实例

1. 碳酸氢钠

【性状】本品为白色结晶性粉末;无臭、味咸;在潮湿空气中即缓缓分解。

【稳定性】受热易分解,在65℃以上迅速分解;在干燥空气中无变化;在潮湿空气中缓慢分解。

【储存与养护】密封,在干燥处储存。

2. 阿司匹林

【性状】白色结晶或结晶性粉末,无臭或微带醋酸臭,味微酸。

【稳定性】在干燥空气中稳定,遇湿气即缓慢水解成水杨酸与醋酸,分解后有显著的醋酸臭,水溶液显较强酸性。

【储存与养护】密封,在干燥处储存;如有明显的醋酸臭或储存时间过久,应检查其分解产物"游离水杨酸"是否符合《中国药典》(2020版)规定;本品如包装严密,于5~30℃下储存,3年之内质量无变化。

3. 氢氧化铝

【性状】白色无结晶性粉末,无臭,无味。

【稳定性】性质稳定,但遇热、受潮则制酸力降低。

【储存与养护】密封储存;久贮后应测定制酸力。

4. 咖啡因

【性状】白色或带极微黄绿色,有丝光的针状结晶,无臭,味苦。

【稳定性】有风化性,风化后部分变成白色粉末。加热至100℃即成无水咖啡因。

【储存与养护】密封储存;风化后药效不变,但质量减轻,可影响使用剂量的准确性;本品有咖啡因与无水咖啡因2种规格,容易混淆而发生差错;本品属于第一类精神药品,应按特殊管理药品规定加强管理。

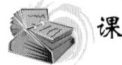
课堂互动

储存中的肾上腺素原料药变成玫瑰色能否继续使用?为什么?

5. 苯酚

【性状】本品为无色至微红色的针状结晶或结晶性块;有特臭;有吸湿性;遇光或在空气中色渐变深。

【稳定性】本品露置在空气中有吸湿性;本品在空气中能氧化成红色的醌类化合物,颜色变深。本品具有强腐蚀性。

【储存与养护】遮光、密封保存,避免光照;本品腐蚀性极强,接触时应佩戴防毒面具和橡胶手套,并且应与氧化剂、酸类、碱类、食用化学品分开存放;本品应严格执行危险化学品管理制度,并配备相应品种和数量的消防器材。

6. 硝酸银

【性状】本品为无色透明的斜方结晶或白色的结晶,有苦味。

【稳定性】本品属于强氧化剂,与部分有机物或硫、磷混合研磨、撞击可燃烧或爆炸;并且硝酸银具有刺激性及腐蚀性;本品对蛋白质有凝固作用,接触皮肤会产生黑斑;有毒,半数致死量(小鼠,经口)50mg/kg;硝酸银会对环境造成一定的污染,主要是重金属污染。

【储存与养护】密封储存于阴凉、通风的库房,实验室应储存于棕色玻璃瓶里,避免光照,远离火种、热源;应与易(可)燃物、还原剂、碱类、醇类、食用化学品分开存放,切忌混存;该品属于易制爆物品,根据《危险化学品安全管理条例》受公安部门管制,应严格执行"五专"管理制度。

7. 氧化镁

【性状】本品为白色粉末;无臭、无味;在空气中能缓缓吸收二氧化碳。

【稳定性】本品露置空气中易吸收水分和二氧化碳,逐渐生成碱式碳酸镁;本品极微溶于纯水,因二氧化碳的存在可增加其溶解度,与水缓慢作用生成氢氧化镁。

【储存与养护】密封保存。

8. 樟脑(天然)

【性状】本品为白色结晶性粉末或无色半透明的硬块;有刺激性特臭,味初辛、后清凉。

【稳定性】在常温中易挥发,高温下能迅速挥发。遇明火、高热或与氧化剂接触,有引起燃烧爆炸的危险。燃烧时产生黑烟及有光的火焰。

【储存与养护】密封储存于阴凉、通风的库房,避免光照,远离火种、热源;库温不超过30℃,相对湿度不超过80%;应与易(可)燃物、氧化剂、易吸附的药品分开储存,切忌混存。

9. 葡萄糖

【性状】本品为无色结晶或白色结晶性或颗粒性粉末;无臭,味甜。

【稳定性】本品有一分子的结晶水;当温度达到83℃时,本品可溶于自身的结晶水;本品具有吸湿性,可因吸潮而出现结块、孳生微生物及霉变等现象。

【储存与养护】密封储存,同时应注意防鼠;注意区分本品的口服用和注射用两种规格,避免混淆。

10. 胃蛋白酶

【性状】本品为白色至淡黄色的粉末;无霉败臭。

【稳定性】本品有吸湿性;水溶液显酸性反应;吸潮受热后可出现黏瓶结块或者霉坏异臭等现象,消化蛋白的能力会降低或失去;干燥的胃蛋白酶在热环境下较稳定;长时间储存后,对蛋白质的消化能力将逐渐下降。

【储存与养护】密封、在阴凉干燥处储存;不宜久贮,注意有效期。

11. 维生素 B_1

【性状】白色结晶或结晶性粉末,有微弱的特臭,味苦,属维生素类药品。

【稳定性】有吸湿性,干燥品在空气中能立即吸收约4%的水分,并可缓慢分解而变色。

【储存与养护】应装在避光容器里,遮光、密封储存。

12. 麻醉乙醚

【性状】无色澄明、易流动的液体,有特臭,味灼烈、微甜。沸程33.5~35.5℃,沸距在1℃以内。吸入麻醉药。

【稳定性】有极强的挥发性与燃烧性(如温度稍高,能自沸),蒸气与空气混合后,遇火能爆炸;遇空气、潮湿或强光易生成醋酸、乙醛及有机过氧化物等有害物质,使刺激性和毒性增加;能溶解有机物,对软木塞、橡胶、火漆、蜂蜡等都能溶解或侵蚀而使药物污染;有时为了避免本品的氧化,可放入洁净的铁、锌片,可使分解产物立即被金属还原。

【储存与养护】遮光,几乎装满,严封或熔封,在阴凉避火处保存;临用时方可开启。

13. 盐酸吗啡

【性状】白色、有丝光的针状结晶或结晶性粉末,无臭。镇痛药。

【稳定性】遇光、空气易氧化变质,色泽变暗。

【储存与养护】遮光密封储存;属于麻醉药品,按特殊管理药品管理。

四、原料药的重点养护

(一)重点养护要求和种类

GSP规定养护人员应重点养护有特殊储存条件要求的原料药品种、有效期较短的品种和容易发生质量变异的品种。在企业的养护制度中通常把以下品种列为重点养护对象:近效期药品、有效期较短的药品、质量不稳定的药品、近期出现过质量问题的药品、特殊管理的药品、药监部门重点监控的药品,以及有温度、湿度、避光等特殊储存条件要求的药品等。

养护人员在每季度对库存原料药重点养护的情况有以下几类。

(1)本月出现的近效期原料药品种。近效期原料药因为已接近最长储存期限,很容易发生质量变化,故必须作为重点养护对象。

(2)有效期在18个月以内的原料药品种作为重点养护品种。

(3)一些质量不稳定的化学原料药,需要采取以下特殊的储存措施。

①严格密封,隔绝空气(氧气),防止氧化:某些易氧化变质的原料药如溴化钠、碘化钙、硫酸亚铁、亚硝酸钠、硫代硫酸钠、亚硫酸钠、苯甲醇、麻醉乙醚、肾上腺素、水杨酸钠、吗啡、酚磺乙胺、左旋多巴、己烯雌酚、维生素E、磺胺、对氨基水杨酸钠、盐酸普鲁卡因、安乃近、半胱氨酸、盐酸异丙嗪、盐酸氯丙嗪、奋乃静、酒石酸锑钾、松节油、维生素A、维生素D、维生素C、叶酸等原料药储存时必须严格密封,隔绝空气,严格控制储存温度,防止氧化。

②严格保持干燥,防止药物受潮水解:容易受潮水解变质的原料药包括硝酸

甘油、阿司匹林、丙酸睾酮、氯化琥珀胆碱、棕榈氯霉素、盐酸普鲁卡因、硝酸毛果芸香碱、葡醛内酯、氯霉素、四环素、青霉素、头孢菌素、巴比妥类、洋地黄苷等。以上药物的原料药储存时必须严格密封，防止吸潮，严格控制储存温度、湿度，防止水解。

③需要冷藏、冷冻和避光储存的原料药：这些原料药包括以下品种。

a. 需要冷藏储存的原料药品种：头孢拉定、头孢哌酮钠、异维A酸、尿激酶、阿法骨化醇、细胞色素C溶液、前列地尔、维生素D、替考拉宁、奥美拉唑、鲑降钙素、凝血酶冻干粉等。

b. 需要冷冻储存的原料药品种：乌司他丁、克拉维酸钾、重组人生长激素溶液、重组人胰岛素、胰岛素、硫酸西索米星等。

④需要封闭专库储存的特殊管理药品。

⑤储存中易发生物理变化的原料药：含药用辅料。

a. 储存中易吸湿发生潮解的原料药：弱蛋白银、枸橼酸铁铵、氯化钙、山梨醇、甘油、乳酸、胃蛋白酶、淀粉酶、青霉素类等。

b. 储存中遇干燥易风化的原料药：硫酸钠、咖啡因、磷酸可待因等。

c. 储存中易挥发的原料药：麻醉乙醚、乙醇、挥发油等。

d. 储存中易升华的原料药：碘、樟脑、薄荷脑、麝香草酚等。

e. 储存中易吸附异味的原料药：淀粉、药用炭、白陶土、滑石粉等。

（4）已经打开包装的原料药，由于药品的原有包装被打开，原来的密封状况被破坏，这些原料药继续储存很容易发生氧化或吸湿水解等变化，因此对此类原料药要进行重点养护。

 课堂互动

化学原料药和中药提取物中需要重点养护的品种有哪些？

(二) 重点养护品种的养护档案

企业养护人员应结合仓储管理的实际，本着"以保证药品质量为前提，以服务业务经营需要为目标"的原则，针对重点养护品种建立药品养护档案（表2-1）。

药品养护档案是在一定的经营周期内，对药品储存质量的稳定性进行连续观察与监控，总结养护经验，改进养护方法，积累技术资料的管理手段，也可以在《医药商品购销存管理系统》内建立药品养护档案。

药品养护档案内容应包括药品的基本质量信息、观察周期内对药品储存质量的追踪记录、有关问题的处理情况等。药品养护档案的品种应根据业务经营活动的变化及时调整，一般应按年度调整确定。

表 2-1　　　　　　　　　　药品养护档案表

药品名称		规格		剂型	
外文名称		批准文号		有效期	
生产企业				GMP 认证	
地址					
用途			检查养护项目		
质量标准			包装情况		
性状					
储存要求					
质量问题摘要	时间	生产批号	质量问题	处理措施	养护员	备注

课堂讨论

1. 尿激酶原料药和重组人生长激素溶液储存条件有何不同？
2. 根据挥发油、樟脑、薄荷脑的特点制定合理的储存养护方案。

任务二　散剂的储存与养护

散剂系指药物或与适宜的辅料经粉碎、均匀混合制成粉末状制剂，分为内服散剂和外用散剂，药品包装上有时也称为粉剂，是传统的剂型之一。散剂表面积较大，因而具有易分散、奏效快的特点，但因储存不当极易吸潮、结块，甚至变色、分解、变质。

一、散剂的质量变异现象

(一) 吸潮

散剂因为分散度较大(一般较原料药大)，吸湿性显著，在影响因素中，以湿度对散剂的影响最大。散剂吸潮后，会出现药物结块、变质、微生物污染、分解或药品效价降低等变化；另外，因为部分散剂中的极性基团易与水结合形成氢键，某些散剂中的碱金属或碱金属盐易与水分子形成极性分子等原因,导致散剂很容易吸潮变质。因此,要保持库房相对湿度不能超过75%,应经常检查在库除湿养护设备,如除湿机、生石灰、空调的除湿功能等,保证除湿时能正常使用。

 课堂互动

散剂和颗粒剂的区别是什么?

(二) 变色

有些散剂在遇到光、热、空气或吸潮后易出现氧化、分解、变色的现象,《中国药典》(2020版)对碱式碳酸铋、次没食子酸铋就用"遇光缓缓变质变色"描述。变色后的药物,可能出现毒性增加、效价降低等情况,因此均不能再供药用。

(三) 异味、异臭

有些主药成分是生物制品的散剂,在受热、吸潮后容易出现霉味或异臭,如胃蛋白酶吸潮后会出现霉臭;而有的散剂因为其主药性质不稳定,受热、吸潮后易发生分解,产生臭味,如氨茶碱吸潮和吸收空气中的二氧化碳后会出现氨臭。

(四) 挥发

有些复方散剂中因含有挥发性成分,储存温度过高或药品储存时间过长会造成挥发减量,影响药效。药品的挥发速度取决于散剂自身的沸点、与空气接触面积、外界温度等因素。一般而言,药品沸点较低、与空气接触面积较大、外界温度较高时,药品的挥发速度较快。散剂会因为挥发而降低其药效,有的还会出现串味、燃烧等现象。

(五) 分层

当散剂包装不满、不严、上部留有空隙时,会因为运输、震动等原因,其相对密度大的成分出现下沉,药品均一性受到破坏,从而影响药品疗效。

(六) 霉变、虫蛀

成分中含有蛋白质、胶质、淀粉、糖、生化药品等的散剂,吸潮后,容易发生虫蛀、霉变或产生异臭、异味。

(七) 微生物污染

在散剂制造、包装、储存过程中,杂菌的污染情况往往比其他制剂的污染情况更为严重,将会使药品本身的质量不符合要求,甚至有可能对使用者造成危害。

二、散剂的质量验收

根据散剂可能出现的质量变异现象,在入库验收时应按照《中国药典》(2020版)进行检查。

(一)包装检查

包装是否完整,有无破损、遗漏,有无浸润出现的痕迹,有无霉味等。

(二)异味检查

抽验包装,检查散剂粉末是否有异常臭味、霉味,有无因湿润现象而引起的散剂结块、虫蛀等现象。

(三)外观均匀度检查

按规定取适量散剂,置光滑纸上,平铺直径约5cm,将其表面压平,在明亮处观察,应色泽均匀,无花纹与色斑。必要时用放大镜观察。

(四)装量差异检查

抽查装量差异是否符合相应的质量标准规定。取散剂10包(瓶),分别精密称定每包(瓶)内容物的重量,求出内容物的装量与平均装量。每包(瓶)装量与平均装量相比应符合表2-2中规定,超出装量差异限度的散剂不得多于2包(瓶),并不得有1包(瓶)超出装量差异限度的1倍。

表2-2　　　　　　　　散剂装量差异限度(以重量计,余同)

平均装量或标示装量	装量差异限度 (中药或化学药)	装量差异限度 (生物制品)
0.1g 及 0.1g 以下	±15%	±15%
0.1g 以上至 0.5g	±10%	±10%
0.5g 以上至 1.5g	±8%	±7.5%
1.5g 以上至 6.0g	±7%	±5%
6.0g 以上	±5%	±3%

(五)干燥失重检查

化学药和生物制品散剂,除另有规定外,按照《中国药典》(2020版)四部【干燥失重】测定法测定,在105℃干燥至恒重,减失重量不得超过2.0%。

(六)其他

(1)内服、外用散剂应分开进行检查;外用散剂只要包装完整清洁,无质量疑点,一般不做开包检查。内服散剂除按规定检查外,无异常情况时尽量少拆封,以免损坏散剂的完整包装,影响药品的销售。

(2)除另有规定外,用于烧伤、严重创伤或临床必须无菌的局部用散剂,无菌检查要符合规定。

(3)微生物限度检查应符合规定,凡规定进行杂菌检查的生物制品散剂,可不进行微生物限度检查。

三、散剂的储存与养护

不同的散剂品种常可能发生潮解、风化、挥发、氧化、碳酸化等的变化,变质后的情况有结块、变色、发霉等现象。散剂的储存养护重点是防止吸潮造成的结块和霉变。

(一) 散剂包装材料

常用的包装材料有包药纸(包括光纸、玻璃纸、蜡纸等)、塑料袋、玻璃管等。各种材料的性能不同,决定了它们的适用范围也不相同。包药纸中的光纸适用于性质较稳定的普通药物,不适用于吸湿性强的散剂;玻璃纸适用于含挥发性成分和油脂类的散剂,不适用于吸湿性强、易风化或易被二氧化碳等气体分解的散剂;蜡纸适用于包装易吸湿、风化及二氧化碳作用下易变质的散剂,不适用于包装含冰片、樟脑、薄荷脑、麝香草酚等挥发性成分的散剂。塑料袋的透气、透湿问题未完全克服,应用上受到限制。玻璃管或玻璃瓶密闭性好,本身性质稳定,适用于包装各种散剂。

(二) 散剂养护重点

(1) 纸质包装的散剂容易吸潮,应严格注意防潮储存。同时,纸质包装容易破裂,且在加工过程中常用糨糊黏合,故应避免重压、撞击,以防破漏,并注意防止虫蛀、鼠咬。

(2) 用塑料薄膜包装的散剂比用纸质包装的散剂稳定,但由于目前薄膜材料在透气、透湿方面尚有问题,故仍需注意防潮,尤其在潮热地区,此外,也不宜久贮。

(3) 含吸湿组分或加糖的散剂,均易吸潮、霉变、虫蛀,故尤应注意密封储存于干燥处。

(4) 贵重药品散剂、麻醉药品散剂,应密封储存于可紧闭的容器内,必要时加吸潮剂。

(5) 含挥发药品的散剂,须注意温度和湿度,应密封在容器内并于干燥阴凉处密闭储存。

(6) 含有遇光易变质药品的散剂,应遮光密封在干燥处储存,并防止日光直接照射。

(7) 有特殊臭和味的药品散剂,应与其他药品隔离储存,以防串味。如药用炭、淀粉、滑石粉等药品由于表面积大具有吸附作用,极易串味。

(8) 内服、外用散剂应注意特别标识,分开储存;特殊药品的散剂应专柜、专库储存;人用、兽用、环境卫生用散剂均应分区、分库或远离储存。

(9) 含结晶水药物的散剂,应该保持库房的相对湿度达到规定的要求,以免失去结晶水,影响药品的正确取量。

(10) 在储存中对吸湿性强、极易吸潮的散剂应经常进行重点养护,对吸潮剂需定期检查其效果,必要时加以更换。

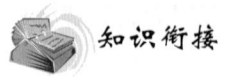知识衔接

耳用制剂的储存与养护

耳用制剂系指原料药物与适宜辅料制成的、直接用于耳部发挥局部治疗作用的制剂。耳用制剂可分为耳用液体制剂(滴耳剂、洗耳剂、耳用喷雾剂等)、耳用半固体制剂(耳用软膏剂、耳用乳膏剂、耳用凝胶剂、耳塞等)、耳用固体制剂(耳用散剂、耳用丸剂等)。耳用液体制剂也可以固态形式包装,另备溶剂,在临用前配成溶液或混悬液。

储存期间耳用溶液剂要保持澄清,不得有沉淀和异物;耳用混悬液若出现沉淀物,经振摇应易分散;耳用乳状液若出现油相与水相分离,振摇应易恢复成乳状液。耳用半固体制剂应柔软细腻,易涂布,因此耳用制剂通常要密闭储存。一般在常温库内储存,有些需要储存在阴凉库或冷藏库内。

四、散剂储存与养护实例

1. 复方颠茄氢氧化铝散

【性状】每 100 包内含氢氧化铝 40g,碳酸钙 25g,碳酸镁 15g,碳酸氢钠 20g,颠茄浸膏 0.25g,薄荷油 0.3mL。本品为白色或稍带黄色的粉末,味稍咸,具有薄荷味。

【稳定性】本品组分中氢氧化铝受潮后制酸力降低;碳酸氢钠受热后分解成碳酸钠,碱性增强,薄荷油受热后容易挥发。

【储存与养护】应密闭,在干燥的阴凉处储存。

2. 丁维钙粉

【性状】每 100g 内含葡萄糖酸钙 15g,葡萄糖 15g,维生素 D_2 7000U,蔗糖 70g。本品为补钙药。白色粉末,味甜。

【稳定性】本品中的葡萄糖酸钙和葡萄糖的性质比较稳定,但维生素 D_2 遇空气、日光、湿气等迅速被氧化变质而失去活性。

【储存与养护】应密封、遮光,在阴凉处储存。本品中维生素 D_2 很不稳定,不宜久贮。

3. 蒙脱石散剂

【性状】本品含蒙脱石应为标示量的 90.0% ~ 110.0%,辅料为香兰素、葡萄糖、糖精钠。本品为类白色粉末,具有香兰素的芳香味。

【稳定性】本品是从天然蒙脱石中提取的,系双八面体层纹状结构的微粒,颗

粒直径细小,为1~3μm,层与层之间可以滑动,使其表面积巨大。1g双八面体蒙脱石表面积可达100~110m²。由于其组成成分含有氧化铝和氧化硅,具有特殊的带电不均匀性以及颗粒与颗粒之间的黏塑性,因此本品极易吸湿,使其制酸力和排出病毒、病菌的能力下降,同时本品应与带电性药品分开存放,以免产生电性作用。

【储存与养护】密封,在干燥处保存。

课堂讨论

1. 冰硼散、痱子粉、复发硼砂漱口液应如何储存与养护?
2. 散剂的包材对散剂稳定性的影响是什么?

任务三　片剂的储存与养护

片剂系指药物或与适宜的辅料混匀压制而成的圆片状或异形片状的固体制剂。片剂以口服普通片为主,另有含片、舌下片、咀嚼片、泡腾片、阴道片、阴道泡腾片、缓释片、控释片与肠溶片等。从总体上看,片剂是由两大类物质构成的:一类是发挥治疗作用的药物(即主药);另一类是没有生理活性的一些物质,它们所起的作用主要包括填充、黏合、崩解和润滑作用,有时,还起到着色、矫味和美观作用等。由于片剂的种类很多,外界多种因素的影响均会造成片剂质量改变,因此在储存养护时,要特别留心。

一、片剂的质量变异现象

(一) 裂片或松片

片剂制片时,常用辅料如黏合剂和湿润剂用量不当,压力不均,压力过大或过小,或者药片露置空气中过久,吸湿膨胀等原因均可能造成裂片(药片从腰间开裂或顶部脱落一层)和松片(将药片放在中指与食指间,用拇指轻轻加压即碎裂)。

(二) 斑点(花斑)或异物斑

颗粒松紧不匀,结晶性药物混合不均匀,润滑剂色泽不好而产生片剂花斑。异物混入颗粒中,使片剂表面产生斑点或因吸潮出现的霉斑。

(三) 变色

片剂在吸潮后容易出现氧化、分解、变色的变质现象。片剂的颜色变深、由白色变为红色或其他颜色时,表明药品的质量发生了变化。如碱式碳酸铋、次没食子酸铋、阿司匹林片、硫酸亚铁片、维生素C片等受空气、光、热、潮湿等因素影响易发生变色。变色后的药物,可能出现毒性增加或效价降低,因此均不能再供药用。

(四)析出结晶、挥发

某些片剂由于储存不当,吸潮后易分解、析出结晶,受热后易产生挥发现象。如含乙酰水杨酸的片剂吸潮后易分解、析出针状结晶,常黏附在药片表面或包装内壁上;薄荷喉片、清凉润喉片受热后易挥发,挥发出的蒸气遇冷又变成针状或絮状结晶析出,黏附在药片表面或包装内壁上。

(五)粘连溶(熔)化

具有吸湿性或受热易溶(熔)化的药品可发生粘连和溶(熔)化,如复方甘草片吸潮后粘连成团,颜色变黑;含糖成分较多的片剂受潮、受热后易溶(熔)化粘连,如牛初乳钙片极易吸潮而部分溶化等。

(六)发霉、虫蛀

由于包装密闭不严或储存不当等原因,在温暖、潮湿的条件下,霉菌会很快繁殖,从而使片剂发生霉变。片剂在发生霉变的同时,还可能出现虫蛀的现象。如含蛋白质的甲状腺片、干酵母片等,吸潮后除了容易发生片剂松散、霉变外,还可能出现虫蛀、异臭;另外,某些化学药品的片剂,因在制片时添加了淀粉、糊精、糖等辅料,受潮后也可发生霉变、虫蛀。

二、片剂的质量验收

由于片剂在生产、储存、运输中可能会发生药品的多种变异,因此验收时应根据具体情况,对片剂的质量进行抽样检查,如外观颜色、包装、均匀度检查,主药含量检查,重量差异检查,崩解度检查,微生物染菌数检查等。

(一)包装检查

包装封闭是否严密,片剂在容器中是否塞紧以及有无破漏、破损现象;印字应清晰、端正;外包装的名称、批号、包装数量等是否与药品的内容物相符合。

(二)外观检查

1. 普通片检查

形状一致,色泽均匀,片面光滑,无毛糙起孔现象;无附着细粉、颗粒;无杂质、污垢;有无变色、粘瓶、生霉、松片、裂片、异物斑点等现象。含有生药、动物脏器以及蛋白质类成分的片剂还应检查有无生虫、异臭等情况。

2. 包衣片检查

有无光泽改变、褪色、龟裂、粘连溶(熔)化、膨胀脱壳、出现花斑等现象。对于主药性质不稳定且易被氧化变色的包衣片,应按规定抽取一定数量的样品,用小刀切开,观察片心有无变色和出现花斑的情况。

3. 贵重片检查

还应抽查包装内装量是否符合规定。

(三)重量差异检查

抽查重量差异是否符合《中国药典》(2020版)规定。取片剂20片,分别精密称定总重量,每片重量与标示片重相比较(无标示片重的片剂,与平均片重比较),按表2-3中的规定,超出重量差异限度的不得多于2片,并不得有1片超出重量差异限度1倍。

表2-3　片剂重量差异限度

标示片重或平均片重	重量差异限度
0.3g以下	±7.5%
0.3g及0.3g以上	±5%

(四)崩解时限检查

按照《中国药典》(2020版)中的崩解时限检查法检查,应符合表2-4中的规定。

表2-4　各种片剂的崩解时限

片剂(pH 6.8)	压制片	糖衣片	薄膜衣片(化学药)	舌下片	泡腾片	中药浸膏片	肠溶片
崩解时限/min	15	60	30	5	5	60	60

片剂在入库开封检查时要注意,应使用清洁、干燥的药匙将药片取出,平铺在干净、光洁的白纸上或白瓷盘内,用肉眼逐片观察检验。片剂不应在空气中放置太久,也不能直接用手抓取,以免影响被检药片的色泽或使药片受到污染。经验收检查合格后的片剂装回盛装容器后,需重新密塞封口或贴上封签。

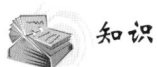 知识衔接

缓、控释制剂临床使用常见误区

缓、控释制剂在制造的过程中添加了一些材料,使药剂中包含的功效成分被分为缓释和控释两部分,同时利用特殊成分产生的隔膜针对药品的释放速度进行控制。而临床中掰开缓、控释制剂使用则会导致控释或者缓释膜骨架遭受损害,导致药效迅速释放,无法达到长时间的治疗效果,甚至可导致患者体内血药浓度过高,出现药物中毒。所以,临床使用过程中要避免片剂掰断使用、胶囊拆分。

部分患者认为通过咀嚼药物能吸收药效。比如支气管哮喘患者,为了在短时间内缓解哮喘情况,采用咀嚼茶碱缓释片的方法,存在药物中毒的隐患。患者咀嚼缓、控释制剂,制剂本身的结构会遭到破坏,导致其缓释的作用被破坏,使得患者体

内的血药浓度在短时间内迅速提升。另外,部分患者将羟考酮缓释片(40mg/片)咀嚼服用,可致羟考酮快速超剂量释放达到潜在致死量而产生严重后果。

三、片剂的储存与养护

(一)片剂的常规养护

片剂易受温度、湿度、光线、空气的作用而溶化、松片、变色、变质失效、粘连等。含挥发油的片剂在储存过程中因储存温度高或挥发油被包装材料吸附而可能影响片剂质量的均一性,应用前再做含量测定。有些片剂的硬度在储存期可能发生改变,这类片剂久贮后,必须重新检查崩解时限和溶出度,合格后再用。糖衣片受光和空气影响,在高温易熔化、粘连,所以尽量在阴凉库存放,并且严格控制包装容器中空气的残留量。片剂储存时间较长时,应定期检查其崩解度或溶出度,考察其质量。例如维生素 C 片为白色或浅黄色,味酸,遇光颜色逐渐变深,如温度稍高并在有水分及空气存在的情况下可迅速失效,因此本品最好储于密塞、棕色的玻璃瓶中,在瓶口下和药片上的空隙部位填塞硅胶或棉花、吸水纸等,并置于凉暗处。因此储存片剂的库房应保持干燥阴凉。

(二)片剂的重点养护措施

(1)除另有规定外,片剂都应置于密闭、干燥处储存,防止受潮、发霉、变质。储存片剂的仓库其相对湿度应达到要求,如遇梅雨季节或在潮热地区应该采取防潮、防热措施。

(2)包衣片(糖衣片和肠溶衣)较普通片剂而言,更易吸潮,在吸潮、受热后,容易出现包衣褪色、失去光泽、粘连、溶(熔)化、霉变,甚至膨胀脱壳等现象,因此储存养护要求较一般片剂更严格,应注意防潮、防热储存。

(3)含片成分中由于含有大量糖粉,吸潮、受热后能溶(熔)化粘连,严重时易发生霉变,故应置于密封、干燥处储存。

(4)主药对光敏感的片剂如磺胺类片、维生素 C 片、氯丙嗪片、对氨基水杨酸钠片等,必须盛装于遮光容器内,注意避光储存。

(5)含有挥发性药品成分的片剂受热后药品极易挥发,有效成分损失,含量降低而影响药品本身的疗效,故应注意防热,置于凉处储存。

(6)含有生药、动物脏器以及蛋白质类成分的片剂,易受潮、松散、生霉、虫蛀,更应注意防潮、防热、密封,在干燥阴凉处储存。

(7)吸潮后易变色、变质的药品片剂,很容易发生潮解、溶化、粘连,要特别注意防潮。应在包装容器内放入干燥剂。

(8)抗生素类药品、某些生化制剂,其片剂不仅有有效期规定,而且有严格的储存条件要求,必须按其规定的储存条件储存养护。

(9)内服片剂、外用片剂必须分开储存,以免混淆错发。

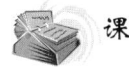 **课堂互动**

片剂重点养护的品种有哪些?

四、片剂储存与养护实例

1. 氨茶碱片

【性状】本品为白色或微黄色片,略有氨臭,系支气管平滑肌解痉药、利尿药。

【稳定性】氨茶碱在空气中吸收二氧化碳后析出茶碱;遇光及空气被氧化变成深黄色及棕色,并有显著氨臭;乙二胺极易挥发,故储存温度不宜过高。

【储存与养护】应装于避光容器里,遮光,密封储存;变黄色者不宜供药用。

2. 氯雷他定片

【性状】本品每片含氯雷他定10mg,辅料为淀粉、蔗糖、碳酸氢钙、羧甲基淀粉钠、硬脂酸镁。本品为白色或类白色片剂。

【稳定性】本品中的氯雷他定、淀粉、蔗糖、羧甲基淀粉钠易吸潮变质,碳酸氢钙易吸潮,遇光、受热或与空气中的二氧化碳接触易变质,从而影响药品质量,因此,本品应注意防潮、避光、密封。

【储存与养护】密封、避光储存于阴凉干燥处。

3. 乳酶生片

【性状】每片0.1g(含活乳酸菌数应不少于300万个)。本品为白色片,助消化药。

【稳定性】久贮活乳酸菌数下降,遇潮后活乳酸菌数下降更快,外观一般不变,但药效下降,片面可产生霉斑。

【储存与养护】应密封,避光,在干燥阴凉处储存;受潮后不宜使用;注意有效期。

 课堂讨论

1. 请同学们对异烟肼片、硝酸甘油片、复方阿司匹林片3种药品的储存养护方法进行分析。

2. 请同学们根据维生素C片和阿司匹林肠溶片的特点制订合理的储存养护方案。

任务四 胶囊剂的储存与养护

胶囊剂系指药物或加有辅料填充于空心胶囊或封闭于软质囊材中的固体制

剂,可分为硬胶囊、软胶囊(胶丸)、缓释胶囊、控释胶囊和肠溶胶囊等。主要供口服用,也有用于其他部位的,如直肠、阴道、皮下(植入)等。上述硬质或软质胶囊壳多以明胶为原料制成,现也用甲基纤维素、海藻酸钙(或钠盐)、聚乙烯醇、变性明胶及其他高分子材料,以改变胶囊剂的溶解性能。胶囊剂可掩盖药物的不良气味,易于吞服;能提高药物的稳定性及生物利用度;还能定时定位释放药物,并能弥补其他固体剂型的不足,应用广泛。凡药物易溶解、易风化、刺激性强者,均不宜制成胶囊剂。

一、胶囊剂的质量变异现象

(一)黏软变形

在包装不严,储存不注意防潮、防热的情况下,胶囊剂会因吸潮、受热而出现黏软、膨胀、胶囊壁面浑浊失去光泽等现象,严重时甚至会霉变。

(二)霉变、异臭

含有生药、生物脏器、蛋白质等成分的胶囊剂,吸潮、受热后,容易产生黏软变形、虫蛀、霉变、异臭等变质现象,严重损坏药品质量。

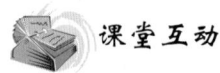

硬胶囊和软胶囊养护重点有何不同?

(三)漏粉

硬胶囊生产时由于过于干燥和囊内填充物过多、运输过程中发生剧烈震动、储存时空气湿度过低或过于干燥等,均可导致其出现胶囊壳脆裂、囊内填充的粉末泄漏。

(四)溢漏

软胶囊若生产不当或受温度、湿度等因素影响,则可能会导致囊内的液体溢漏,使软胶囊受到污染、发生氧化而变质。

二、胶囊剂的质量验收

(一)外观检查

1. 一般检查

仔细检查胶囊的大小、粗细是否一致且均匀。带色胶囊的色泽是否均匀,有无褪色、变色现象;检查胶囊有无沙眼、虫眼;检查胶囊表面是否光滑清洁,有无斑点、膨胀、发黏、变硬、变形、发霉及异物黏着等情况;检查有无漏粉或漏液等现象。检查漏粉的简单方法是用手轻敲瓶子,看瓶底部有无细粉出现,如有细粉出现,则为漏粉;生药或生物脏器制剂的胶囊剂应特别注意有无生霉、虫蛀等现象;贵重药品的胶囊可抽验药品的装量是否符合规定。

2. 外包装检查

检查外包装的名称、批号、包装数量等是否与药品的内容物相符合,包装封闭是否严密,有无破漏、破损现象。印字应清晰、端正。

(二)装量差异检查

取供试品20粒,分别精密称定重量后,倾出内容物(不得损失胶囊壳);硬胶囊用小刷或其他适宜用具拭净,软胶囊用乙醚等易挥发性溶剂洗净,置通风处使溶剂自然挥尽;再分别精密称定胶囊壳重量,求出每粒内容物的装量与平均装量。每粒的装量与平均装量相比较,超出装量差异限度的胶囊不得多于2粒,并不得有1粒超出限度1倍(表2-5)。

表2-5　　　　　　　　　　　胶囊剂装量差异限度

平均装量或标示装量	装量差异限度
0.3g以下	±10%
0.3g及0.3g以上	±7.5%(中药±10%)

三、胶囊剂的储存与养护

吸潮易使胶囊发软黏在一起,产生松散、变色或出现严重的色斑,遇热易软化,过于干燥则胶囊失水开裂,因此胶囊剂应存于玻璃容器中,置于干燥阴凉处,温度不宜高于30℃,相对湿度以70%左右为宜,储存1年后应检查其溶出度。胶囊剂储存中不得出现褪色、变色、漏药、破裂、变形、粘连、异臭、霉变、结块、生虫现象。

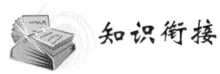
知识衔接

口服液体制剂的储存与养护

口服液体制剂包括口服溶液剂、口服混悬剂、口服乳剂。

口服溶液剂系指原料药溶解于适宜溶剂中制成的供口服的澄清液体制剂;口服混悬剂系指难溶性固体原料药分散在液体介质中制成的供口服的混悬液体制剂;口服乳剂系指两种互不相溶的液体制成的供口服的水包油型液体制剂。

储存口服液体制剂要保持溶液稳定,不能出现发霉、酸败、变色、异物、产生气体或其他变质现象。口服混悬剂应分散均匀,放置后若有沉淀物,经振摇应当容易再分散。口服乳剂可能会出现相分离的现象,但经振摇应当容易再分散。口服液体制剂要避光、密封储存,包装容器通常怕压、易碎;整件商品较重,堆垛应注意稳定牢固,不宜太高;要防止跌落摔碎和撞击。

胶囊剂的储存与养护,要以防潮、防热为主,并结合所含主药的特性制订具体的办法,具体如下:一般胶囊剂均应密封,储存于干燥阴凉处,注意防潮、防热。但也不宜过分干燥,以免胶囊脆裂;装有对光敏感药物的胶囊剂,宜储存于干燥阴凉处,还应避光;装有生药或生物脏器制剂的胶囊剂尤应注意密封,置于干燥阴凉处;抗生素类胶囊剂除按上述条件储存外,尚需注意其有效期或生产日期。

四、胶囊剂储存与养护实例

1. 诺氟沙星胶囊

【性状】本品主要成分为诺氟沙星。本品内容物为白色至淡黄色颗粒或粉末,无臭,味微苦。

【稳定性】诺氟沙星在空气中能吸收水分,遇光色渐变深,因此,应注意密封、防潮、遮光储存。

【储存与养护】遮光、密封储存于干燥阴凉处,同时,应注意检查其生产日期和有效期。

2. 维生素 E 软胶囊

【性状】本品主要成分是维生素 E。本品为淡黄色透明胶丸,其内容物为淡黄色至黄色的油状液体。

【稳定性】本品内容物维生素 E 为脂溶性油状液体,对热不敏感,对氧气敏感,因此,应密封并隔离空气储存。同时,本品为软胶囊剂,受热、吸潮后易发生粘连、膨胀,甚至溢漏、变质。因此,应注意防热、防潮。

【储存与养护】密封、避光储存于阴凉干燥处。

 课堂讨论

1. 请同学们分别对阿司匹林肠溶胶囊、卵磷脂胶囊的储存与养护方法进行分析。

2. 请同学们举例分析维生素 E 软胶囊吸潮的预防和处理方法。

任务五 注射剂的储存与养护

注射剂系指药物与适宜的溶剂或分散介质制成的供注入体内的溶液、乳状液或混悬液,及供临用前配制或稀释成溶液或混悬液的粉末或浓溶液的无菌制剂。注射剂可分为注射液、注射用无菌粉末和注射用浓溶液。注射剂作用迅速可靠,不受 pH、酶、食物等影响,无首过效应,可发挥全身或局部定位作用,适用于不宜或不能口服药物的患者,但注射剂生产过程复杂,稳定性和安全性要求更高。

一、注射剂的质量变异现象

(一)变色

某些注射剂生产时需注入惰性气体来排出溶液中、安瓿空隙内空气中的氧气,或加入抗氧化剂等附加剂以使制剂稳定、无菌。但如果操作时未能排尽空气或未能均匀灭菌,或储存养护不当,则可能导致注射剂因氧化分解作用而出现色泽不均一、变色的现象。

(二)析出晶体、沉淀

析出晶体并不一定代表药品已经变质,部分注射剂(如葡萄糖酸钙注射剂)在久贮后会出现结晶,部分注射剂在遇冷的情况下,也会析出晶体,这些结晶在一定情况(如热水加温)下是可以还原的;而如果有的结晶或沉淀不属于以上情况,是由于药品本身已经分解变质导致的,则这类注射剂不能再供药用。

(三)生霉

由于灭菌不彻底,或安瓿有裂缝、熔封不严密,或铝盖松动等原因,易导致溶液型注射剂在储存养护过程中出现悬浮物或絮状沉淀物等霉变现象。

(四)脱片

注射剂的安瓿若质量太差,药品久贮、温度较高时,部分注射剂(如氯化钙注射液)容易出现玻璃屑,使溶液出现浑浊的现象。因此,在储存注射剂时应使用含钡、锆等硬质中性玻璃安瓿,并且应注意防热,防止久贮。

(五)白点、白块

某些注射剂在生产过程中由于用到钙盐或钠盐等原材料、过滤不完全、安瓿本身质量较差、安瓿未清洗干净、溶媒及药品吸收了二氧化碳等原因,均可能导致注射剂出现小白点或小白块,如果储存时间过长,甚至会出现注射剂浑浊、产生沉淀等变质现象。

 课堂互动

葡萄糖酸钙注射剂储存中需要注意哪些问题?

(六)冻结

含水溶媒的注射剂在温度很低时易产生冻结现象,一般浓度低的溶液较浓度高的溶液易产生冻结现象(冰点下降)。如5%的葡萄糖注射剂-0.5℃以下时可发生冻结现象,而25%葡萄糖注射剂在-13~-11℃时才发生冻结现象。相同浓度的注射剂,体积大的注射剂不易发生冻结现象。

(七)结块、萎缩

如果注射剂的盛装容器未彻底干燥、容器密封不严密、遇光或温度较高时均可能导致注射用无菌粉末型注射剂出现结块、变色、黏瓶、溶(熔)化、萎缩等现象。

(八)其他

有些注射剂可因外界因素的影响而使药品发生水解、氧化、变旋、差向异构、聚合等一些化学变化,导致药品变质失效。氨苄西林、阿莫西林及其他含有氨基侧链的半合成β-内酰胺类抗生素,由于侧链中游离的氨基具有亲核性,可以直接进攻β-内酰胺环的羰基,引起聚合反应,影响药效。如头孢噻肟药用为顺式结构,但在光照下很容易变成反式结构,而顺式结构的抗菌活性是反式结构的40~100倍,当此药品的钠盐在水溶液中光照4h,有95%的损失,因此本品应避光密封储存,临用前加灭菌注射用水溶解后应立即注射。四环素在pH 2~6的条件下容易发生差向异构化,使其抗菌活性减弱或消失。

二、注射剂的质量验收

(一)外观性状检查

安瓿的身长、身粗、丝粗、丝全长等应符合规定;外观无歪丝、歪底、色泽、麻点、砂粒、疙瘩、细缝、油污等。液体注射剂检查应无变色、沉淀、生霉等现象;带色的注射剂应检查同一包装内有无颜色深浅不均的情况;若有结晶析出,检查经加温后是否可以溶化;安瓿是否漏气及有无爆裂。大输液或血浆代用品应检查瓶塞、铝盖的严密性及瓶壁有无裂纹等。混悬型注射剂应检查有无颗粒粗细不均或分层现象,若有分层现象经振摇后观察是否均匀混悬。注射用粉针应检查药粉是否疏散,色泽是否一致,有无变色、粘连、结块等现象。如为圆柱形瓶装,应检查瓶盖、瓶塞的严密性,有无松动现象。

(二)澄清度检查

按照《中国药典》(2020版)通则0902澄清度检查法中目视法规定的检查方法和条件进行,在室温条件下将用水稀释至一定浓度的供试品溶液与等量的浊度标准液分别置于配对的比浊用玻璃管(内径15~16mm,平底,具塞,以无色、透明、中性硬质玻璃制成)中,在浊度标准液制备5min后,在暗室内垂直同置于伞棚灯下,照度为1000lx,用眼睛以水平方向检视,应符合《中国药典》(2020版)相关规定。目视法无法准确判定两者的澄清度差异时,改用浊度仪法进行测定,并以其测定结果进行判定。

(三)可见异物检查

可见异物的检查方法一般用灯检法,检查装置、检查人员条件、检查方法、结果判定均应按《中国药典》(2020版)通则0904可见异物检查法规定进行。

(四)装量差异检查

1. 注射液及注射用浓溶液

取供试品,开启时注意避免损失,将内容物分别用相应体积的干燥注射器及注射针头抽尽,然后注入经标化的量入式量筒内(待测体积至少占其额定体积的40%),在室温下检视。测定油溶液或悬浮液的装量时,应先加温摇匀,按前法操作后,放冷,检视,应符合表2-6中的有关规定。

表2-6　　　　　　　　　注射液及注射用浓溶液装量差异限度

标示装量/mL	供试品数量/支	装量差异限度
2及2以下	5	每支的装量均不得少于标示装量
2以上至50	3	每支的装量均不得少于标示装量
50以上	3	平均装量不少于标示装量,但每支的装量均不得少于标示装量的97%

2. 注射用无菌粉末

取供试品5瓶(支),除去标签、铝盖,容器外壁用乙醇擦净,干燥,开启时注意避免玻璃屑等异物落入容器内,分别迅速精密称定,倾出内容物,容器用水或乙醇洗净,在适宜条件下干燥后,再分别精密称定每一容器的重量,求出每一瓶(支)的装量与平均装量。每瓶(支)的装量与平均装量相比较,应符合表2-7中的有关规定,如有1瓶(支)不符,另取10瓶(支)复试,应符合规定。

表2-7　　　　　　　　　　注射用无菌粉末装量差异限度

平均装量	装量差异限度
0.05g及0.05g以下	±15%
0.05g以上至0.15g	±10%
0.15g以上至0.50g	±7%
0.50g以上	±5%

三、注射剂的储存与养护

注射剂在储存与养护时,应根据其药品的理化性质,结合其溶剂的化学特点和包装材质的具体情况综合加以考虑。

(一)注射剂的常规养护

一般注射剂应避光储存。储存中不得出现变色、生霉,析出结晶和沉淀,产生白点和白块,出现冻结现象。除另有规定外,注射剂应置玻璃容器内,密封或熔封,凉暗处保存。冬季严防冻结。橡胶塞小瓶粉针剂应防潮以免引起黏瓶结块,大输液瓶不得横置倒放,不要震动、挤压、碰撞瓶塞而引起漏气。

(二)注射剂的重点养护

1. 遇热易变质的注射剂

遇热易变质的注射剂如生物制品、抗生素类注射剂、脏器制剂或酶类等,除了在规定的温度、湿度条件下储存养护外,还要注意"先产先出、近期先出",同时注意防潮、防冻。

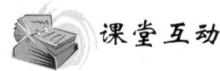

课堂互动

某些注射剂发生冻结,解冻后可否继续使用?

2. 遇光易变质的注射剂

遇光易变质的注射剂主要是指含有易被氧化的结构的药品,如肾上腺素、盐酸氯丙嗪、维生素 C 注射剂等,在储存养护中必须采取各种遮光、避光措施,尤其应防止紫外线的照射。

3. 钙盐、钠盐的注射剂

钙盐、钠盐的注射剂如氯化钠、碘化钠、碳酸氢钠、乳酸钠、枸橼酸钠、氯化钙、溴化钙、葡萄糖酸钙等注射剂,储存时间过长,药液会侵蚀玻璃,产生脱片及浑浊现象,这些药品的注射剂要特别注意按批号出库。

4. 以水为溶剂的注射剂

以水为溶剂的注射剂在低温下易冻结,冻结后体积膨胀,往往使容器破裂,或发生冻结、结块、浑浊等,不可再供药用。因此水溶液注射剂在冬季应注意防冻,库房温度应在 0℃ 以上,但浓度较大的注射剂冰点较低,如 50% 的葡萄糖注射液一般在 −13~−11℃ 才发生冻结。因此,各地应结合当地温度情况适当调整仓库温度。

5. 油溶液注射剂(溶媒是植物油)

以植物油为溶媒的油溶液注射剂,所含的不饱和脂肪酸在遇到日光、空气、高温时,其颜色会逐渐变深,发生氧化、酸败。因此这类注射剂一般都应避光、防热储存。另外,油溶液注射剂在低温下也会出现冻结现象,但不会冻裂容器,解冻后仍能变成澄明的油溶液或均匀混悬液,因此不必防冻。

6. 注射用无菌粉末

注射用无菌粉末常有胶塞铝盖小瓶装和橡皮塞外轧铝盖再烫蜡的安瓿装。胶塞铝盖小瓶装的注射用无菌粉末在储存过程中应注意防潮,不得倒置,注意效期的规定;安瓿装的注射用无菌粉末多是熔封的,不易受潮,一般比小瓶装的更为稳定。因此,对于安瓿装的注射用无菌粉末的储存养护,主要是根据药物本身的性质,但也应注意检查安瓿有无裂纹、冷爆等现象。

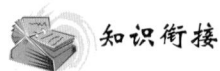

知识衔接

植入剂的储存与养护

植入剂系指由原料药物与辅料制成的供植入人体内的无菌固体制剂。植入剂是单剂量包装,包装容器已经灭菌。储存期间应注意包装完整,不允许打开内外包装,应避光密封贮存。

四、注射剂储存与养护实例

1. 葡萄糖氯化钠注射液

【性状】内含葡萄糖5%与氯化钠0.9%(g/mL)。本品为体液补充药,无色澄明液体,味甜带咸。

【稳定性】本品久贮易产生白块,影响药液的澄明度;封口不严密,可受霉菌污染,瓶中出现絮状物。

【储存与养护】密闭储存,冬季须防冻;注意封口严密,不得横卧倒置;澄明度不合格,药液内出现絮状物者均不得供药用。

2. 胰岛素注射液

【性状】规格:10mL:400U;20mL:800U。本品为无色或几乎无色的澄明液体。降糖药。

【稳定性】本品久贮或受光、热后,可使蛋白质主链断裂发生变性失效,产生浑浊或沉淀;储存不适可使效价降低,但外观可能仍无变化。

【储存与养护】密闭,在冷处储存,防止冰冻;有浑浊或沉淀者不得供药用;注意效期。

 课堂讨论

1. 葡萄糖酸钙注射剂为过饱和溶液,试分析该注射剂受外界影响所产生的变异现象,从而剖析该注射剂的最佳储存养护方法。

2. 注射用普鲁卡因青霉素为混悬剂与缓冲剂制成的无菌粉末,根据其理化特点和剂型分析其储存养护的方法。

任务六　糖浆剂的储存与养护

糖浆剂系指含有药物、药材提取物或芳香物质的口服浓蔗糖水溶液,含糖量应不低于45%(g/mL)。糖浆剂易被微生物污染,低浓度的糖浆剂中应添加防腐剂。常用的防腐剂中山梨酸和苯甲酸的用量不得超过0.3%(其钾盐、钠盐的用量分别按酸计),羟苯酯类的用量不得超过0.05%。防腐剂对微生物的抑制作用有一定的选择性,故常使用混合防腐剂以增强防腐效能。必要时可加入适量乙醇、甘油或其他多元醇。

糖浆剂根据所含成分和用途的不同,可分为单糖浆、药用糖浆、芳香糖浆。糖浆最好储存于容积不超过 500mL 的细颈瓶中,并选用质量较好和大小合适的软木塞。糖浆可因光线、空气和热而发生变化,因此应储存于密塞的容器中,避光置于阴凉处。储存期间不得有发霉、酸败、产气或其他变质现象。允许有少量摇之易散的沉淀。

一、糖浆剂的质量变异现象

(一) 霉变

由于制备糖浆剂的原料不洁净、蔗糖质量差、制法不当、包装不宜、含糖浓度偏低等原因,均可引起糖浆霉变,有时糖浆被微生物污染也可引起生霉。

课堂互动

糖浆剂打开没有喝完的部分应该怎样进行存放?

(二) 酸败和产气

含糖浓度低的糖浆剂,容易孳生微生物,微生物将糖逐渐分解,致使糖浆剂酸败并产生大量气体,出现浑浊、变酸、瓶塞胀出等现象。

(三) 沉淀

如果糖浆中可溶性杂质较多或含糖浓度低,糖浆剂可产生浑浊或沉淀现象。

(四) 变色

变色多出现于有色糖浆,主要是由于色素本身起了变化。此外,糖浆剂(特别是酸性糖浆)在生产时加热过久或储存温度过高,由于转化糖量的增加也会颜色变深。

二、糖浆剂的质量验收

(一) 外观检查

糖浆剂的入库验收以肉眼观察为主,一般不宜开启瓶口,以防污染。需开启瓶塞时,要在符合卫生洁净要求的条件下,按照规定检查后严封。检查内容包括澄清度、浑浊、沉淀、结晶析出、异物、酸败、发酵、产气、霉变、渗漏、异臭等;检查包装容器封口是否严密,有无渗漏现象;瓶外是否清洁,有无未拭净的糖浆痕迹;对光检视糖浆剂是否澄清,有无浑浊、沉淀;有无结晶析出;同一批号中各瓶色泽是否一致,有无变色、褪色情况;有无杂质异物;有无生霉、发酵。可疑时可开瓶检查有无霉败引起的异臭、异味。

(二) 装量检查

单剂量灌装的糖浆剂应做装量检查。取供试品 5 瓶,将内容物分别倒入经标化的干燥量入式量筒内,在室温下检视,每瓶装量与标示装量相比较,少于标示装量的应不多于 1 瓶,并不得少于标示装量的 95%。

三、糖浆剂的储存与养护

(一) 糖浆剂的常规养护

糖浆剂容易发生霉变、变色、沉淀等质量变异。因此糖浆剂常规养护措施是密闭,储存于 30℃ 以下的避光处。

(二) 糖浆剂的重点养护

1. 防污染、防霉变

含蔗糖量 80%(g/mL)以上的糖浆剂,微生物在其中不易繁殖,糖浆剂本身具有一定的防腐作用,但如果储存温度太低则易析出蔗糖结晶,故需保持清洁,预防污染。含蔗糖量 50%(g/mL)以下的糖浆剂微生物容易孳生,一般加有防腐剂。在储存与养护期间,糖浆因包装封口不严而被污染或受热,会出现生霉、发酵、酸败、发臭、产气,甚至膨胀而破裂。在潮热的地区更易发生此类现象。

2. 防热、防污染

炎热季节置糖浆剂于阴凉通风处,或采取降温措施;梅雨季节检查包装封口,发现瓶盖长霉,用医用棉花蘸取 75% 的消毒乙醇擦洗,同时按出库原则加速流通。

3. 防沉淀

含有少量沉淀的糖浆剂,经振摇能均匀分散则可供药用。糖浆剂发生霉变、浑浊、沉淀时则不能再供药用。

4. 防冻

糖浆剂尤其是含糖量低的糖浆剂在寒冷的季节和地区容易发生冻结,冻结时其质地比较松软,不易冻裂容器,放置在室温时可自己解冻,如不能解冻,可用温水浴解冻,但不得破坏其标签。一般含糖量在 60% 以上的糖浆剂,可无须防冻。

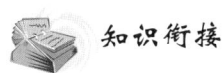
知识衔接

膜剂的储存与养护

膜剂系指原料药物与适宜的成膜材料经加工制成的膜状制剂,供口服或黏膜用。储存的膜剂外观应保持完整光洁、色泽均匀,因此膜剂应密封储存,注意检查包装是否完好、密封,要防止受潮、发霉和变质。

四、糖浆剂储存与养护实例

1. 棕榈氯霉素干糖浆

【性状】每 100g 内含棕榈氯霉素 8.785g(相当于氯霉素 5g),或棕榈氯霉素 17.57g(相当于氯霉素 10g)。本品为淡黄色干燥颗粒,味甜。加适量温水振摇后即为混悬的糖浆,系抗生素类药。

【稳定性】主药棕榈氯霉素性质稳定,但本品系干糖浆制剂,易吸湿潮解,结块发霉,如包装封口不严或塑料袋过薄容易透湿,会加速其变质。

【储存与养护】应密封储存,注意防潮;本品有浓、稀两种规格,应分别储存,避免混淆;不宜久贮。

2. 枸橼酸哌嗪糖浆

【性状】内含枸橼酸哌嗪 16%(g/mL)。本品为澄明的浓厚液体,带调味剂的芳香气味。本品为抗蠕虫药。

【稳定性】本品一般呈无色或微黄色,储存过程中易变黄色、黄棕色;有的产品加有桑葚红染成红色,遇光渐渐褪色或变为黄色;变色产品应按《中国药典》(2020版)规定方法检查含量是否发生变化。本品含糖量 65%(g/mL),储存不当可引起生霉、发酵。

【储存与养护】应遮光,密闭储存。

 课堂讨论

1. 500mL 橙皮糖浆中含橙皮酊 25mL、枸橼酸 2.5g、蔗糖 410g。由于本品含糖量为 82%,一般不易酸败和霉败,橙皮酊中含有易被氧化成松节油臭的挥发油,同时含有在冷水或弱碱溶液中析出沉淀的原生果胶质。根据此特点分析本品的正确储存与养护方法。

2. 请同学们为小儿止咳糖浆制订合理的储存与养护方案。

任务七　栓剂的储存与养护

栓剂是指药物与适宜基质制成的供腔道内给药的固体制剂。因施用腔道的不同,分为直肠栓、阴道栓和尿道栓。直肠栓为鱼雷形、圆锥形或圆柱形等;阴道栓为鸭嘴形、球形或卵形等;尿道栓一般为棒状。栓剂还分为普通栓和持续释药的缓释栓。

栓剂常用基质可分为半合成脂肪酸甘油酯、可可豆脂、聚氧乙烯硬脂酸酯、聚氧乙烯山梨聚糖脂肪酸酯、氢化植物油、甘油明胶、泊洛沙姆、聚乙二醇类或其他适宜物质。

栓剂中的药物与基质应混合均匀,栓剂外形要完整光滑;塞入腔道后应无刺激性,应能熔化、软化或溶化,并与分泌液混合,逐渐释放出药物,产生局部或全身作用;应有适宜的硬度,以免在包装或储存时变形。

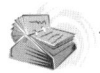 **课堂互动**

小儿退热栓和开塞露栓有何不同?

一、栓剂的质量变异现象

(一)软化变形

由于栓剂基质的影响,栓剂遇热、受潮后均可引起软化变形,变形严重时则无法供药用。

(二)出汗

水溶性基质的栓剂有很强的吸湿性,吸湿后表面沾有水珠,俗称"出汗"。

(三)干化

环境过于干燥、储存时间太长的栓剂,其基质中的水分容易蒸发,使栓剂出现干化现象。

(四)外观不透明

水溶性基质在生产中方法不当或在储存中受潮,使栓剂发生浑浊泛白而呈不透明现象。

(五)腐败

栓剂久贮或密闭不严并受热、光、氧气及水分等外界因素影响,基质易酸败而产生刺激性;或因栓剂受微生物污染、繁殖而致腐败变质。

二、栓剂的质量验收

(一)包装检查

检查栓剂包装是否符合质量要求。栓剂单个用防潮材料如蜡纸或锡箔等包裹并应存放于衬有防潮蜡纸的硬质盒内。含水溶性基质的栓剂应存放于玻璃管或塑料管内,保持干燥独立。外包装的名称、批号、包装数量等是否与药品的内容物相符合,包装封闭是否严密,有无破漏、破损现象。印字应清晰、端正。

(二)外观检查

在入库验收时,要特别注意栓剂应无溶化走油现象,无干裂、软化、酸败、腐败等现象。

(三)重量差异检查

取栓剂10粒,精密称定总重量,求得平均粒重后,再分别精密称定各粒的重量。每粒重量与平均粒重相比较(凡有标示粒重的栓剂,每粒重量应与标示粒重相比较),栓剂重量差异的限度应符合表 2-8 中规定。超出限度的药粒不得多于 1 粒,并不得超出限度 1 倍。

表 2-8　　　　　　　　　　栓剂重量差异限度

平均重量	重量差异限度
1.0g 及 1.0g 以下	±10%
1.0g 以上至 3.0g	±7.5%
3.0g 以上	±5%

三、栓剂的储存与养护

栓剂在 37℃的体温即可熔化和软化。生产好的栓剂为避免其被氧化、吸潮及被污染,应该立即按规定包装,以免栓剂互相接触粘连。置于密闭的容器内,放在干燥阴凉处,30℃以下储存,避免重压。炎热夏季贮于冰箱或冷藏室冷藏,注意防热和防潮。

对受热易熔化、遇光易变质的栓剂,应于密闭、避光、阴凉处储存;甘油明胶基质的栓剂,要注意清洁卫生,防止异物、微生物污染,要防止其受潮、干化,封口要严密,应于密闭,阴凉处储存。储存时间不宜过长,储存过程中不得出现软化、变色、变形、熔化、走油、腐败、酸败、霉变现象。

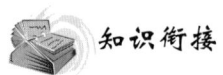
知识衔接

灌肠剂的储存与养护

灌肠剂系指灌注于直肠的水性、油性溶液、乳状液和混悬液,以治疗、诊断或营养为目的的液体制剂。灌肠剂通常密封储存,整件商品包装通常较重,堆垛时应注意稳定牢固,装卸搬运时要防止撞击,避免出现破损、洒漏和污染。

四、栓剂储存与养护实例

1. 安纳素栓

【性状】每枚含碱式没食子酸铋 0.2g,颠茄流浸膏 0.03mL,肾上腺素 0.4mg。系灰黄色圆锥形栓剂。有收敛和止痛作用,用于痔疮。

【稳定性】本品主药肾上腺素遇光和空气均易被氧化,色泽渐渐变暗以致变质;本品基质可可豆脂遇热易软化而使栓剂变形,甚至熔化。

【储存与养护】应密闭,在30℃以下避光储存;非必要时,不宜拆开包装保护纸;不宜久贮。

2. 吲哚美辛栓

【性状】本品含吲哚美辛应为标示量的90.0%~110.0%。本品为脂肪性基质制成的白色至淡黄色栓。

【稳定性】本品在空气中稳定,但对光线敏感,易氧化变色;吸潮后水解的产物进一步氧化,颜色加深,变成黄色至棕色;本品用半合成椰子油作为基质,储存时较不易变质,但遇热易软化变形,甚至熔化。

【储存与养护】应避光,密封,在25℃以下保存。避免重压,不宜久贮。

3. 甲硝唑栓

【性状】本品含甲硝唑应为标示量的93.0%~107.0%。本品为乳白色至淡黄色脂溶性栓。

【稳定性】本品为脂肪性基质香果脂制成的栓剂,熔点为30~34℃,遇热易软化变形;本品久贮或受微生物污染,易发生酸败或腐败变质。

【储存与养护】遮光、密封,在30℃以下保存;避免重压,不宜久贮。

课堂讨论

1. 实物无色或几乎无色透明或半透明圆锥形栓剂润滑性泻药甘油栓,分析其稳定性和储存养护的基本方法。

2. 每枚1.5g,内含醋酸苯汞0.05%、苯甲酸1%、可可豆脂98.85%的淡黄色扁平圆锥形外用避孕栓剂,分析其稳定性和储存养护的基本方法。

任务八　软膏剂的储存与养护

软膏剂系指药物与油脂性或水溶性基质混合制成的均匀的半固体外用制剂。因药物在基质中分散状态不同,有溶液型软膏剂和混悬型软膏剂之分。溶液型软膏剂为药物溶解(或共熔)于基质或基质组分中制成的软膏剂;混悬型软膏剂为药物细粉均匀分散于基质中制成的软膏剂。

一、软膏剂的质量变异现象

(一) 酸败和异臭

以植物油或脂肪性基质制成的软膏剂,储存时受空气、光线、温度等因素的影响易发生酸败,并产生异臭。

(二)变色

某些不稳定药物制成的软膏,储存中易受空气、光线、温度、容器等因素的影响,发生氧化反应而变色。

 课堂互动

软膏剂制备的原辅料中常有哪些易变质的成分?

(三)流油、发硬

含脂肪性基质的软膏剂易产生流油和变硬。主要原因是生产过程中基质固体和液体成分比例不当而使软膏剂不能耐受温度的较大变化而产生,如加入石蜡或蜂蜡等熔点较高的基质过多时易使软膏发硬,而加入熔点较低的基质如液体石蜡等过多时易产生流油。在储存中温度过低也会使含油脂性基质的软膏发硬,温度过高则会熔化流油。亲水性基质、水溶性基质制成的软膏,久贮或温度过高则水分蒸发,也可使软膏剂发硬,甚至干裂。

(四)油水分离

乳膏剂较易发生油水分离,原因是乳剂型基质久贮、受冻或剧烈振动后易因乳析或破裂而出现油水分离。另油脂性基质的软膏,多含不溶性药物,受热后基质熔化变稀,药物易沉于底部而分离。

(五)霉变

软膏剂由于含水分较多,在微生物及空气、温度等因素的影响下,易霉变并产生异臭。

(六)变质失效

软膏剂中药物与基质、药物与容器之间发生化学反应,或药物受空气、光线、温度、湿度等影响,均会变质失效。变质后的软膏剂还会增加药物的毒性和刺激性。

二、软膏剂的质量验收

检查包装容器密封是否严密,在运输过程中因挤压碰撞有无破损、漏药现象,这是检查的重点;必要时查看质地是否均匀、细腻,有无流油、发硬、霉变、酸败、分离、变色等现象;采用目视对比法,检查装量是否符合规定。

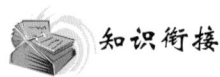

贴剂的储存与养护

贴剂系指原料药与适宜的材料制成的供粘贴在皮肤上的一种薄片状制剂。仓库储存的贴剂外观要保持完整光洁,有黏性。通常密封储存,要防止包装破损造成贴剂中的黏合剂碳酸化。易串味的贴剂应分开储存。

三、软膏剂的储存与养护

软膏剂储存中不得出现变色、流油、发硬、异臭、酸败、霉变等现象。养护过程中应注意温度的监测。软膏剂储存的温度越低,软膏内的微生物、酶的活动性越小;接触的空气越少,则软膏的分解过程也进行得越慢。故软膏剂必须密闭储存于阴凉、干燥、避光的处所,温度不可超过 30℃,最好在 30℃以下。因为超过 30℃则软膏熔化,油层分离,不溶药物沉于底部。

锡管软膏已具备遮光和密闭条件,在 30℃以下储存即可,避免受压;塑料管软膏因具有透气性,若系亲水性和水溶性基质的软膏,应避免潮湿,避光储存,并避免重压和久贮;玻璃瓶软膏若是无色瓶,必要时应考虑采用遮光外包装,一般应密闭在干燥处储存,不得倒置,避免重摔;扁盒(金属盒、塑料盒、纸板盒)已达避光要求,仅需密闭、储存于干燥处,防止重压,纸盒装不宜久贮。具有特殊气味的软膏剂应注意其封口的密闭性,隔离储存放于凉处。

四、软膏剂储存与养护实例

1. 氧化锌软膏

【性状】本品含氧化锌应为 14.0%～16.0%。本品为淡黄色软膏。

【稳定性】本品性质稳定,但是氧化锌在水与某些有机物存在时,在日光作用下可促进过氧化氢的生成。

【储存与养护】密封保存。

2. 蓝油烃油膏

【性状】含愈创蓝油烃,用于辐射热、灼伤、皲裂、冻疮及促进伤口愈合等的蓝色软膏。

【稳定性】主药愈创蓝油烃对热、弱碱均稳定,见光后可由暗蓝色变成绿色,最后变成黄色,但其疗效不变。

【储存与养护】应装于遮光容器里,避光、密闭储存。

 课堂讨论

1. 参照软膏剂的养护内容为醋酸曲安奈德乳膏制订合理的养护方案。
2. 查阅《中国药典》(2020 年版),比较软膏、乳膏、眼膏在养护措施上有何不同。

任务九　中药的储存与养护

中药是指在我国传统医药理论指导下使用的药用物质及其制剂,它是中国医学的重要组成部分,也是世界医药学中的瑰宝。中药是人类在长期的生产和与自然界斗争的过程中,为了生存和征服疾病不断寻求和发现的,也是伴随成方及其剂型逐渐演变和发展的。中药包括中药材、中药饮片和中成药三大类。

一、中药材的储存与养护

中药材在运输、储存保管过程中,如果管理不当,会出现霉变、虫蛀、变色、泛油、气味散失、风化、潮解、溶化、升华、自燃等现象,这些现象称为中药材的质量变异现象。中药材在储存过程中的质量变异现象是很复杂的,不仅取决于药材本身的性质,而且与外界环境的影响密切相关。要保证用药安全有效,提高企业的经济效益和社会效益,就必须认真探讨各种质量变异现象及其原因,采取有效措施进行防治,以保证药材质量。

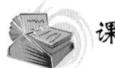 课堂互动

家里大枣存放时需要注意哪些问题?

(一) 中药材质量变异的现象

1. 霉变

霉变又称发霉,中药材受潮后,在适宜的温度下引起霉菌的孳生和繁殖,造成中药材腐烂或表面布满菌丝的现象,称为霉变,如丹参、牛膝、麦冬、黄精容易发生霉变。在温度(20~35℃)、湿度(环境相对湿度75%以上或中药材含水量超过15%)和足够的营养条件下,霉菌生长繁殖,分泌的酶溶蚀饮片组织,引起饮片腐烂变质,使中药材和饮片有效成分遭到破坏。人们一旦服用了这些发霉的中药(材)饮片,有可能出现由于霉菌毒素而引起的肝、肾、神经系统、造血器官等方面的损害,严重者可导致癌症。因此,对中药进行霉菌总数测定和黄曲霉毒素等的限量检查,是从卫生学角度评价中药质量的内容之一。

2. 虫蛀

专门生长在中药材仓库中的仓虫侵入中药材内部所引起的破坏作用,称为虫蛀。在中药材和饮片储存过程中,虫蛀品种大约占40%。虫蛀的中药材,性状特征破坏明显,造成损耗较大,同时中药材被害虫的排泄物或蜕皮污染也会引起发酵,从而产生变色或变味,影响患者用药的安全和疗效。

富含糖、淀粉、蛋白质、脂肪等成分的药材和饮片非常容易发生虫蛀,如党参、白芷、乌梢蛇等。仓库昆虫最适宜繁殖温度在16~35℃,当仓库相对湿度在70%以上,或者药材的含水量在13%以上时容易发生;仓库螨虫生长的适宜温度在25℃左右,当相对湿度在80%以上时容易发生。一般每年5~9月份为仓虫繁殖旺盛期。在药库中,蛀食根和根茎类药材的害虫主要有大谷盗、药谷盗;蛀食果实和种子类药材的害虫主要有米象、谷象、干酪螨;蛀食芳香性药材的害虫主要有谷盗、日本标本虫、谷蛾、蟑螂、烟草甲虫等。药材受蛀后,可发生蛀洞和蛀粉,有些害虫繁殖迅速,很快蔓延甚至可使药材全部报废。

3. 变色

中药材的固有色泽发生了变化称为变色,如由浅变深、由鲜变暗、转变为其他颜色等。由于保管不善或贮存日久,某些药材的颜色由浅变深,如泽泻、白芷、山药、天花粉等由白色变为黄色;有些药材由鲜艳变暗淡,如红花、菊花和金银花等。色泽是中药材品质的标志之一,色泽的变化不仅改变中药材的外观,也预示着内在有效成分及质量的变化。

4. 泛油

泛油又称"走油",是含挥发油、油脂、糖类的药材在受热或受潮时其表面返软、发黏、颜色变浑、呈现油状物质并发出油败气味的现象。一般动物类药材或经炮制过的饮片油败气味更强烈些。药材泛油是一种酸败变质现象,影响药材疗效,甚至使药材失去药用价值。某些含脂肪油、挥发油的药材受热后可使内部油脂溢于表面,如柏子仁、苦杏仁、当归;某些含糖、黏液质类的药材,可因受潮导致返软、外表发黏、色泽加深,如麦冬、天冬、党参、枸杞子、黄精、熟地黄等。

5. 气味散失

中药材固有的气味在外界因素的影响下散失或贮藏日久气味变淡薄的现象,称为气味散失。含挥发油的药材,如肉桂、沉香等,由于受温度和空气等影响,也会逐渐失去油润而干枯,以致气味散失;豆蔻、砂仁粉碎后,气味会逐渐挥发散失等。中药材固有的气味,是由其所含的各种成分决定的,这些成分大多是治病的有效物质,如果气味散失或变淡,就会使药性受到影响,从而影响药效。

 课堂互动

芒硝风化后能否正常使用制备注射液?为什么?

6. 风化

风化是指含有结晶水的无机盐矿物类药材与干燥空气接触,逐渐失去结晶水而变成粉末状态的现象。风化既影响中药的外观性状,又影响其内在质量,如中药芒硝($Na_2SO_4 \cdot 10H_2O$)、明矾[$KAl(SO_4)_2 \cdot 12H_2O$]等。

7. 潮解溶化

潮解溶化是指含可溶性糖或无机盐成分的固体中药,吸收潮湿空气中的水分,在湿热条件影响下,其表面慢慢溶化或成液体状态的现象。潮解溶化不仅影响药材的外观性状和内在质量,还易黏附包装。易潮解的中药有咸秋石、青盐、硇砂、硼砂等。

8. 粘连

某些熔点较低的固体药材因受热、受潮而黏结成块的现象,称为粘连,多为树脂胶类药材,如芦荟、没药、阿胶、乳香、鹿角胶、龟甲胶、儿茶等。

9. 升华

升华是指在一定温度条件下,中药由固体直接变为气体的现象,如樟脑、冰片、薄荷脑等。

(二)引起中药材质量变异的原因

中药材在储存过程中会发生多种质量变异现象,究其原因有两方面:一是药材本身的性质,二是外界环境因素。

1. 自身因素

影响药材变异的自身因素是药材含水量以及药材所含化学成分的性质。

(1)药材含水量　中药含水量是指中药中水分的重量,常以百分比表示。任何中药材都含有一定的水分,它是保证中药质量的重要因素之一,失水或含过量水,其质量都将发生变化。超出了安全水分,就容易发生霉变、虫蛀、变色、腐烂、粘连等。含水量过低,则又会发生风化、干裂等。因此,控制含水量在安全水分内,是中药材养护工作的首要任务。测定中药材含水量,可按《中国药典》(2020年版)通则0211药材和饮片取样法取样,按《中国药典》(2020年版)通则0832水分测定法测定药材含水量。

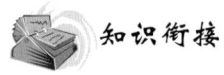
知识衔接

水分与虫害的关系

药材在采收加工、储存、运输等过程中,不可避免地受到虫害的侵袭和污染,在一般性害虫中,即使有适宜的繁殖条件,但没有害虫所需的水分,那么害虫也不易生存。如在气温25℃,含水量20%以上的枸杞子发生虫害较严重,而同样温度,含水量在16%以内却不易生虫;在气温20℃,含水量为25%以上的当归发生虫害较重,而同样温度,含水量15%以下则没有虫害。在一定条件下,中药含水量越高,虫害越严重。

(2) 药材化学成分　药材所含化学成分复杂,性质各异,在加工、炮制和储存过程中可不断发生变化,以致影响疗效。比如含有生物碱类成分的药材容易发生氧化、分解而变质,应避光保存;含有苷类的药材易分解,并与水解酶共存,药材组织受损时酶发生作用,促进苷水解,应注意干燥,避免潮气侵入;含有鞣质类成分的容易氧化和聚合,暴露在空气中,经氧化则渐渐变成棕黑色,故应防止鞣质氧化变色,一方面要减少与空气的接触,另一方面则要破坏或抑制氧化酶的活性;含有油脂类的药材若储存不当,经常与空气中氧气及水分接触,并在日光的影响下,或经微生物的作用,产生"油哈"气味。因此储存过程中要在系统了解药材所含化学成分及其性质的基础上,创造良好的仓储条件,达到防止药材变质的目的。

2. 环境因素

引起中药材变质的环境因素较多,如空气、温度、湿度、日光等,这些因素可以通过内因而起作用,引起药材含水量的改变及发生复杂的物理或化学变化,导致药材发生质量变异。

(1) 空气　通常情况下中药在储存过程中,总是与空气接触的。空气中的氧和臭氧是氧化剂,对药材的质量变异起着重要的作用,许多中药能通过空气发生氧化反应,使中药性能发生变化。例如黄芩被氧化后变绿;油脂中不饱和脂肪酸的氧化,可使其"泛油";中药材成分氧化往往与时间、包装等情况有关,储存时间长、包装破损、密封不严,药材有蛀伤、断裂、露天裸露存放,环境温度、湿度高等,都可加速氧化进程。

(2) 温度　一般来说,药材中化学成分在常温(15~20℃)下是比较稳定的,但温度升高,不仅可使药材所含水分蒸发,重量减少,还可加速氧化、水解等化学反应,促使化学成分迅速变化。其中挥发油会加快挥发,气味减弱或散失;含糖及黏液质的饮片易发霉、生虫、变质;含油脂的成分易酸败泛油;胶类及树脂类易变软、粘连;外表油润的炮制品易失润。相反,在低温环境下,一般药材都不易发生变质,但是温度过低,对某些新鲜的药材如鲜石斛、鲜芦根等,或某些含水量较多的药材也会产生有害的影响。

(3) 湿度　空气湿度对中药的含水量有着密切的影响。当空气相对湿度在60%以下时,中药所含水分则会蒸发,含有结晶水的矿物药如芒硝、胆矾、硼砂等则易风化(失去结晶水);胶类、叶类、花类等中药因失水而干裂变脆;蜜丸剂类易失润变硬。空气相对湿度在70%左右时,中药所含安全水分不会有较大改变,但是,当空气相对湿度超过75%时,中药的含水量会随之增加,富含糖类、黏液质的中药如蜜制品、党参、山药等,会因吸潮发霉乃至虫蛀。盐制类中药及含钠盐类的矿物药易吸收水分而潮解。

(4) 日光　日光在药材储存过程中有利有弊。日光照射,可以使药材干燥,可杀死霉菌和害虫,防止药材霉变和虫蛀,但也可导致药材变色、气味散失、挥发、风化、泛油,从而影响药材的质量。如红花等花类药材,常经日光照射,不仅色泽渐渐变暗,而且易变脆、散瓣。薄荷等含有芳香挥发性成分的药材,常经日光照射,不仅变色,而且使挥发油挥发,降低质量。

(5)霉菌　包括毛霉、黄曲霉、黑曲霉、灰绿青霉、黄绿青霉等,其生长繁殖深受环境因素的影响。一般室温在20~35℃,相对湿度在75%以上,大气中的霉菌孢子如散落在药材表面,在足够的营养条件下即萌发为菌丝,菌丝能分泌酶,溶蚀药材及其内部组织,使药材腐败、变质而失去药效。尤其是含淀粉、黏液质、脂类及蛋白质等营养物质的药材,如淡豆豉、瓜蒌等,极易感染霉菌而发霉,腐烂变质。

课堂互动

哪些中药材容易霉变?如何防止药材霉变?

(6)虫害　一般来讲,温度在18~35℃,药材含水量在13%以上,空气的相对湿度在70%以上,谷象、米象、大谷盗、药谷盗、烟草甲虫、粉螨等害虫开始生长繁殖,这既损害了药材的有效成分,其排泄物又污染了药材。所以药材入库储存,一定要充分干燥,密闭或密封保管。

另外,仓鼠在药材储存保管过程中可盗食、污染药材,破坏包装,传播病毒和致病菌,也是导致药材质量变异的原因之一。

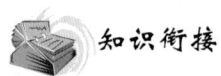
知识衔接

药材仓虫的特点和传播

药材仓虫主要来自节肢动物昆虫纲鞘翅目、鳞翅目的仓库昆虫和蛛形纲蜱螨目的仓库螨虫;仓虫的特点是体小、色暗、善隐蔽,食性广而杂,具有耐热、耐寒、耐干、耐饥的特性,并具有一定的抗药能力,有趋光性、趋温性和趋化性等习性。仓虫可通过药材仓库、包装容器以及药材运输等间接传播,也可以凭借仓虫自身的本能(例如爬行、飞行、休眠、产卵、附着其他动物)等进行自然传播,有些仓虫不仅破坏药材的有效成分和性状特征,也会传染人类一些疾病。

(三)中药材储存养护实例
中药材的储存保管是药材流通的重要环节之一。由于中药成分复杂,性质各异,储存要求也不同。因此必须采用针对性强的保管措施,以达到保证药材质量的目的。根据上述原则,企业通常把入库药材根据性质和药用部位不同进行分类储存保管。

1. 根及根茎类药材

根及根茎类药材个体肥大,干燥后多质地坚实,耐压性强,由于其来源不同,所含成分复杂,多易受外界因素影响而变异。因此对根及根茎类药材的储存,应根据储存性能,实行分类储存。

(1) 储存养护条件

①库房选择:均须选择阴凉干燥的库房,应具备通风吸湿、熏蒸等设施。高温梅雨季节前要进行熏仓防霉、杀虫,有些品种可移至气调仓库、密封库房或低温库房。

②温度、湿度管理:严格温度、湿度管理。对于易霉变、虫蛀、泛油的药材,库温应控制在 25℃以下,相对湿度 60%~70%。

③货垛管理:货垛应经常检查,防止倾斜倒塌。易泛油药材的货垛,不宜过高过大,注意通风散潮;含淀粉、糖和黏液质的药材,受潮受热易粘连结块甚至发酵,宜堆通风垛,保持空气流畅,如地黄、天冬、黄精、玉竹、山药、天花粉等。

(2) 储存养护实例

①党参:本品为桔梗科植物党参、素花党参或川党参的干燥根。水分不得超过 16.0%,置通风干燥处,防蛀。本品含党参皂苷、微量生物碱、蔗糖、菊糖、固醇、挥发油等,易被虫蛀、发霉和泛油,各地产的党参虫蛀、发霉的程度不一,如四川、陕西等地所产党参含糖分较多,易虫蛀、发霉;贵州、新疆等地所产党参糖分较少,不易发霉、泛油。发现虫蛀可使用磷化铝熏蒸,熏后内部水分未能散发,应予摊晾。

②白芷:本品为伞形科植物白芷或杭白芷的干燥根。水分不得超过 14.0%,置阴凉干燥处,防蛀。本品含挥发油及多种香豆素类化合物等,极易生虫,一旦生虫,很快会被蛀成空洞,不可入药;受潮易霉变甚至泛油。在库时要勤检查,梅雨季节应每周检查 1~2 次,发现虫蛀可用磷化铝熏蒸,条件允许,可采用气调养护法储存。

③葛根:本品为豆科植物野葛的干燥根。水分不得超过 14.0%,应置通风干燥处,防蛀。本品含大量淀粉、黄酮类物质,如大豆素、大豆苷、葛根素等。在储存过程中易吸潮生霉,引起总黄酮含量显著下降;因含大量淀粉,害虫危害也常有发生,虫害较轻时,外表面不能观察到虫迹,用力敲震能见到蛀粉;虫害严重时,不仅蛀成众多小孔,也能破坏纤维。如将其含水量控制在 10%以下,贮藏于相对湿度 70%以下的环境中,即能安全贮藏。

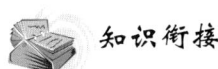知识衔接

三七储存小经验

将三七密封于箱内,每箱装 20kg,同时内放木炭 0.5kg、明矾 1.5kg,另加 1.5~2kg 石灰,可安全度夏 3 年以上。少量药材防治害虫可直接喷洒乙醇或高度白酒,然后将木箱密封,也很有效。

2. 花类药材

花类药材多呈不同颜色,且色泽鲜艳,有芳香气味。若储存不当可吸湿返潮、变色、霉变、虫蛀、气味散失;质地疏松的花还容易散瓣,鉴于上述情况,花类药材宜采用阴干或晾晒法干燥,避免火烤、暴晒。

(1) 储存养护条件

①库房选择:宜选用干燥阴凉的库房,既保持色香,又要防止串味。可设花类专用库房,用木箱或纸箱包装,分类储存,注意洁净,防止污染,避免用硫黄熏仓。

②温度、湿度管理:注意防潮,相对湿度控制在70%以下,温度不超过25℃。

③货垛管理:货垛不宜过高,应适当通风,避免重压、阳光直射,防止花朵受损、垛温升高引起"冲烧"。一般垛温高于库温4℃时应倒垛,降温散湿,防止引起"冲烧"。

(2) 储存养护实例

①红花:本品为菊科植物红花的干燥花。水分不得超过13.0%,置阴凉干燥处,防潮,防蛀。本品含红花苷、新红花苷、色素等,易变色、生虫。受潮堆压易发热,甚至毁损变质。仓虫吐丝易使花被相互粘连结串。为了防止变质,多在雨季之前进行检查,如果受潮可开箱晾晒,热气凉透,装于木箱或铁桶内,梅雨季节不再开箱,免受湿气影响发生变质现象,但应注意不宜暴晒,更不可用硫黄熏。

②金银花:本品为忍冬科植物忍冬的干燥花蕾或带有初开的花。水分不得超过12.0%,置阴凉干燥处,防潮、防蛀。本品含绿原酸、异绿原酸等,易虫蛀、霉变。害虫常从筒状花冠顶端开裂处蛀蚀雄蕊和雌蕊等部位,有时蛀蚀成粉或粘连成串。由于害虫发育繁殖,分泌排泄物不断增加,吸潮过多,又会引起霉变,严重时霉丝交织使金银花粘连成团。若有霉变应及时晾晒,但不可暴晒或用硫黄熏,否则易变色或散瓣。贮藏方法一般应固封压实,置阴凉干燥处,以防受潮变色和香味走失。

3. 果实种子类药材

果实类药材组织结构变化大,成分复杂,性能各异,尤其浆果、核果等因富含糖分,故易粘连、泛油、霉变和虫蛀;果皮含挥发油,易散失香气、变色;种子类药材含淀粉、蛋白质和脂肪等营养物质,易酸败泛油、生虫。

(1) 储存养护条件

①库房选择:本类药材宜根据性质不同,存放于干燥通风的库房。

②温度、湿度管理:库房温度不超过30℃,相对湿度控制在75%以下。对易泛油品种,温度、湿度管理更应严格控制,库温不应超过25℃。

③货垛管理:货垛不宜过高,不宜靠近门窗,避免日光直射。对枸杞子、桂圆肉、瓜蒌、大枣等质地软润、不耐重压的中药,宜用硬质材料包装盛放。

(2) 储存养护实例

①枸杞子:本品为茄科植物宁夏枸杞的干燥成熟果实。水分不得超过13.0%,置阴凉干燥处,防闷热、防潮、防蛀。本品含枸杞多糖、甜菜碱、氨基酸等成分。储

存保管不当易泛油变色;返潮致水分析出外表或高温使糖分外渗,出现粘连、霉蛀、泛油变黑。

②薏苡仁:本品为禾本科植物薏苡的干燥成熟种仁。水分不得超过15.0%,置通风干燥处,防蛀。本品含薏苡素、薏苡仁酯类、固醇、淀粉等。易虫蛀,仓虫蛀蚀部位大多在侧面的一条棕色纵沟内,残存的粗糙糠成为仓虫繁殖的良好条件,应注意检查,经常翻晒。

③五味子:本品为木兰科植物五味子的干燥成熟果实。水分不得超过16.0%,置通风干燥处,防霉。本品含较多的糖分和树脂状物质,冬季不易干透,因此在春天仍易返潮、发热,如不及时通风摊晾,会发霉变质。夏季应特别注意保管,经常进行检查,若内部发热,必须立即倒出晾晒,以防生霉腐烂。

4. 全草类药材

全草类药材常呈绿色,储存期间受温度、湿度和日光等影响,可发生变色。含挥发油的药材如薄荷、紫苏等,久贮则挥发油挥发,香气变淡。

(1)储存养护条件 本类药材不宜暴晒或高温干燥,储存的库房应干燥通风,光照勿过强。堆垛注意垫底防潮,保持清洁,避免重压破碎,应定期检查、倒垛、散潮,以减少质量变异和损耗。

(2)储存养护实例

①薄荷:本品为唇形科植物薄荷的干燥地上部分。水分不得超过15.0%,置阴凉干燥处。本品含挥发油,油中含薄荷脑70%~90%,薄荷酮10%~12%,此外,还含有乙酸薄荷酯等。本品受潮易霉变、变色、香气散失。本品受潮后可摊晾,忌暴晒,久晒则绿叶变黄,香气挥散,不宜久贮。本品含挥发油不得少于0.80%(mL/g)。

②麻黄:本品为麻黄科植物草麻黄、中麻黄或木贼麻黄的干燥草质茎。水分不得超过9.0%,置通风干燥处,防潮。本品含生物碱和挥发油,贮藏中应保持干燥通风,防受潮,以免变色、霉烂;避免阳光长期直接照射,否则引起褪色和有效成分含量减少。受潮后也会变色、发霉、有效成分含量降低。若发现发霉,只能摊晾,不宜暴晒,以免麻黄遇光损色,有效成分含量降低。本品按干燥品计算,含盐酸麻黄碱和盐酸伪麻黄碱的总量不得少于0.80%。

5. 树脂、干膏类药材

树脂、干膏类药材具有受热熔化、变软、粘连的特点,储存时不仅会使外观变形,而且易黏附包装或发生流失污染、生虫、发酵、变色等。

(1)储存养护条件 树脂、干膏类药材应储存于干燥、阴凉、避光的库房。储存芦荟、安息香等,垛底应垫衬纸,防止流失污染。储存阿魏等有浓烈气味的品种,宜单独存放或选防潮容器密封,避免与其他药材串味,定期检查包装,防止包装破损、内容物受热外溢。

(2)储存养护实例

①阿魏:本品为伞形科植物新疆阿魏或阜康阿魏的树脂。水分不得超过8%,

密闭,置于阴凉干燥处。本品含挥发油,具有强烈而持久的蒜样特异臭气,宜密闭储存,避免与其他药材串味。

②乳香:本品为橄榄科植物乳香树及同属植物树皮渗出的树脂,置阴凉干燥处。本品含树脂60%~70%,树胶27%~35%,挥发油3%~8%。本品性黏,宜密闭、防尘;遇热则软化变色,故宜贮藏于阴凉处。

6. 动物类药材

动物类药材来源复杂,主要为皮、肉、甲、角和虫体等,如鳖甲、金钱白花蛇等,此类药材富含脂肪、蛋白质等营养物质。如果储存不当极易孳生霉菌或出现虫蛀、泛油酸败、异臭以及脱足断尾现象,导致药材品质降低,该类药材价格偏高,更应加强责任心和注重设施投入,宜少储存、勤进货。

(1)储存养护条件　可采用带空调的专库存放,库房应具防潮、通风和熏仓防虫的条件。库温一般不超过20℃,相对湿度控制在70%左右。储于专用容器中或拌花椒同贮,存放于小型密闭库房或分层存放于货架上,避免与其他药材串味。

(2)储存养护实例

①蜈蚣:本品为蜈蚣科动物少棘巨蜈蚣的干燥体,水分不得超过15.0%,置干燥处,防霉、防蛀。本品易发霉、虫蛀。梅雨季节吸潮后,头、足及环节部位常先霉变,后延散到背腹部,使虫体发软。虫蛀可使头足脱落,失去虫体的完整性。储存时需防霉、防蛀。

②蛤蚧:本品为壁虎科动物蛤蚧的干燥体。本品富含脂肪油、蛋白质等,在温度、湿度过高,日光暴晒或库存过久接触空气等情况下,极易出现泛油酸败、异臭、虫蛀及霉变等现象。可用木箱严密封装,常用花椒拌存,置阴凉干燥处,注意防蛀、防泛油、防发霉。

7. 特殊中药

(1)细贵中药材　这类药材如西洋参、番红花、冬虫夏草等价格较高,有的品种又易虫蛀霉变,所以应存放于专用库房和容器内,严格执行细贵药材储存保管制度,注意防变质、防盗以保证安全储存。

(2)易燃中药材　易燃中药材多为遇火极易燃烧的品种,如硫黄、樟脑、海金沙、干漆等,必须按照消防管理要求,储存在阴凉、安全的专用库房,并配有专职消防安全员和消防设施,以防止火灾和其他事故的发生。

(3)毒性、麻醉类中药材　具有毒性或麻醉性的中药材,如生半夏、生川乌、生南星、马钱子、草乌、雄黄等,根据国家《医疗用毒性药品管理办法》和《麻醉药品和精神药品管理条例》,对28种毒性中药材及麻醉植物药罂粟壳严格进行管理。在储存保管中必须专库、专柜、专账、双人、双锁保管,严格记账、出入库、复核损耗等各项手续。

总之,中药的储存保管是一项比较复杂和技术性相当强的工作,只有在明确中药材的质量变异现象和原因的基础上,采取科学的储存方法,才能保证药材质量,从而保证临床用药安全、有效,提高企业的社会效益和经济效益。

二、中药饮片的储存与养护

中药饮片品种繁多,加工炮制方法不同,制成的饮片形态也各不相同,有些饮片除了本身成分外,还含有不同的炮制辅料,这些都给饮片的储存带来了很多困难。中药饮片仓库应当有与储存规模相适应的面积,具备通风、调温、调湿、防潮、防虫、防鼠等条件及设施。

饮片在验收入库时必须干燥,干燥是饮片储存的最基本条件,也是首要条件。饮片入库时必须将饮片的水分严格控制在7%~13%,且须根据饮片及所加辅料的性质,选用适当的容器贮存。饮片库房应保持通风、干燥,避免日光的直接照射,阴凉库库房温度控制在20℃以下,常温库控制在10~30℃,相对湿度控制在35%~75%。

(一)中药饮片的养护要求

(1)经营中药饮片的,应当有专用的库房和养护工作场所,并保持场所的清洁。

课堂互动

中药材和中药饮片在保存中养护重点有何不同?

(2)对入库中药饮片的数量、包装、质量等进行检查,经保管员检查无误,签字后方能入库,并做好记录。

(3)保证入库中药饮片按储存要求,将植物药、动物药、矿物药等分类储存。

(4)对库存的中药饮片应按其特性及不同药用部位分区存放,以防止和减少害虫和霉菌污染,便于保管、发放及养护。

(5)贵重中药饮片应专区储存。

(6)应定期进行检查,勤查、勤翻、勤整理,发现问题及时处理。高温多雨季节增加检查次数。对易虫蛀的中药饮片应当经常检查周围是否有虫丝、蛀粉;易霉变、泛油的饮片检查包装是否受潮。若有以上情况应立即通知相关人员检查,并及时采取措施。

(7)执行先进先出的原则,以避免因久贮而变质。

(二)中药饮片的储存与养护

中药材经炮制加工制成饮片,改变了原药材的形状,增加了与空气和微生物的接触面积,因此更易发生泛油、霉变、虫蛀、变色等质量变异现象。仓储工作者应针对饮片质量变异的原因采取科学的防治措施。

1. 切制类中药饮片

切制类中药饮片有薄片或厚片、丝、段、块等几类,由于饮片表面积增大,与空气接触面增大,更易吸收水分;与微生物接触增多更易被污染,极易吸潮、霉变和虫蛀。

(1)含淀粉较多的饮片 如山药、葛根、白芍等。切片后要及时干燥,防止污染,宜置通风阴凉干燥处,防虫蛀、霉变。

(2)含糖分及黏液质较多的饮片 如天冬、党参、熟地黄等,切片后不易干燥,若储存温度高、湿度大均易吸潮变软发黏、霉变和虫蛀。故宜置通风干燥处,密封储存,防霉蛀。

(3)含挥发油较多的饮片 如当归、川芎、木香、薄荷等切片后,一般在60℃以下干燥。储存温度也不宜过高,防止香气散失或泛油。受潮则易霉变和虫蛀。故宜置阴凉干燥处,防虫蛀。

2. 炮制类饮片

(1)炒制类饮片 炒黄、炒焦、麸炒、土炒等均可使饮片香气增加,如炒莱菔子、麸炒薏苡仁、土炒山药等,若包装不严,饮片易被虫蛀或鼠咬,故宜储于干燥容器内,置通风干燥处,防蛀。

 课堂互动

中药饮片炮制方法对其保存有何影响?

(2)酒、醋炙饮片 如酒大黄、酒黄芩、酒当归等酒炙饮片;醋香附、醋延胡索、醋芫花等醋炙饮片,不仅表面积增大,且营养增加,易霉变或遭虫害。应储于密闭容器中,置通风干燥处,防蛀。

(3)盐炙饮片 如盐知母、盐黄柏、盐车前子等,空气相对湿度过高时,易吸湿受潮;库温过高或空气相对湿度过低时则盐分从表面析出。故应储于密闭容器内,置通风干燥处,防潮。

(4)蜜炙饮片 如蜜甘草、蜜黄芪、蜜冬花等。蜜炙后糖分大,较难干燥,易吸潮发黏;营养增加,易污染霉变或遭虫害。通常储于缸、罐内,密闭,置通风干燥处,防霉、防蛀、防潮。蜜炙品每次制备不宜过多,储存时间不宜过长。

(5)蒸煮类饮片 常含有较多水分,如熟地黄、制黄精、制玉竹等。蒸煮后易受霉菌侵染,饮片表面附着霉菌菌丝体。宜储于干燥容器内,密闭,置通风干燥处,防霉、防蛀。

(6)矿物加工类饮片 如芒硝、硼砂、明矾等,在干燥空气中易失去结晶水而风化,在湿热条件下又易潮解,故宜储于缸、罐中,密闭。置阴凉处,防风化、潮解。

综上所述,储存中药饮片的库房应保持通风、阴凉、干燥,避免日光直射,库温30℃以下,相对湿度75%以下为宜,勤检查、勤翻晒,经常灭鼠。饮片储存容器必须合适,一般可储存于木箱、纤维纸箱中,尤以置密封的铁罐、铁桶为佳。也可置瓷罐、缸或瓮中,并置石灰或硅胶等吸湿剂。中药房饮片柜,置药斗(格斗)要严密,对于流转缓慢的饮片,应经常检查,以防霉变、虫蛀。

(三)中药饮片的养护技术

中药饮片的养护技术是运用现代科学的方法研究中药饮片的保管和影响中药储存质量的因素的一门综合性技术。仓储工作者应在继承祖国医药学遗产和前人长期积累的中药饮片储存经验的基础上,运用现代自然科学的知识和方法对中药饮片加以养护,以提高中药饮片的质量,常用养护方法主要有以下几种。

1. 传统养护技术

(1)清洁安全养护法　清洁卫生是饮片养护的基础,主要包括:饮片加工的各环节应注意卫生,仓库及其周围环境保持清洁、无尘,防止有害生物侵入(防虫、防鼠害),做好库房安全工作(防火、防盗),这是一项最基本的养护。

(2)除湿养护法　利用通风、吸湿等方法来改变库房的湿度,起到抑制真菌和害虫活动的作用。通风是利用空气自然风或机械产生的风,把库房内潮湿的空气置换出来,达到除湿目的。吸湿是利用自然吸湿物或除湿机来降低库房内空气湿度,以保持仓库凉爽而干燥的环境。常用的传统吸湿物有生石灰、木炭、草木灰等,现在发展到采用氯化钙、活性炭、硅胶、钙镁吸湿剂等干燥剂除湿。

(3)干燥养护法　干燥可以除去中药饮片中过多的水分,同时可杀死真菌、害虫及虫卵,达到防虫、防霉、久贮不变质的效果。常用的干燥方法有暴晒、摊晾、机械烘干、微波干燥及远红外加热干燥等,其中暴晒是利用太阳热能和紫外线杀灭害虫,此法在生产实践中应用甚广。机械烘干法适合大多数饮片,尤其是饮片入库前或雨季前后均可采用此方法。摊晾法则适用于芳香性叶类、花类、果皮类药材等。对于颗粒较小的粉末状饮片,可采用远红外加热干燥或微波干燥。

 课堂互动

如果饮片含水量超过安全标准,能否采用密封养护法?药房和药店存货量少,是否需要密封储存?

(4)密封养护法　通过将饮片贮于缸、坛、罐、瓶、箱等容器而与外界隔离,以尽量减少外界因素对其影响,该法常与吸湿法相结合,效果更好。现常用密封性能更高的新材料,如塑料薄膜包装袋真空密封,或用密封库等密封储存。适用于易泛油、溢糖、发霉、虫蛀、吸潮后不宜暴晒、烘干的品种,如人参、枸杞子等。

饮片品种单一而数量多,库房面积又小的,宜采用仓库密封法或小室密封法;饮片品种数量较多,而库房面积又大的,则宜采用薄膜塑料包装袋真空密封,分开堆垛的方法;若药房的库存量小,则宜采用缸、坛、罐、玻璃瓶、塑料箱等容器密闭储存;细贵饮片除可采用容器密封储存外,还可采用复合薄膜材料包装袋真空密封储存。夏季气温升高,空气中相对湿度增大,是各种霉菌、害虫生长繁殖的旺季,宜采用密封法或密闭法。

(5)对抗同贮养护法　用两种以上的药物同贮或采用一些有特殊气味的物品与中药饮片同贮而起到相互克制的作用,从而可以抑制虫蛀、霉变、泛油的一种养护方法,此法仅适用于少数药物养护,如牡丹皮分别与泽泻、山药、白术、天花粉、冬虫夏草等同贮;花椒分别与蕲蛇、白花蛇、蛤蚧、海马等同贮;大蒜分别与薏苡仁、土鳖虫、蕲蛇、白花蛇等同贮;胶类药物与滑石粉或米糠同贮;三七与樟脑同贮;荜澄茄、丁香与人参、党参、三七等同贮,均可达到防虫蛀、霉变或泛油的目的。另外,对于易虫蛀、霉变、泛油的饮片,可采用喷洒少量95%乙醇或高度白酒,密封储存,达到对抗同贮的目的。

(6)冷藏养护法　系指采用低温方法储存中药饮片,从而有效防止不宜烘、晾的中药饮片发生虫蛀、发霉、变色等变质现象。常用的方法有安装空调、使用冰箱、建冷库、建阴凉库等。贵重中药饮片多采用冷藏法,例如哈士蟆油、冬虫夏草、三七粉等。

2. 现代养护技术

中药养护提倡使用无残毒、无污染的药材养护法。目前主要有远红外加热干燥养护、微波干燥养护、气调养护、无菌包装技术养护、气幕防潮养护、除氧剂包装封存养护和天然除虫剂养护等现代中药养护新技术。

(1)远红外加热干燥养护法　远红外加热干燥技术是20世纪70年代发展起来的一项新技术,原理是将电能转变为远红外线辐射出去,被待干燥物体的分子吸收后,导致物体变热,经过热扩散、蒸发或化学变化,最终达到干燥的目的,并具有较强的杀虫、杀菌、灭卵的能力。其优点为:时间短、干燥快、成本低。药材表里同时干燥,色泽均匀,但是凡不易吸收远红外线的药材或太厚(>10mm)的药材,均不宜用远红外辐射干燥。

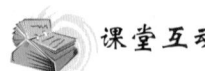

课堂互动

科技发展对药品养护技术发展的意义?

(2)微波干燥养护法　药材中的水和脂肪等能不同程度地吸收微波能量,并把它转变为热量,微波干燥既可干燥药材,又能杀灭微生物;既可防止发霉和生虫,又具有消毒作用。其优点为:干燥速度快、时间短、加热均匀、产品质量好、热效率高、反应灵敏。

(3) 气调养护法　将饮片置于密闭的容器内,对影响其变质的空气中的氧浓度进行有效控制,人为地造成低氧或高浓度二氧化碳状态,抑制害虫和微生物的生长繁殖及饮片自身的氧化反应,以保留中药品质的一种方法。其优点为无残毒、适用范围广、操作安全、无公害。

(4) 无菌包装技术养护法　首先将中药饮片灭菌,然后装入一个霉菌无法生长的容器内,避免了再次污染的机会。在常温条件下,不需任何防腐剂或冷冻设施,中药饮片在规定的时间内不会发生霉变。

(5) 气幕防潮养护法　也称气帘或气闸,是装在药材仓库房门上,配合自动门以防止库内冷空气排出库外、库外热空气侵入库内的装置。因为仓库内、外空气不能对流,这就减少了湿热空气对库内较冷的墙、柱、地坪等处形成"水淞"(即结露)的现象,从而达到防潮的目的,保持仓储药材的干燥,防止中药霉变。

(6) 除氧剂包装封存养护法　除氧剂是经过特殊处理的活性铁粉制得的化学物质,它和空气中的氧发生化学反应,从而达到除氧的目的。将这种活性铁粉制成颗粒状、片状的包装,与需要保管的药材封装在密封容器中,就能保证药材不长霉、不生虫、不变质。

(7) 天然除虫剂养护法　利用天然植物如除虫菊、天名精、灵香草、闹羊花、吴茱萸、花椒(叶和果)、柑橘(皮与核)、辣蓼、大蒜、黑胡椒、柚皮、野蒿、芸香、山苍子(油)、苦楝、臭椿、千里光、算盘子、姜粉、干辣椒、黄豆粉、茶油等,分别采用混入、喷雾的方法,与中药材共同密闭储存,即可起到防虫作用。

(四) 中药饮片储存养护实例

1. 山药

山药因含较丰富的淀粉、黏液质等,若储存不当,最易虫蛀、霉变、变色或断碎。水分不得超过12.0%,应注意防霉、防蛀,保持色泽洁白。储量大时,梅雨季节前开箱,日晒后稍晾装箱,也可拌入少量牡丹皮。置通风干燥处,防蛀。

2. 黄芪

黄芪主要含有皂苷类、黄酮类、多糖类等成分。易虫蛀、受潮发霉,储存过久会使色泽变深,水分不得超过10.0%,置通风干燥处,防潮、防蛀。麸炒黄芪、蜜炙黄芪不宜久贮,以随用随炒为宜。

3. 大黄

大黄主要含有蒽醌类化合物和鞣质。因为大黄中的鞣质与光线接触过久,易氧化为红棕色或棕黑色,这种氧化变化有时与酶的影响有关,故大黄饮片不宜多晒或久晒,以免变色。大黄饮片严防受潮,否则中心发黑,也易虫蛀,且不应用汗手拿取,否则外表变成黑色,皆有损质量,以生大黄、酒大黄、熟大黄变异最为明显。因此大黄宜置通风干燥处,防蛀。干燥失重不得过15.0%,总蒽醌不得少于0.90%。

4. 紫苏叶

紫苏叶含挥发油,受热挥发油挥发,气味散失,受潮易发霉、变色,宜置阴凉干燥处。不宜久贮,否则香气逐渐淡薄,影响质量。

5. 芒硝

芒硝为含水硫酸钠($Na_2SO_4 \cdot 10H_2O$),该品长期与空气接触易风化、潮解。宜置密闭容器内,30℃以下保存,防风化。

三、中成药的储存与养护

中成药是指以中药材、饮片为原料,以中医药理论为指导,按照法定处方、工艺和标准,制成一定剂型的药物。中成药是我国历代医药学家经过千百年医疗实践创造、总结的有效方剂的精华,包括用传统方法制作的各种蜜丸、水丸、颗粒、膏药等和用现代制药方法制作的中药片剂、注射剂、胶囊剂、口服液等。

(一)中成药的分类储存

中成药的储存通常采用分类储存,即把储存地点划分为若干区,每个区又划分为若干货位,依次编号,设立货位卡,保证卡、货、账相符。按剂型和药物自身特性要求,根据内服、外用的原则,尽可能将性质相同的药物储存在一起,然后根据具体储存条件,选择每一类中成药最适宜的货位。

1. 一般固体中成药

一般固体中成药如丸剂、散剂、颗粒剂、片剂等易受潮、散气、泛油、结块、发霉、虫蛀等,其中丸剂、片剂久贮易失润、干枯、开裂。宜储存于密封库房,防止吸潮霉变,并控制库温在25℃以下,相对湿度75%以下。

2. 注射剂

注射剂如复方丹参注射液、脉络宁等各种规格的注射剂,怕热、怕光,易产生沉淀、变色等澄明度不合格的现象。宜储存于20℃以下的阴凉库,避光、避热、防冻保存。货件堆垛不宜过高,避免重压。

3. 其他液体及半固体制剂

其他液体及半固体制剂如糖浆剂、口服液、合剂、酒剂、酊剂、露剂、煎膏剂、流浸膏剂及浸膏剂等,其性质怕热、怕光、易酸败、易发酵。宜储存于阴凉干燥库房,避热、避光、防冻。另外,这类成药包装体积大、分量重,宜储存于仓库的低层库房,以便于进出库。

4. 胶剂、膏药等中成药

胶剂、膏药等中成药如阿胶、鹿角胶、麝香壮骨膏等,前者受热易变软、粘连;后者易挥发散气,失去黏附力。储存时宜将内服、外用及不同性质的中成药分别储存于阴凉、密封较好的小库房或容器内,防热、防潮。

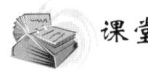
课堂互动

中成药保存中需要注意的问题有哪些?

(二) 中成药重点品种的养护

中成药品种繁多,组方复杂,制备工艺繁琐,有效成分又多为混合物,因此出厂后容易发生质量变化。为了减少或避免这些问题的发生,现将中成药重点养护方法介绍如下。

1. 丸剂

丸剂系指原料药或与适宜的辅料以适当方法制成的球形或类球形固体制剂。依据所使用辅料的不同,中药丸剂可分为蜜丸、水蜜丸、水丸、糊丸、蜡丸、浓缩丸和滴丸等。蜜丸是较易质量变异的一种剂型,如健脾丸、六味地黄丸等。在天气湿热时,蜜丸易吸收空气中的水分而发生霉变、虫蛀;储存过久或库房干燥,蜜丸又易干枯、变硬、开裂。水丸因颗粒比较疏松,与空气接触面比较大,极易吸收空气中的水分,造成霉变、虫蛀或松碎等,如龙胆泻肝丸。糊丸、浓缩丸、蜡丸除易吸潮霉变,又有变软、性脆、易碎等特点。

丸剂储存时除另有规定外,应密封储存,防止受潮、发霉、虫蛀、变质,还应防止重压。尤其在夏末秋初的梅雨季节,空气相对湿度大,温度高,应经常检查包装是否完整和库房的温度、湿度,库温28℃以下,相对湿度70%以下;少量丸剂可储存于装有生石灰等干燥剂的缸内,量大的包装宜存于阴凉库内,注意防潮、防蛀,保持库房清洁卫生。除另有规定外,蜜丸和浓缩蜜丸中所含水分不得超过15.0%;水蜜丸和浓缩水蜜丸不得超过12.0%;水丸、糊丸、浓缩水丸不得超过9.0%。

2. 片剂

片剂系指原料药物或与适宜辅料制成的圆形或异形的片状固体制剂。除含有主药外,片剂还含有淀粉等赋形剂,如复方丹参片。湿度大时,片剂易吸潮而出现松片、裂片、变色、霉变等现象。除另有规定外,片剂应密封储存。宜储于密闭干燥处,遮光、避热、防潮。库温30℃以下,空气相对湿度35%~75%为宜。采用无色或棕色玻璃瓶或塑料瓶加盖密封,瓶内可加吸湿剂,也可用塑料袋或铝塑包装密封。不宜久贮,应严格效期管理,先产先出,避免过期失效。

3. 散剂

散剂系指原料药物或与适宜的辅料经粉碎、均匀混合制成的干燥粉末状制剂。散剂因与空气的接触面积比较大,极易吸潮、结块,尤其是富含淀粉或挥发性成分的散剂,还易虫蛀、霉变或成分挥发,如参苓白术散。

除另有规定外,散剂应密闭储存,含挥发性原料药物或易吸潮原料药物的散剂应密封储存,生物制品应采用防潮材料包装。储存时注意防潮、防结块、防霉、防虫蛀,避免重压、撞击。注意检查包装是否完整,有无破漏、湿润的痕迹,同时要检查是否有结块、生霉、虫蛀现象,检查库房温度、湿度。

4. 胶囊剂

胶囊剂系指原料药物与适宜辅料充填于空心胶囊或密封于软质囊材中制成的固体制剂,可分为硬胶囊、软胶囊(胶丸)、缓释胶囊、控释胶囊和肠溶胶囊,主要供口服用。胶囊剂容易吸收水分出现膨胀变形、表面失去光泽,甚至霉变、软化、粘连、破裂;库温过低或过于干燥,胶囊易破壳、漏油、漏粉;温度过高,胶囊又易熔化、粘连,如牛黄降压胶囊。除另有规定外,胶囊剂应密封储存,其存放环境温度不高于30℃,湿度应适宜,防止受潮、发霉、变质。

5. 糖浆剂

糖浆剂系指含有原料药物的浓蔗糖水溶液。糖浆剂含蔗糖量应不低于45%(g/mL),易被霉菌等污染,出现霉变、分解酸败、浑浊等现象,如急支糖浆。储存时首先应符合《中国药典》(2020版)要求,除另有规定,糖浆剂应澄清。在储存期间不得有发霉、酸败、产生气体或其他变质现象,允许有少量摇之即散的沉淀。盛装容器宜用清洁、干燥的棕色瓶,灌装后密封。除另有规定,糖浆剂应密封,避光置干燥处储存。堆码时注意不要倒置、重压。经常检查封口是否严密。

6. 酒剂

酒剂系指饮片用蒸馏酒提取制成的澄清液体制剂。在贮存期间酒剂如果封口不严,容易挥发减量并串味,因此应注意检查瓶口是否严格密封。同时酒剂一般装量较多,包装较重,贮存时堆垛不宜太高,要防止重压、跌落和撞击。在贮存期间酒剂允许有少量摇之易散的沉淀,但应避免光照。通常要求酒剂应密封,置阴凉处避光贮存。

7. 膏剂

膏剂系指饮片、食用植物油与红丹(铅丹)或官粉(铅粉)炼制成膏料,摊涂于裱褙材料上制成的供皮肤贴敷的外用制剂。前者称为黑膏药,后者称为白膏药。膏药在贮存期间要保持膏体油润细腻、光亮、摊涂均匀、不熔化、不渗漏、不干裂。储存时膏药容易受环境温度、湿度影响,温度高、湿度大,容易造成膏药熔化、渗漏;温度低、湿度小,又容易使膏药变脆,易干裂、破碎。因此膏药要密闭,置阴凉处贮存。

8. 注射剂

注射剂系指原料药物或与适宜的辅料制成的供注入体内的无菌制剂。注射剂分为注射液、注射用无菌粉末与注射用浓溶液等。除另有规定外,注射剂应避光储存。若储存保管不当,极易受光、热等因素影响,发生变色、沉淀;温度过低又易"破瓶"或结冰,如清开灵注射液。冻干粉针又易吸潮、变色或结块,如注射用青霉素(冻干粉)。因此注射剂宜储存于10~20℃的阴凉库中,避光、避热、防冻保存。货件堆垛不宜过高,避免重压。

9. 洗剂

洗剂系指含原料药物的溶液、乳状液或混悬液,供清洗无破损皮肤或腔道用的液体制剂。在储存时,乳状液洗剂若出现油相与水相分离,经振摇后应易重新形成乳状液;混悬液若出现沉淀物,经振摇应易分散,并具有足够的稳定性,以确保给药剂量的准确。洗剂一般装量较多,包装较重,储存摆放应注意保持牢固稳定,堆垛不易太高,避免跌落和撞击;洗剂通常密闭贮存,单瓶洗剂应注意检查封口是否紧密,不能有裂纹。

中成药的储存与养护工作应贯彻预防为主的原则,在质量管理部门的技术指导下,依照分类储存的要求合理存放药品,实行色标管理。做好库内温湿度监测、记录工作,当温度、湿度超出规定范围时,应采取降温、保温、除湿、增湿等措施。每年对库房内中成药进行1~2次全面质量检查。平时应定期进行循环质量检查,一般品种每季度检查一次,有效期、易变品种酌情增加检查次数。认真填写库存药品养护记录,建立药品养护档案。

课堂讨论

1. 根据影响药品稳定性的因素和常见中成药剂型的特点,谈谈中成药在储存过程中容易发生哪些质量变异现象,如何预防?

2. 气调养护法因为设备投资大,应用受到限制。请根据日常生活经验,结合气调养护法的原理,能否将该法用于中药饮片小包装?

3. 如何根据入库药材的性质和药用部位不同进行分类储存保管?

任务十 特殊管理药品的储存与养护

一、特殊管理药品的概念

根据《中华人民共和国药品管理法》的相关规定,国家对麻醉药品、精神药品、医疗用毒性药品、放射性药品实行特殊管理。国务院发布并实施了《麻醉药品和精神药品管理条例》《医疗用毒性药品管理办法》《放射性药品管理办法》。因此,麻醉药品、精神药品、医疗用毒性药品、放射性药品是法律规定的特殊管理药品,简称为"麻、精、毒、放"(图2-1)。

(一)麻醉药品

麻醉药品是指具有依赖性潜力,不合理使用或者滥用可以产生生理依赖性和精神依赖性(成瘾性)的药品、药用原植物或者物质,包括天然、半合成、合成的阿片类、可卡因、大麻类等。如临床上使用的止痛药吗啡、哌替啶(杜冷丁)、枸橼酸芬太尼等;止咳药阿桔片、磷酸可待因糖浆等。

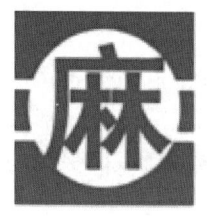 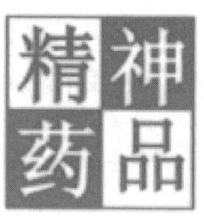 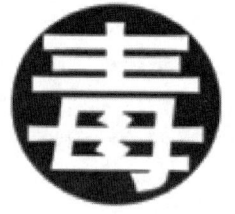 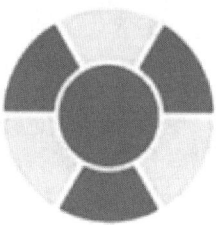

（1）麻醉药品　　　　　（2）精神药品　　　　（3）医疗用毒性药品　　　（4）放射性药品

图 2-1　特殊药品标识

(二) 精神药品

精神药品是指作用于中枢神经系统使之兴奋或者抑制，具有依赖性潜力，不合理使用或者滥用可以产生药物依赖性的药品或者物质，包括兴奋剂、致幻剂、镇静催眠剂等。如去氧麻黄碱、三唑仑、地西泮(安定)、咖啡因等。

(三) 医疗用毒性药品

毒性药品是医疗用毒性药品的简称，系指毒性剧烈、治疗剂量与中毒剂量相近，使用不当致人中毒或死亡的药品。毒性西药品种：如阿托品、洋地黄毒苷、二氧化二砷等；毒性中药品种：生附子、生巴豆、生马钱子、砒霜、水银、雄黄等。

(四) 放射性药品

放射性药品是指用于临床诊断或治疗疾病的放射性核素制剂或者其标记药物。按医疗用途分为裂变制品、推照制品、加速器制品、放射性同位素发生器及其配套药盒、放射性免疫分析药盒等。常用品种如氙[^{133}Xe]注射液、枸橼酸镓[^{67}Ga]注射液、邻碘[^{131}I]马尿酸钠注射液、氯化锶[^{89}Sr]注射液等。

放射性药品与其他特殊管理药品的不同之处就在于其含有的放射性核素，能放射出 α、β 和 γ 射线，射线具有穿透性，当其通过人体时，可与组织发生电离作用。

《中国药典》(2020 版)二部收载的 30 种放射性药物是由以下放射性核素制备的，分别是 ^{18}氟、^{32}磷、^{51}铬、^{67}镓、^{89}锶、^{117}锡、^{125}碘、^{131}碘、^{133}氙、^{153}钐、^{201}铊等。

上述四类药品均具有两重性，合理使用是医疗必需品，可以解除患者病痛；然而使用不当或滥用会影响到公众身心健康和生命安全。因此，必须对其生产、供应和使用等环节实施特殊管理。

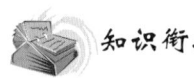 知识衔接

毒品

毒品是指某些被国家管制的、被滥用的、有依赖性或成瘾性的物质或药物，如鸦片、海洛因、吗啡、摇头丸等，其使用与医疗目的无关，而是为了使滥用者对该物

质产生依赖,迫使他们无止境地追求用药(即强制性觅药行为),由此造成健康损害,并带来严重的社会、经济,甚至政治问题。可见,毒品必须具备依赖性、危害性和非法性三要素。毒性药品虽毒性剧烈,但不产生依赖性,不属于毒品。

联合国麻醉药品委员会将毒品分为6大类:①吗啡型药物,包括鸦片、吗啡、可卡因、海洛因和罂粟植物等最危险的毒品;②可卡因和可卡叶;③大麻;④安非他明等人工合成兴奋剂;⑤安眠镇静剂,包括巴比妥药物和安眠酮⑥精神药物,即安定类药物。从毒品对人中枢神经系统的作用来看,可分为抑制剂、兴奋剂和致幻剂等。

二、特殊管理药品的分类

(一)麻醉药品分类

1. 按来源及化学成分分类

(1)阿片类　如阿片粉、阿片酊、阿桔片。

(2)可卡因类　如辛可卡因注射剂。

(3)吗啡类　吗啡阿托品注射液、吗啡片剂。

(4)大麻类　大麻与大麻树脂。

(5)合成麻醉药类　哌替啶(杜冷丁)。

2. 按剂型分类

注射剂(如美沙酮注射剂)、片剂(如阿法罗定片)、糖浆剂(如磷酸可待因糖浆)、散剂(如阿片粉)、透皮贴剂(如芬太尼透皮贴剂)、栓剂(如阿片全碱栓剂)等。

3. 按临床应用分类

麻醉用(辅助麻醉和麻醉诱导与维持用),如舒芬太尼、瑞芬太尼;镇痛用如双氢可待因、芬太尼、哌替啶;镇咳用如阿桔片等。

(二)精神药品分类

按使人体产生的依赖性和危害人体健康的程度,精神药品分为第一类与第二类。

1. 第一类精神药品

氯胺酮、去氧麻黄碱、三甲氧基安非他明、苯丙胺、三唑仑等。

2. 第二类精神药品

地西泮、咖啡因、去甲伪麻黄碱、异戊巴比妥、阿普唑仑等。

第一类精神药品的管理同麻醉药品管理一样,不能零售,只能在具有麻醉药品和第一类精神药品购用印鉴卡的医疗机构,由具有处方权的执业医师开具处方后方可使用。第二类精神药品可以由具有销售资格的药店,凭执业医师出具的处方,按规定剂量销售,处方保存2年备查;一般医疗机构也可以凭处方使用。

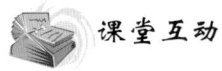 **课堂互动**

新型毒品有哪些?

(三) 医疗用毒性药品分类

按毒性药品来源,分为毒性中药和毒性化学药。

1. 毒性中药

常见毒性中药品种有:砒石(红砒、白砒)、砒霜、水银、生马钱子、生川乌、生草乌、生白附子、生附子、生半夏、生南星、生巴豆、斑蝥、青娘子、红娘子、生甘遂、生狼毒、生藤黄、生千金子、生天仙子、闹羊花、雪上一枝蒿、红升丹、白降丹、蟾酥、洋金花、红粉、轻粉、雄黄。

2. 毒性化学药

(1)毒性化学药原料药品种　去乙酰毛花苷、阿托品、洋地黄毒苷、氢溴酸后马托品、三氧化二砷、毛果芸香碱、升汞、水杨酸毒扁豆碱、亚砷酸钾、氢溴酸东莨菪碱、士的宁。

(2)毒性化学药制剂品种　如亚砷酸注射液(主要成分为三氧化二砷)。

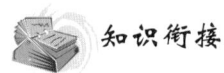 **知识衔接**

药品类易制毒化学品

原卫生部2010年发布并实施《药品类易制毒化学品管理办法》,适用于药品类易制毒化学品的生产、经营、购买以及监督管理。

药品类易制毒化学药品品种目录:①麦角酸;②麦角胺;③麦角新碱;④麻黄素、伪麻黄素、消旋麻黄素、去甲麻黄素、甲基麻黄素、麻黄浸膏、麻黄浸膏粉等麻黄素类物质。

以上所列物质包括可能存在的盐类;药品类易制毒化学品包括原料药及其单方制剂。

(四) 放射性药品分类

1. 按核素分类

(1)放射性核素本身即是药物的主要组成部分,如^{131}I、^{125}I等,是利用其本身的理化特性和对人体产生的生理、生化作用以达到诊断或治疗目的。

(2)利用放射性核素标记的药物如^{131}I-邻碘马尿酸钠,其示踪作用是通过被标记物本身的代谢过程来体现的。

2. 按医疗用途分类

(1) 用于诊断　即利用放射性药品对人体各脏器进行功能、代谢的检查以及动态或静态的体外显像,如甲状腺吸^{131}I功能试验、^{131}I-邻碘马尿酸钠肾图及甲状腺、脑、肝、肾显像等,这类用途的放射性药品较多。

(2) 用于治疗　如治疗甲亢的^{131}I等,这类用途的放射性药品较少。

三、特殊管理药品的储存和管理

国家对麻醉药品、精神药品、医疗用毒性药品和放射性药品实行特殊管理,《麻醉药品和精神药品管理条例》(以下简称"条例"),具体规定了麻醉药品药用原植物的种植,麻醉药品和精神药品的实验研究、生产、经营、使用、储存、运输等活动以及监督管理。《医疗用毒性药品管理办法》具体规定了毒性药品的生产、收购、经营、供应、调配和违反的处罚,并列出毒性药品品种。《放射性药品管理办法》具体规定放射性药品的研究、生产、经营、运输、使用、检验、监督管理。

《中华人民共和国药品管理法》《药品经营质量管理规范》(GSP)要求药品经营企业要建立特殊管理药品的管理制度。对特殊管理药品的验收要实行双人验收制度;特殊管理药品包装的标签或说明书上必须印有规定的标志和警示说明;特殊管理药品的储存要专库或专柜存放,双人双锁保管,专账记录,账物相符;储存麻醉药品、一类精神药品、医疗用毒性药品、放射性药品的专用仓库应具有相应的安全保卫措施。特殊管理药品的购进、销售、运输、使用应按国家对特殊药品管理的有关规定办理。

(一) 麻醉药品、精神药品的储存管理要求

1. 购销管理要求

国家对麻醉药品和精神药品实行定点经营制度。医疗机构应当根据医疗需要,在麻醉药品和精神药品定点批发企业采购此类药品。麻醉药品和第一类精神药品不得零售,并且由全国性批发企业和区域性批发企业将药品送至医疗机构,医疗机构不得自行提货。第二类精神药品定点批发企业可以向医疗机构或者经市级药品监督管理部门批准实行统一进货、统一配送、统一管理的药品零售连锁企业销售第二类精神药品。

 课堂互动

杜冷丁的采购、储存管理办法有哪些?

2. 入库验收管理要求

麻醉药品、第一类精神药品入库验收必须货到即验;至少双人开箱验收;数量

验收清点到最小包装;入库验收应当采用专用账册记录,记录的内容包括:日期、凭证号、品名、剂型、规格、单位、数量、批号、有效期、生产单位、供货单位、质量情况、验收结论、验收人员双人签字。在验收中发现缺少、缺损的麻醉药品、第一类精神药品应当双人清点登记,报医疗机构负责人批准并加盖公章后向供货单位查询、处理。专用账册的保存期限应当自药品有效期期满之日起不少于5年。

3. 储存养护管理要求

(1)麻醉药品药用原植物种植企业、定点生产企业、全国性批发企业和区域性批发企业以及国家设立的麻醉药品储存单位,应当设置储存麻醉药品和第一类精神药品的专库。专库应当符合以下要求:安装专用防盗门,实行双人双锁管理;具有相应的防火设施;具有监控设施和报警装置,报警装置应当与公安机关报警系统联网。麻醉药品定点生产企业应当将麻醉药品原料药和制剂分别存放。

(2)麻醉药品和第一类精神药品的使用单位应当设立专库或者专柜储存麻醉药品和第一类精神药品。专库应当设有防盗设施并安装报警装置;专柜应当使用保险柜。专库和专柜应当实行双人双锁管理。

(3)第二类精神药品经营企业应当在药品库房中设立独立的专库或者专柜储存第二类精神药品。

(4)以上单位,应当配备专人负责储存养护管理工作,并建立储存麻醉药品、第一类精神药品、第二类精神药品的专用账册。专用账册的保存期限应当自药品有效期期满之日起不少于5年。

4. 出库管理要求

药品出库应双人复核,对进出专库(柜)的麻醉药品,第一类精神药品建立专用账册,出库逐笔记录,记录的内容包括:日期、凭证号、领用部门、品名、剂型、规格、单位、数量、批号、有效期、生产单位、发药人、复核人和领用人签字,做到账、物、卡相符。

5. 过期、损坏药品的处理要求

生产、经营企业及医疗机构对过期、损坏的麻醉药品、第一类精神药品应当登记造册,并向所在地县级药品监督管理部门及卫生主管部门申请销毁,管理部门应到场监督销毁。

6. 麻醉药品储存养护实例

如磷酸可待因糖浆,除遵循一般药品的入库验收、储存、保管、养护程序与工作要求外,根据特殊管理药品的要求,各环节的特殊操作如下所示。

(1)入库验收 货到即验;双人验收;数量点收时,要双人验收并清点到最小包装。外包装标志检查:要有麻醉药品标志;验收记录,使用特殊管理药品入库验收记录单,记录内容:日期、凭证号、品名、剂型、规格、单位、数量、批号、有效期、生产单位、供货单位、质量情况、验收结论、验收和保管人员签字。

（2）分类存储　按药品特性、剂型、仓储管理要求进行入库分类,在仓库的特殊管理药品区域,对入库的麻醉药品进行分类,将磷酸可待因糖浆存储在糖浆剂区域,再根据入库药品数量、包装（如形状、体积、重量、内外包装材料特性）、包装标志（如可堆层数,贮藏项下要求进行遮光、密封、置阴凉处保存等）,尽量选择阴凉库存储,并结合储位条件确定堆码层数、堆码方式,进行堆码操作（注意符合"五距"要求,底座要稳固,避免过密、过高）或选择货架进行上架操作（注意安全操作）。然后设置货位卡,对货垛或货架堆放药品进行标示、记录入库信息。专人保管,库房加锁。

（3）在库保管与养护　根据磷酸可待因的理化特性（光照易变质）及糖浆剂的质量特性（高温易发酵酸败等）,确定储存条件为避光、密闭、阴凉处保管。在库检查时注意糖浆有无渗漏、受微生物污染、发酵酸败或光降解等；检查储存条件是否符合该药品贮藏项下要求,否则调控库房温度、湿度等使符合储存要求；检查在库糖浆品种、数量是否与账、卡相符等。

（4）出库复核　按出库单证进行拣单操作,所拣出的磷酸可待因糖浆实行双人复核,复核记录内容包括：日期、凭证号、收货单位或部门、品名、剂型、规格、单位、数量、批号、有效期、生产单位（或供货单位）、拣单人、复核人等,做到账、物、卡相符。专用账册的保存期限应当自药品有效期期满之日起不少于 5 年。

（二）毒性药品的储存和保管要求

1. **毒性药品的储存养护要求**

根据《医疗用毒性药品管理办法》的相关规定,收购、经营、加工、使用毒性药品的单位必须建立健全保管、验收、领发、核对等制度；严防收假、发错,严禁与其他药品混杂,做到划定仓间或仓位,专柜加锁并由专人保管；毒性药品的包装容器上必须印有毒药标志,在运输毒性药品的过程中,应当采取有效措施,防止发生事故。

2. **毒性药品储存养护实例**

如洋地黄毒苷片,除遵循一般药品的入库验收、储存、保管、养护程序与工作要求外,根据特殊管理药品的要求,各环节的特殊操作如下所示。

（1）入库验收　数量点收时,要双人验收并清点验收到最小包装；外包装要有毒性药品标志。验收记录应双人签字；使用特殊管理药品入库验收记录单,记录日期、凭证号、品名、剂型、规格、单位、数量、批号、有效期、生产单位、供货单位、质量情况、验收结论、验收和保管人员签字。

（2）分类存储　按药品特性进行入库分类,在仓库的特殊管理药品区域对入库的毒性药品进行分类,将洋地黄毒苷片存储在片剂区域,再根据入库药品数量、包装与包装标志,选择阴凉库存储,结合储位条件确定堆码层数、堆码方式,进行堆码操作或选择货架进行上架操作。设置货位卡对货垛或货架堆放的药品进行标示、记录入库信息、记录保管账目。专人保管、库房加锁。

(3) 在库保管与养护　根据洋地黄毒苷的理化特性及片剂的质量特性,确定储存条件:避光、密闭保管。因其有效期短(只有1年),故在库检查时注意药品的有效期,及时填写近效期药品催销表,催促销售业务部门及时销售,避免过期失效。检查储存条件是否符合药品贮藏项下要求,调控库房温度、湿度等储存条件使之符合储存要求;药品质量是否稳定;药品品种、数量是否与账、卡相符等。

(4) 出库复核　按出库单证进行拣单操作,所拣出洋地黄毒苷片实行双人复核,复核记录内容包括:日期、凭证号、收货单位或部门、品名、剂型、规格、单位、数量、批号、有效期、生产单位(或供货单位)、拣单人、复核人等,做到账、物、卡相符。专用账册的保存期限应当自药品有效期期满之日起不少于5年。

(三) 放射性药品的储存和保管要求

放射性药品应严格实行专库(柜)、双人双锁保管,专账记录。放射性药品的储存应有与放射剂量相适应的防护装置,放射性药品置放的铅容器应避免拖拉或撞击。

1. 入库验收

收到放射性药品时,工作人员应认真核对名称、出厂日期、放射性浓度、总体积、总强度、容器号、溶液的酸碱度与物理性状等,注意液体放射性药品有无破损、渗漏,注意发生器是否已做细菌培养,热原检查。注意放射性药品的包装是否安全实用,是否符合放射性药品质量要求,是否具有与放射性装量相适应的防护装置。包装是否分为内包装和外包装两部分,外包装是否贴有商标、标签、说明书和放射性药品标志,内包装是否贴有标签。查看标签上的药品品名、放射性比活度、装量。查看说明书上的生产单位、批准文号、批号、主要成分、出厂日期、放射性核素半衰期、适应证、用法、用量、禁忌证、有效期和注意事项等,做好放射性药品入库登记。

2. 储存养护管理要求

放射性药品应由专人负责保管;建立放射性药品登记表册,在记录时认真按账册项目要求逐项填写,并做永久性保存。放射性药品应放在铅罐内,置于储源室的储源柜内保管,严防丢失。储存放射性药品的容器应贴好标签,常用放射性药品应按不同品种分类放置在通风橱储源槽内,标志要鲜明,以防发生差错。

3. 出库管理要求

要有专人对品种、数量进行复查,出库复核记录并双人签名确认。

4. 特殊情况处理

发现放射性药品丢失时,应立即追查去向,并报告上级机关。过期失效而不能供药用的药品,必须按国家有关规定妥善处置。

课堂讨论

1. 分发四类药品的外包装或标签,找出它们之间在标志内容上的区别。
2. 展示各类药品的特殊标志,让学生明确四种特殊管理药品类型的标志图标,并初步了解特殊管理药品的品名与用途。
3. 讨论特殊管理药品监管不当会有什么后果。

职业与素养

中国执业药师职业道德准则

1. 救死扶伤,不辱使命

执业药师应当将患者及公众的身体健康和生命安全放在首位,以专业知识、技能和良知,尽心、尽职、尽责地为患者及公众提供药品和药学服务。

2. 尊重患者,一视同仁

执业药师应当尊重患者或消费者的价值观、知情权、自主权、隐私权,对待患者或消费者应不分年龄、性别、民族、信仰、职业、地位、贫富,一律平等相待。

3. 依法执业,质量第一

执业药师应当遵守药品管理法律、法规,恪守职业道德,依法独立执业,确保药品质量和药学服务质量,科学指导用药,保证公众用药安全、有效、经济、合理。

4. 进德修业,珍视声誉

执业药师应当不断学习新知识、新技术,加强道德修养,提高专业水平和执业能力;知荣明耻,正直清廉,自觉抵制不道德行为和违法行为,努力维护职业声誉。

5. 尊重同仁,密切协作

执业药师应当与同仁和医护人员相互理解,相互信任,以诚相待,密切配合,建立和谐的工作关系,共同为药学事业的发展和人类的健康奉献力量。

能力测试

一、单项选择题

1. 青霉素在存放的过程中分解为青霉醛和青霉胺,这种现象是发生了( )。

   A. 挥发   B. 升华   C. 水解   D. 聚合

2. 巴比妥钠和苯妥英钠存放不当析出晶体是由于药物的哪种性质

引起的？（　　）

　　A. 挥发性　　　　B. 碳酸化　　　　C. 聚合性　　　　D. 虫蛀性

3. 以下不属于药品质量变异现象的是（　　）。

　　A. 变色　　　　　B. 超过有效期　　C. 浑浊　　　　　D. 冻结

4. 药品具有被吸附药品气味的现象称为（　　）。

　　A. 吸潮　　　　　B. 串味　　　　　C. 吸附　　　　　D. 挥发

5. 散剂储存与养护的重点是（　　）。

　　A. 防潮、防霉变　B. 防潮、避光　　C. 防高温　　　　D. 防冻、防潮

6. 栓剂保管养护的最关键点是（　　）。

　　A. 防热、防冻　　B. 防热、防潮　　C. 防潮、防冻　　D. 防热、防氧化

7. 以下须注意防冻、防裂、不可横卧倒置、扭动、挤压、碰撞瓶塞的是（　　）。

　　A. 以水为溶剂的注射剂　　　　　　B. 软膏剂

　　C. 注射用粉针剂　　　　　　　　　D. 以油为溶剂的注射剂

8. 片剂在储存过程中都必须（　　）。

　　A. 防冻　　　　　B. 防潮　　　　　C. 防热　　　　　D. 防氧化

9. 软胶囊剂会出现（　　）现象。

　　A. 斑点　　　　　B. 漏油　　　　　C. 漏粉　　　　　D. 脱壳

10. 酒剂的储存条件是（　　）。

　　A. 密闭,通风,干燥处常温保存　　　B. 密封,避光,防潮

　　C. 密封,密闭,置阴凉干燥处　　　　D. 密封,置阴凉处避光储存

11. 保管不当可发生生霉、发酵、酸败及剂型破坏的是（　　）。

　　A. 滴眼剂　　　　B. 滴耳剂　　　　C. 乳剂　　　　　D. 合剂

12. 下列不属于药材变质现象的是（　　）。

　　A. 破碎　　　　　B. 发霉　　　　　C. 风化　　　　　D. 潮解

13. 在中药饮片贮藏中,水分一般宜控制在（　　）。

　　A. 7%　　　　　　B. 2%~8%　　　　C. 7%~13%　　　　D. 10%~15%

14. 冬虫夏草贮存时喷洒少量95%药用乙醇密封养护,属于（　　）。

　　A. 除湿养护法　　B. 密封养护法　　C. 对抗同贮法　　D. 低温冷藏法

15. 在饮片贮存过程中,为防止害虫入侵最有效、最基本的方法是（　　）。

　　A. 清洁卫生法　　B. 密闭法　　　　C. 通风法　　　　D. 干燥法

16. 来自昆虫的药材,储存过程中易出现（　　）的质量变异现象。

　　A. 风化　　　　　B. 泛油　　　　　C. 潮解　　　　　D. 酸败

17. 下列哪种饮片与泽泻同储,可有效防止泽泻生虫？（　　）

　　A. 牡丹皮　　　　B. 瓜蒌皮　　　　C. 青皮　　　　　D. 地骨皮

18. 下列哪种药材不允许使用辐照法杀虫灭菌？（　　）

　　A. 紫菀　　　　　B. 天竺黄　　　　C. 补骨脂　　　　D. 龙胆

19. 采用"充二氧化碳降氧法"要达到抑制霉菌生长的目的,必须(　　)。
   A. 二氧化碳含量达到25%　　　B. 氧含量低于2%
   C. 二氧化碳含量在40%以下　　D. 氧含量达到4%
20. 下列哪种药材不易泛油?(　　)
   A. 怀牛膝　　B. 当归　　C. 党参　　D. 丹参
21. 哪种中药饮片在储存过程中容易发生变色?(　　)
   A. 桔梗　　B. 天花粉　　C. 龙胆　　D. 熟地黄
22. 下列属于特殊管理药品的是(　　)。
   A. 丹参片　　B. 吗啡　　C. 维生素C片　　D. 葡萄糖注射液
23. 下列属于麻醉药品的是(　　)。
   A. 保济丸　　B. 维生素E胶囊　　C. 阿片　　D. 氯化钠注射液
24. 下列属于精神药品的是(　　)。
   A. 地西泮　　　　　　　　B. 氯霉素滴眼液
   C. 维生素C片　　　　　　D. 复方氨基酸注射液
25. 下列属于毒性药品的是(　　)。
   A. 碘酊　　B. 生马钱子　　C. 硼酸软膏　　D. 大黄流浸膏
26. 下列属于放射性药品的是(　　)。
   A. 甲硝唑栓　　B. 冰硼散　　C. 益母草膏　　D. ^{32}P
27. 储存养护专用账册要永久保存的是(　　)。
   A. 麻醉药品　　B. 毒性药品　　C. 放射性药品　　D. 精神药品
28. 特殊管理药品入库验收的人员要求(　　)。
   A. 2人以上　　B. 2人　　C. 3人以上　　D. 3人
29. 第一类精神药品和麻醉药品与第二类精神药品不同的是(　　)。
   A. 可以零售　　　　　　　　B. 不能零售
   C. 凭执业医师处方销售　　　D. 可以批发销售
30. 第二类精神药品处方保存(　　)。
   A. 2年以上　　B. 3年以上　　C. 4年以上　　D. 5年以上
31. 放射性药品储存时放在(　　)。
   A. 铁盒　　B. 铅罐　　C. 玻璃瓶　　D. 塑料瓶
32. 麻醉药品入库验收时应该双人清点到(　　)。
   A. 最大包装　　B. 外包装　　C. 内包装　　D. 最小包装
33. 毒性药品专用账册的保存期限应当自药品有效期期满之日起不少于(　　)。
   A. 3年　　B. 4年　　C. 5年　　D. 6年

二、多项选择题
1. 下面选项中属于影响药物稳定性的外界因素有(　　)。
   A. 温度　　B. 湿度　　C. 光线　　D. 空气

E. 微生物

2. 药品发生质量变异现象常见的有( )。
   A. 酸败   B. 风化   C. 变色   D. 吸潮
   E. 软化

3. 有关栓剂储存的叙述,正确的是( )。
   A. 有色玻璃容器包装效果最好   B. 置于30℃以下密闭贮存
   C. 可用塑料泡罩包装   D. 应避免栓剂相互粘连和挤压
   E. 可用蜡纸或锡箔纸包装

4. 糖浆剂可能发生哪些质量变异现象?( )
   A. 分层   B. 酸败   C. 沉淀   D. 发霉
   E. 变硬

5. 糖浆剂发生下列哪些情形不可药用?( )
   A. 发霉、酸败   B. 大量挥发
   C. 大量浑浊、沉淀、杂质异物 D. 大量白点和结块
   E. 包装出现渗漏现象,瓶外有糖浆痕迹者

6. 胶囊剂常见质量变异的现象有( )。
   A. 黏软变形、膨胀   B. 霉变   C. 脆裂漏粉   D. 囊液溢漏
   E. 异臭

7. 注射剂储存养护时应注意( )。
   A. 密封或熔封   B. 避光、阴暗处储存
   C. 冬季严防冻结   D. 橡胶塞小瓶粉针剂应防潮
   E. 大输液瓶不得横置倒放,不要震动、挤压

8. 以下属于注射液常见质量变异现象的是( )。
   A. 变色   B. 霉变   C. 结晶和沉淀   D. 脱片
   E. 冻结

9. 下列药材易泛油的有( )。
   A. 苦杏仁   B. 当归   C. 党参   D. 天冬
   E. 枸杞子

10. 空气相对湿度过高易引起的药材质量变异现象是( )。
    A. 霉变   B. 风化   C. 潮解溶化   D. 腐烂
    E. 粘连

11. 花类药材易发生的变异是( )。
    A. 变色   B. 霉变   C. 虫蛀   D. 气味散失
    E. 散瓣

12. 中药饮片验收内容包括( )。
    A. 相关证明文件   B. 运输状况   C. 数量   D. 外包装

E. 外观性状

13. 吗啡易被氧化,遇光易变质和易溶于水,所以储存时应(　　)。
   A. 密封　　　　B. 遮光　　　　C. 阴凉　　　　D. 干燥
   E. 通风

14. 磷酸可待因糖浆遇光易变质,含糖量为65%,在库储存养护应采取的措施有(　　)。
   A. 遮光　　　B. 阴凉处保存　　C. 密封　　　　D. 冷库保存
   E. 常温库保存

15. 特殊管理的药品需要实施管理的方面有(　　)。
   A. 生产　　　　B. 经营　　　　C. 储运　　　　D. 调配
   E. 实验研究

16. 储存养护专用账册的保存期限应当自药品有效期期满之日起不少于5年的是(　　)。
   A. 放射性药品　　　　　　　　B. 第一类精神药品
   C. 毒性药品　　　　　　　　　D. 麻醉药品
   E. 第二类精神药品

三、简答题
1. 简述影响药物质量稳定性的因素有哪些。
2. 如何进行原料药(固体原料药和液体原料药)的验收工作?
3. 简述注射剂质量变异的现象和养护措施。
4. 简述中药饮片储存养护的基本原则。
5. 简述特殊药品入库验收与一般药品有何不同。

实训一　医药商品包装和标识认知

一、实训目的
(1)能准确识别化学药制剂、中成药、生物制品、医疗器械、保健食品、特殊用途化妆品、消毒剂、卫生用品、卫生杀虫剂的类型、剂型、包装和规格。
(2)能基本识别中药材、中药饮片、中药提取物、化学原料药的类型、包装和规格。

二、实训场所
模拟药品仓库。

三、实训材料
化学药制剂、中成药各10种;生物制品、医疗器械、保健食品各5种;中药提取物、化学原料药各5种;中药材、中药饮片各5种;特殊用途化妆品、消毒剂、一次性卫生用品各5种;卫生杀虫剂2种。

四、实训内容

1. 中药提取物、化学原料药的认知

仔细观察5种化学原料药和中药提取物的形态和内外包装,并对形态和包装进行描述,如原料药是固体粉末、固态晶体还是油状液体或是水溶性液体;包装原料药的是哪种容器;原料药的质量标准、规格或包装含量;原料药的批准文号、生产批号和有效期,标示的贮藏条件。将观察结果填写在表1内。

表1　　　　　　　　　　　　化学原料药和中药提取物识别记录表

药品通用名称	性状	包装容器	规格	装置	批准文号	生产批号	生产企业	有效期至	贮藏

2. 化学药制剂、中成药、生物制品、医疗器械、保健食品、特殊用途化妆品、消毒剂、一次性卫生用品、卫生杀虫剂的认知

仔细观察以上医药商品制剂,判断这些医药商品的类别、包装、规格、剂型、批准文号、生产批号、有效期、标示的贮藏条件等,将观察结果填写在表2内。

表2　　　　　　　　　　　　各类医药商品制剂识别记录表

商品通用名称	用途或适应证	类别	剂型	计量单位	包装规格	批准文号	生产批号	生产企业	有效期至	贮藏

3. 中药材和中药饮片的认知

仔细观察5种中药材,判断这些药材的类别、包装、规格、产地、等级、生产企业、标示的贮藏条件等,将观察结果填写在表3内。

表3　　　　　　　　　　　　中药材识别记录表

药材名称	类别	包装含量	规格	等级	产地	贮藏	备注

仔细观察5种中药饮片,分别判断这些饮片的名称、类别(生、制)、包装材质、炮制类型、规格、药材产地、生产企业和生产批号,将观察结果填写在表4内。

表4　　　　　　　　　　　　中药饮片识别记录表

饮片名称	生/制	炮制类型	包装材料	包装规格	生产批号	生产企业	生产日期	药材产地

五、实训过程

实训学生每3人一组,每人轮流对各类医药商品进行认知和识别,并完成以上填表内容。

实训二　常见易变中药的储存与养护

一、实训目的

使学生初步掌握中药储存与养护的基础知识,熟练掌握中药常用养护技术。

二、实训内容

(1)砂糖包埋法储存人参。

(2)对抗储存法储存蛤蚧。

(3)除湿养护法储存白术。

三、实训步骤

1. 砂糖包埋法储存人参

人参在储存过程中容易受潮、发霉、生虫及返糖,必须保持干燥。砂糖包埋法可选用洁净、干燥密封的玻璃、搪瓷容器,将干燥、无结块的白砂糖铺于容器底部2~3cm厚,上面平列一层人参,用白砂糖覆盖使之超过参面1~2cm,糖面又置一层人参,再覆以白砂糖。如此一层层排列,最后用白砂糖铺面,加盖密封,置阴凉处。使用时可按需要量取用,然后加盖密封,置阴凉干燥处储存。此法储存小批量人参,能确保此类药物固有的色泽和气味,为理想、简便、有效的方法,主要适用于新开河参、高丽参、普通红参、西洋参、一般生晒参及糖参。

2. 对抗储存法储存蛤蚧

蛤蚧极易受潮、发霉、虫蛀,蛤蚧尾部是药用的主要部分,尤其要特别注意保护。

选用可密封的玻璃、搪瓷容器,洗净、干燥,将生石灰用透气性较好的纸包裹好,放在容器的四角,上面用草纸覆盖,然后在容器底部撒一层花椒或吴茱萸,也可用荜澄茄,但花椒的效果较好。然后将干燥的蛤蚧均匀地摆放在上面,如果蛤蚧较多,可摆放几层蛤蚧后再撒一层花椒,摆放完后密封容器,置阴凉干燥处储存。

3. 除湿养护法储存白术

白术容易生虫、发霉和走油,故应储存于干燥、阴凉之处,防潮、防热和防风。用麻袋和竹篓包装,每件重 50~70kg,内衬防潮纸,再外套麻袋,置于阴凉干燥处。切制的饮片必须晒干、放冷,装入坛内闷紧,梅雨季节宜放入石灰缸存放。白术含挥发油,不宜多年久贮,否则易走油或变黑。

四、实训提示

(1)人参夏季最好储存于冷藏库中,能防虫防霉,并保持色泽不变,但必须注意容器的严密,避免潮气浸入。

(2)人参可储于石灰缸中保存,石灰约占容器的 1/4。该法干燥效果较好,但石灰为强碱性干燥剂,储存时间长则易导致人参碎裂、色泽改变、失去香气,使外观和内在质量均受到影响。

(3)蛤蚧除对抗储存外,也可采用密封储存。选用密封塑料袋放入蛤蚧,然后放入小袋包装的吸潮剂和除氧剂进行密封即可。

(4)白术因含挥发油,在高温高湿下易泛油,影响药材质量,贮藏期间应保持环境阴凉、干燥。

五、实训思考

(1)当人参储存量较大时,采用什么方法储存才能较好地保证人参的质量?

(2)简述人参储存时应注意的问题。

(3)举出一些常见的中药易变品种并简述储存方法。

六、实训体会

请结合实训过程中自身经历谈谈你的体会。

七、实训报告

请依据实训内容,填写表 1 至表 3。

表 1　　　　　　　　砂糖包埋法储存人参实训报告

商品规格	数量	质量状况	盛装容器	砂糖用量	养护结论

表 2　　　　　　　　　　对抗储存法储存蛤蚧实训报告

商品规格	数量	质量状况	盛装容器	花椒用量	养护结论

表 3　　　　　　　　　　除湿养护法储存白术实训报告

商品规格	数量	质量状况	盛装容器	石灰用量	养护结论

项目三　生产企业的药品储存与养护

●**知识目标**

1. 掌握药品生产企业原辅料、中间体、终端产品的出入库流程和科学储存养护方法。
2. 熟悉物料接收过程和药品包材的分类管理。
3. 了解药品运输操作规程。

●**能力目标**

学会对原辅料填制接收和取样进行记录;能够熟练对物料、中间体、终端产品和包材进行合理分类放置、储存与养护操作;熟练掌握成品放行审核,药品出入库和运输操作。

●**素质目标**

培养学生树立高度的责任意识和专业精神,爱岗敬业、诚实守信,自觉遵守行业规范和法律法规,树立正确的人生观和价值观。

●**思政目标**

培养学生的法治意识和法治观念,加快建设法治社会是每个公民的义务和责任;倡导学生广泛践行社会主义核心价值观,做爱国、敬业、诚实、守信的社会主义接班人。

 思政案例

案例一:2006年4月,广州市中山大学附属第三医院连续发生15起因使用齐齐哈尔第二制药厂生产的"亮菌甲素注射液"导致患者肾功能衰竭的重大事件,造成13名患者死亡,引起全国范围广泛关注。经调查该厂违反相关规定,采购物料时没有对供货方进行实地考察,也未要求供货方对原、辅料样品进行检验,购进一批假冒"丙二醇"的"二甘醇";该厂发现药品原料密度超标后,未进一步检测,直接非法出具了合格的化验单。之后,该厂用假丙二醇辅料生产了大批规格为10mL/5mg、批号为06030501的亮菌甲素注射液并投入市场使用,导致了13人死亡的严重后果。

思政提示:坚持全面依法治国,推进法治中国建设。加快建设法治社会是每个公民的义务和责任。每个公民都应当努力使学法、守法、用法的思想在全社会蔚然成风。

案例二:1937年,美国一家公司的主任药师瓦特金斯为使小儿服药方便,用二甘醇代替酒精作为溶剂,配制了色、香、味俱全的口服液体制剂,称为磺胺酏剂,用于治疗感染性疾病。到1937年的9~10月间,美国南方一些地方开始发现患肾功能衰竭的病人大量增加,共发现358名病人,死亡107人(其中大多数为儿童),成为20世纪影响最大的药害事件之一,后来才发现是二甘醇造成的结果。可见,物料对药品的质量安全有至关重要的影响。

思政提示:药品生产过程中应严格执行GMP相关规定,坚持质量第一的原则,把握行业底线,坚持行业操守,倡导学生广泛践行社会主义核心价值观,做诚实守信的社会主义接班人。

药品生产是一个十分复杂的过程,从产品设计、注册到生产,从原料、中间产品到成品的全部过程,涉及许多技术细节和管理标准。产品质量基于物料质量,形成于药品生产的全过程,物料质量是产品质量的先决条件和基础。其中任何一个环节的疏忽,都有可能导致药品质量不符合要求,进而导致劣质药品的产生。因此,必须在药品生产的全过程中,进行全面质量管理与控制来保证药品质量。

任务一　物料的管理与养护

物料流转涵盖从原辅料进厂到成品出厂的全过程,它涉及企业生产和质量管理的所有部门。因此,要保证药品质量必须从生产药品的基础物质——物料抓起,在药品生产所需物料的购入、储存、发放和使用过程中加强管理。企业应采用风险管理方法对物料进行分类养护管理,风险评估时一般应考虑下列因素,科学和合理地定义关键物料。

药品生产企业物料养护管理应做到规范购入、合理储存、控制放行、有效追溯,现场状态应始终保持整齐规范、区位明确、标识清楚、卡物相符,以保证物料输入到输出的整个过程,严格防止差错、混淆、污染的发生。

物料管理的基本流程如图3-1所示。

购入 → 接收 → 检验 → 储存 → 发放

图3-1　物料管理的基本流程

一、物料购入

(一)物料分级

药品生产企业根据物料对产品质量影响的风险程度,确定物料的安全等级,通常将物料分为A、B、C三级。

A级物料是指药品组成成分(原料药,部分辅料)、对药品质量有较大影响的辅料、直接接触药品的包装材料为风险较高的物料。

B级物料是指对药品质量及用药安全有影响但程度非常有限的物料,如辅料、锅炉用盐、内包材等,为风险中等的物料。

C级物料是指对药品质量基本没有影响的物料,如外包材等,为风险较低的物料。

(二) 供应商审计

首先由质量管理部门对品种涉及的物料进行风险评估,确定物料的安全级别,再由质量管理部门制订不同级别物料供应商审计的内容和标准。供应商审计方法为基于现有信息的基础信息评审,进行资质审计与现场审计。审计合格后签署购货合同及质量协议,在协议中应明确双方所承担的质量责任,并建立供应商质量档案。

如果供应商生产处方工艺、生产条件等发生变更,必须及时通知生产企业,企业根据供应商的变更,对采购的物料进行风险评估,如有必要,可再次组织对供应商进行现场质量体系审计。如发生供应商变更,则要重新进行供应商质量体系审计。

(三) 供应商审计流程实例

某药品生产企业生产化学药制剂、中药制剂,有片剂、胶囊剂、口服液、散剂等剂型,该企业的供应商审计流程如下。

1. 风险评估

首先由质量管理部门对品种涉及的物料进行风险评估,根据物料对产品质量的风险程度确定物料的安全级别。

(1) 直接影响药品质量的物料　即原料,包括甲芬那酸、维生素C、马来酸氯苯那敏、薄荷脑、阿司匹林、氯化铵、冰片、对乙酰氨基酚、人工牛黄、葡萄糖酸钙、酮洛芬等原料及所用的中药材和饮片,经风险评估后定位为A级。

(2) 对药品质量有一定影响的物料　如滑石粉、硬脂酸镁、淀粉、糊精、活性炭、色素、香精、虫白蜡、药用碳酸钙、蔗糖、蜂蜜、薄膜包衣粉、药用PVC硬片、铝箔、空心胶囊、药品包装复合膜、口服固体聚乙烯瓶、口服固体聚酯瓶,中药材炮制用的盐、酒、醋等经风险分析后定为B级。风险较大的辅料如空心胶囊、硬脂酸镁、淀粉、糊精、滑石粉、药用酒精、蜂蜜、薄膜包衣预混剂、药用PVC硬片、铝箔、药品包装复合膜、口服固体聚乙烯瓶、口服固体聚酯瓶等必要时需现场审计。

(3) 对药品质量没有直接影响的物料　为包装用纸箱、油墨、热收缩膜、盒子、标签、说明书、打包带、打印(批号、生产日期、有效期)色带、监管码等为C级。

2. 制定审计内容和标准

由质量部门制定不同级别物料供应商需审计的内容和标准。

(1) 对A级物料供应商的审计内容和认可标准　详见表3-1。

表 3-1　　　　　　　　　　A 级物料供应商的审计内容和认可标准

分类		审计内容	认可标准
资质审计	原料	药品生产许可证、营业执照、药品注册批件、质量标准、样品检验报告；进口原料的进口批件、样品的检验报告书（包括口岸药检所的检验报告书）、海关证明文件等。如从经营企业购进原料，除审计以上资质外，还需审计营业执照、经营许可证、业务员授权委托书等	有并且在有效期内，生产或经营的范围包括拟供货的原料
	辅料	生产许可证、营业执照、药品注册批件或生产批件、质量标准、样品检验报告；进口辅料的进口批件、样品的检验报告书（包括口岸药检所的检验报告书）、海关证明文件等。如从经营企业购进除审计以上资质外，还需审计营业执照、经营许可证、业务员授权委托书等	有并且在有效期内，生产或经营的范围包括拟供货的辅料
	Ⅰ类包装材料	生产许可证、营业执照、药包材注册证（进口药包材注册证）、业务员授权委托书、质量标准、检验报告书	有并且在有效期内
现场审计	机构与人员	提供质量保证体系图	是
		质量管理部门是否独立于其他部门	是
		质量管理部门是否配备足够的人员负责相应的工作	是
		关键人员的学历情况以及质量受权人姓名，如有变更是否及时告知	是
		技术人员和质量管理人员的比例适当	是
		直接接触产品人员是否具有健康档案并定期体检	是
		是否制订企业年度培训计划，是否落实培训计划	是
	厂房与设施、设备	厂房所处的环境是否易造成对物料或产品的污染	是
		厂区是否整洁	是
		厂房布局是否合理，能否防止交叉污染	是
		厂房的洁净级别是否符合生产要求	是
		是否采取必要的防虫、防鼠措施	是
		提供关键设备及检验仪器一览表	是
		是否为专用车间，如不是，是否列出其他产品名录	是
		企业的生产能力是否满足供货需求	是
		是否对厂房设施、设备按规定进行维护保养	是
		是否进行了空调净化系统、工艺用水系统及关键设备的相关验证	是

续表

分类		审计内容	认可标准
现场审计	物料管理	提供关键物料清单	是
		是否对关键物料供应商进行了审查	是
		关键物料来源是否固定,如有变更是否及时告知	是
		所有起始物料是否有相应标准,应抽查关键物料检验报告书	是
		物料验收、取样、检验、放行是否符合规定	是
		包装、仓储条件、物料的管理是否得到有效控制	是
	生产管理	提供生产工艺流程图	是
		批的划分原则、批号的管理是否有可追溯性	是
		批的划分及每批的批量是否符合规定	是
		混批的控制是否符合要求	是
		生产量和供货量是否匹配	是
		是否建立书面的清场、清洁及消毒SOP,执行是否有记录	是
		是否有相应的SOP控制不合格品、抽查落实情况	是
		溶剂或母液的回收是否建立了相应的质量标准	是
		是否有偏差控制SOP,并严格执行	是
		是否建立返工、再加工SOP,并严格执行	是
		贴签和包装的管理是否符合要求	是
	产品运输	产品运输中,其包装及运输条件是否适当,保证产品不会变质或受到污染	是
	变更控制	是否建立变更控制的规程	是
		对于影响质量的变更是否及时通知物料的使用企业	是
	质量管理	查看质量标准和检验方法,提供成品质量标准作为审计报告附件	是
		成品是否按质量标准实施全项检验	是
		检验能力是否满足质量控制要求,抽查检验报告及原始记录	是
		是否保存用户反馈、投诉记录及处理情况	是
		是否建立OOS控制的SOP,抽查落实情况	是
		是否有委托检验,如有,是否得到有效控制	是
		是否对杂质(有机杂质、无机杂质和残留溶剂等)进行了有效控制	是
		是否建立退货产品处理的SOP,并严格执行	是
		成品放行是否得到有效控制	是
		是否按自检频率的规定定期自检	是
		留样及稳定性实验是否符合规定	是
		外包材生产企业的审计是否有印刷模板的控制及清场的管理	是
		是否建立不合格产品处理SOP,并严格执行	是
		内包材企业的检验能力是否与其质量标准相匹配	是

注:所有资料必须加盖生产/经营单位公章。

(2)对 B 级物料供应商的审计内容

①资质审计

a. 滑石粉、硬脂酸镁、淀粉等辅料。

ⓐ审计内容:营业执照、生产许可证,辅料注册生产批件、质量标准、样品的检验报告书、经营许可证、经营授权书、业务员资料。

ⓑ合格标准:有以上资料,并在有效期内,生产或经营的范围包括拟供货的物料。

b. 药品包装复合膜、口服固体聚乙烯瓶、铝箔等。

ⓐ审计内容:营业执照、生产许可证,内包材注册生产批件、质量标准、样品检验报告书、经营许可证、经营授权书、业务员资料。

ⓑ合格标准:有以上资料,并在有效期内,生产或经营的范围包括拟供货的物料。

②现场审计(必要时)

a. 滑石粉、硬脂酸镁、淀粉等辅料。

ⓐ审计内容:人员机构、厂房设施和设备、物料管理、生产管理、质量管理、售后服务。

ⓑ合格标准:可参照 A 级物料供应商现场审计项目制订。

b. 药品包装复合膜、口服固体聚乙烯瓶、铝箔等。

ⓐ审计内容:企业可以自己确定,如印刷品版本号的管理,防止混淆的措施等。

ⓑ合格标准:可参照 A 级物料供应商现场审计项目制订。

③对 C 级物料供应商的审计内容:C 级物料对药品内在质量无影响,故审核其资质即可。资质审计内容包括营业执照、生产/经营许可的证明文件。

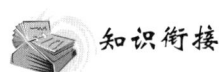知识衔接

物料供应商现场审核技巧

问:要善于提问,以检查表为主线,抓住主题,适当延伸。

听:要注意倾听,观察对方的态度、表情及反应,并适当引导。

看:要仔细观察,注意现场环境、设备、产品和标记,查看有关文件和记录,通过测量、讨论和其他手段获取客观真实信息。

记:要做好记录,"口问手写",对调查获取的信息、证据做好记录,包括问题发生的时间、地点、人物、事实描述、凭证材料、涉及文件记录等,以作为判断的依据。

(四)物料供货合同签订和运输

药品生产企业在采购物料时,应按规定向物料生产或经营企业索取产品检

验合格证、检验证书。同时,在签订合同时,除按合同规定要求,如买卖双方、数量、价格、规格、交货地点等一般内容外,还应特别注明物料质量标准要求和卫生要求。

由于药品物料质量要求的严格性,配货与运输条件应能满足药品特性要求,根据物料的理化性质、生物学特性等,对运输条件,如温度、湿度、光照等严格限定,确保物料的质量。

二、物料接收

物料接收是储存管理的关键环节,能够防止伪劣物料入库,保证质量合格。因此,在物料运输到达药品生产企业后,对其质量和数量必须进行严格的检查验收,按批核查。

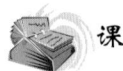 课堂互动

对需要冷藏的物料应采取何种运输方式?

(一)验收

1. 书面凭证检查与核对

物料到库后,仓储管理人员首先核实送货单是否与采购订单一致,是否具有检验报告等。除中药材外的物料每批都要有厂家的检验报告,一些特殊物料,如有协议,其他相关证明也可被接受。特别注意核查物料是否来自经批准的供应商。

2. 外观检查

对到货的每个或每组包装容器进行外观检查,是否有污染、破损、渗漏、受潮、水渍、虫咬等。确认包装容器的完整性,封签是否完整,是否有人为破坏、损坏等。如果发现外包装损坏或其他可能影响物料质量的问题,应及时向质量管理部门报告,并启动相关调查。

3. 标识信息核对

核实物料名称、规格、数量、供应商。清点物料数量是否与采购订单相符,如果不符,核实数量是否在合理偏差范围内。

4. 填写接收记录

在接收后及时填写接收记录。每次接收均应当有记录,内容包括以下几点。
(1)交货单和包装容器上所注物料的名称。
(2)企业内部所用物料名称和(或)代码。
(3)接收日期。
(4)供应商和生产商(如不同)的名称。

(5)供应商和生产商(如不同)标示的批号。
(6)接收总量和包装容器数量。
(7)接收后企业指定的批号或流水号。
(8)有关说明(如包装状况;包装容器是否封闭、是否破损等)。

记录要及时,信息真实准确,注明接收结论,并由负责人签名。

接收的物料放入仓储区货位时,要按品种、批号码放整齐,仓库管理人员填写货位卡。内容主要包含:物料名称、物料编号、货位号、企业内部编号、规格、供应商、入库数量和时间、发出数量、结存数量、收发人和日期等。货位卡是用于标示一个货位一批物料的名称、规格、批号、数量和来源去向的卡片,是识别货垛的依据,能记录和追溯货位的来源和去向。

如接收物料属于难以按批号分开的大批量、大宗原料、溶剂等,在与已入库物料混合前,应该按规定验收检验,合格后才能入库。

(二)物料暂存、待检

1. 物料暂存

经过接收环节的物料,无论合格与否,都应放进仓库暂存。仓库管理员根据物料储存条件的要求放入相应的仓库或区域内,按批号码放整齐。在仓库物料管理规程中建立"五防"(防火、防爆、防盗、防鼠虫害、防潮)的具体实施措施,如一些防火基本知识和技能,能熟练操作消防设施等。

2. 物料待检

物料在入库暂存后,即处于待检隔离状态。隔离方法可以根据企业物料管理的实际情况安排,可采用物理隔离区域或计算机控制物料系统。同时,仓储部门填写请验单,送交质量管理部门。

三、物料取样检验

企业质量管理部门在接到仓储部门的请验单后,通知质量检验部门进行检验。质量检验部门接到质量管理部门通知后,立即派人员按规定的方法取样进行检验。企业应设立单独的物料取样区,取样区的空气洁净度级别应与生产要求一致。如在其他区域或采用其他方式取样,应能够防止污染或交叉污染。

取样的合理性直接影响检验结果的真实性,抽取的样品要代表物料的整体状况,需全面考虑其科学性、真实性与代表性。经过培训的取样人员根据企业制订的取样规程取样,取样后,取样人员在包装容器上贴上取样标签,表明已被取过样,然后再密封容器。样品需要有取样标签标明的所取样品的相关信息,最后填写取样记录(表3-2)。无论是原辅料、中间体、包装材料还是成品的取样都不能在取样后放回物料容器中。

样品经检验后,质量检验部门将检验结果报质量管理部门审核。

表 3-2　　　　　　　　　某药品生产企业取样记录

年		品名	批号	规格	总件数/(件、箱)	取样件数/件	取样总量	分样量		留样	取样编号	取样地点	供应商厂家	取样人	备注
月	日							理化	微生物/无菌						

注:取样过程中未涉及的项目,画"—"。

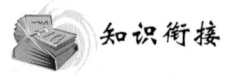

工序间的取样和控制

①应当制订书面程序来监测会造成中间体和原料药质量特性变异的工艺步骤的进程,并控制其生产情况。工序间控制及其接受标准应当根据项目开发阶段或者以往的生产数据来确定。②综合考虑所生产中间体和原料药的特性、反应类型、该工序对产品质量影响的程度大小等因素来确定可接受的标准、检测类型和范围。前期生产的中间体控制标准可以松一些,越接近成品,中间控制的标准越严(如分离、纯化)。③关键的中间控制(和工艺监测),包括控制点和方法,应当书面规定,并经质量部门批准。④中间控制可以由合格的生产部门的人员来进行,而调节的工艺可以事先未经质量部门批准,只要该调节是在由质量部门批准的预先规定的限度以内。所有测试及结果都应当作为批记录的一部分,全部归档作证。

四、物料放行

物料放行是指对一批物料进行质量评价,做出批准使用或其他决定的操作。

1. 物料的放行要求

物料的质量评价内容应当至少包括生产商的检验报告、物料包装完整性和密封性的检查情况和检验结果;物料的质量评价应当有明确的结论,如批准放行、不合格或其他决定;物料应当由指定人员签名批准放行。

2. 物料放行的审核批准

在决定一个批次的物料是否放行之前,需要对规定内容进行审核并做出评估,各项内容均符合要求后,受权人可以批准该批次物料的放行。根据企业的规模及生产品种的不同,物料放行工作的具体落实情况可以有不同的处理方式。例如,有些企业生产品种多,原辅料、包装材料等复杂多样,受权人没有精力或时间对企业生产所使用的各种物料逐一进行放行前的相关情况资料的审查。受权人根据指定人员的审查结果,可以进行转受权,进行物料的放行。

物料放行审核单可参考表 3-3 所示。

表 3-3　　　　　　　　　某药品生产企业物料放行审核单

品名		规格		批号	
数量		物料编码		报告单编号	
供货单位:					
	审核项目				审核结果
QA 审核员审核	物料是否由有资质的供应商提供,关键物料的供应商是否经过企业内部审计合格				是□ 否□
	物料进库验收情况说明,包括品名、规格、批号、数量、有效期等内容是否与原厂检验报告单一致,包装完好且符合合同规定的内容				是□ 否□
	原厂检验报告单、送货单等随货凭证齐全,原厂检验报告单、检验项目、检验结果是否符合本企业的内控采购标准				是□ 否□
	待验物料的储存条件是否符合该物料储存条件的要求				是□ 否□
	请验程序正确,取样操作过程及取样环境是否符合取样相关 SOP 要求,取样是否科学、合理且具有代表性,取样数量能否满足全检及留样的要求				是□ 否□
	取样样品在进行检验前,其储存条件是否符合该物料储存条件的要求				是□ 否□
	检验项目齐全,检验结果符合企业内部物料质量标准的规定				是□ 否□
QA 审核员签名:				年　月　日	
结论	同意放行 不同意放行 QA 主任签名:			年　月　日	
备注					

经批准放行的生产物料,由质量管理部门发放检验合格报告书、合格标签和物料放行单,并将结果通知仓储部门。仓储部门根据结果对物料进行处理,除去原来的标签和标识,对合格的物料将物料状态由"待检"变为"合格",挂上绿色标识,移送至合格品区储存。不合格的物料将物料状态由"待检"变为"不合格",挂上红色标识,移送至不合格品区,按规定程序进行处理(图 3-2)。

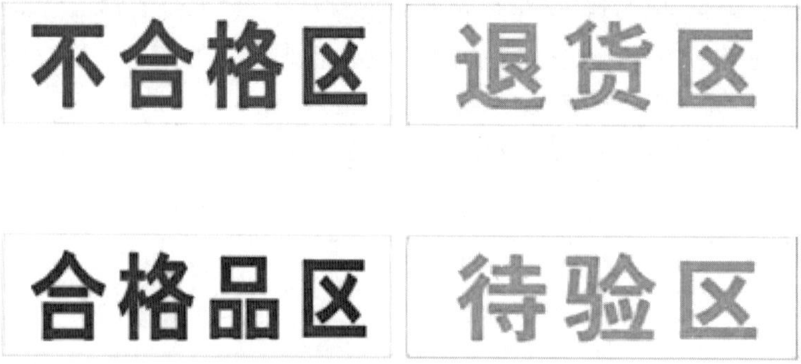

图 3-2　物料分区标识

五、物料储存与养护

(一)《药品生产质量管理规范》(GMP)关于物料的储运、发放与使用的规定(摘录)

第一百零五条　物料和产品的运输应当能够满足其保证质量的要求,对运输有特殊要求的,其运输条件应当予以确认。

第一百零八条　物料和产品应当根据其性质有序分批贮存和周转,发放及发运应当符合先进、先出和近效期先出的原则。

第一百零九条　使用计算机化仓储管理的,应当有相应的操作规程,防止因系统故障、停机等特殊情况而造成物料和产品的混淆和差错。使用完全计算机化仓储管理系统进行识别的,物料、产品等相关信息可不必以书面可读的方式标出。

第一百一十二条　仓储区内的原辅料应当有适当的标识,并至少标明下述内容。

1. 指定的物料名称和企业内部的物料代码。
2. 企业接收时设定的批号。
3. 物料质量状态(如待验、合格、不合格、已取样)。
4. 有效期或复验期。

第一百一十三条　只有经质量管理部门批准放行并在有效期或复验期内的原辅料方可使用。

第一百一十四条　原辅料应当按照有效期或复验期贮存。贮存期内,如发现对质量有不良影响的特殊情况,应当进行复验。

第一百一十五条　应当由指定人员按照操作规程进行配料,核对物料后,精确称量或计量,并做好标识。

第一百一十六条　配制的每一物料及其重量或体积应当由他人独立进行复核,并有复核记录。

第一百一十七条　用于同一批药品生产的所有配料应当集中存放,并做好标识。

第一百一十八条　中间产品和待包装产品应当在适当的条件下贮存。

第一百一十九条　中间产品和待包装产品应当有明确的标识,并至少标明下述内容。

1. 产品名称和企业内部的产品代码。
2. 产品批号。
3. 数量或重量(如毛重、净重等)。
4. 生产工序(必要时)。
5. 产品质量状态(必要时,如待验、合格、不合格、已取样)。

 课堂互动

物料储存的基本原则是什么?

(二)物料储存

仓储区应设立物料和产品储存区(库),用于贮存待验和合格的物料和产品。储存区域内可采用单独库房贮存、隔离,或采用隔离线、隔离栏划区隔离待验物料或产品,并应有醒目的状态标识。仓管人员和养护人员应对原辅料的理化性质以及影响原辅料质量的各种因素有一个充分的了解,在此基础上对其进行保管和养护。

1. 分类储存

物料须按类别、性质、储存条件分类储存,避免相互影响和交叉污染,分类原则如下所示。

(1)常温、阴凉、冷藏及低温等物料应分开储存。
(2)固体、液体原料分开储存。
(3)串味的、挥发性原料避免污染其他物料。
(4)炮制、整理加工后的净药材与未加工、炮制的药材严格分开。
(5)特殊管理物料按相应规定储存和管理,并立明显标志。
(6)印刷性包装材料要单独存放。
(7)危险品应专库储存。
(8)贵细原料药应单库存放,采取双人双锁核发制。

2. 储存条件

物料应按其性质在规定的储存条件下储存。

(1)温度　冷藏:2~10℃;阴凉:20℃以下;常温:10~30℃。
(2)相对湿度　一般为35%~75%,特殊要求按规定储存,如空心胶囊(0~25℃,35%~65%)。
(3)储存要求　遮光、干燥、密闭、密封、通风等。

3. 码放原则

(1)一个货位上只能存放同一品种、同一规格、同一批号、同一状态的物料。

（2）高架库一个单元只能储存一种规格的一种物料。

（3）同一仓库内不同物料应有明显标识,除了有一定距离外,最好有物理隔断。

 课堂互动

黄、绿、红三种不同色标分别表示物料的何种质量状态?

4. 状态标识

物料质量状态标识通常要求合格、不合格和已取样物料进行逐个包装标识。物料的质量状态有:待验、已取样、合格、不合格,使用黄、绿、红三种不同颜色色标区分(图3-3)。

待验、已取样——黄色,标识物料在允许投料或出厂前所处的搁置、取样后待验的状态。

合格——绿色,标识被允许使用或被批准放行。

不合格——红色,标识不能使用或不准放行。

图3-3 物料的状态标识

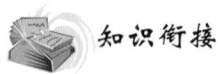 **知识衔接**

物料储存具备的条件

（1）库房周围场地应洁净,无杂草和积水,保持存放区清洁。

(2)库房内应具有防雨、排水、通风、照明、避光、防尘等设施。
(3)库房应具有防止虫鼠和其他小动物进入的措施。
(4)库房应有消防安全设施,水电畅通、器材完好。
(5)库房内要有温度、湿度控制,要达到规定要求并定期检查。

(三)日常养护

物料在储存期间的质量要靠养护工作提供充分的保障。仓储管理部门应建立专业养护组织或设立专职养护人员,在质量管理部门的指导下,具体负责物料储存中的养护和质量检查工作,并对保管人员进行技术指导和监督。

1. 养护方案

根据"以防为主"的原则,制订符合企业实际的养护方案。内容包括:确定养护人员;确定各种物料的储存条件和方式;确定重点养护品种;确定定期和不定期盘存的周期和方式;确定储存环境的环境因子的控制程序和仪器设备的检测;确定养护记录和档案的格式、填写和检查程序;及时发现、报告、制订常见养护问题的解决措施等。

2. 养护措施

(1)避光 物料应储存在通风、干燥的环境中,不宜存放在阳光直射的地方。对光敏感的物料除包装用避光容器或其他遮光包装材料外,应置于阴暗处,对门窗、灯具等应采取相应措施进行遮光。

(2)温度控制 如果物料对储存条件没有特殊要求,可室温储存,但需规定储存的极限条件。例如南方地区夏季气温高达40℃以上,可能会对物料质量产生不良影响,应说明对物料的处置措施。库内温度较高时,可开门窗通风或启用通风设备进行降温,对湿度敏感的物料怕潮解,可置冰箱、冷藏库内储存。气温较低时,采取保温措施,如采用空调或暖气片保温。

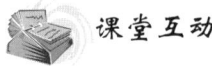
课堂互动

维生素C原料应该怎么做好生产前的养护工作?

(3)湿度控制 在阴雨季节或气候潮湿的地区,仓库需采取降湿除潮措施。如无特殊规定,仓库内的湿度一般应不大于75%,可采用通风、密封与人工降湿相结合的方法进行控制。通风防湿要注意室内外湿度差别,把握正确的通风时间。密封是指将仓库门窗封严,防止湿气的进入。人工降湿可使用吸潮剂(生石灰、氯化钙、硅胶等)、除湿机等。

(4)防鼠虫害 可放置鼠夹、鼠笼、粘鼠板、电猫等工具;定期进行库房及周围环境的检查,保持环境清洁。虫害多分为两类:飞虫和爬虫。飞虫以蚊子、苍蝇、飞蛾为主;爬虫以蜘蛛、蟑螂、蚂蚁等为主,在夜晚和繁殖季节容易形成虫害。可放置灭蝇灯、驱虫器,安装挡虫网;采用密闭效果良好的门窗设计;也可采用化学试剂进行灭虫,但考虑到人员和物料安全,原则上主要使用物理防控。

(5)防火防爆 建立严格的防火防爆管理制度,在合适位置配备一定数量的消防用具和灭火器等,对相关人员进行相应的安全教育,熟练掌握消防器材的使用,对器材定期进行检查和保养。

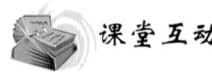 课堂互动

中药库房防虫的措施有哪些?

3. 质量检查

(1)检查内容 物料的堆放是否符合规定要求、物料包装是否破损、外观性状是否正常、库房的环境和储存条件是否适合等。重点检查质量不够稳定、包装易破损的及接近有效期的物料。

(2)检查方法 定期对库存物料逐个进行全面检查,尤其对易受外界环境变化影响的物料要加强检查。在特殊时期,如高温、雨季、严寒或者外界环境变化会对物料质量产生较大影响的时候,组织对个别或所有物料进行检查,发现问题及时处理。

(3)定期复验 物料储存应制订储存期限,储存期限不得超过物料的有效期或使用期限,储存期满后应复验。复验期是指原辅料、包装材料储存一定时间后,为确保其仍适用于预定用途,由企业确定重新检验的日期。检验合格的原辅料在仓储区内要定期复验。

4. 养护记录

日常质量检查要及时填写养护记录,记录检查的时间、地点、方法及检查物料的类别、品种等。对养护设备,除在使用过程中随时检查外,每年应进行一次全面检查,并做好使用记录。

从物料入库起,到投入生产,养护组织或人员对全部物料质量负有养护责任,要把物料出现质量问题的可能性控制在最低限度,及时发现、报告、处理质量不合格的物料。

六、物料发放

(一)发放原则

物料经批准放行后方可发放。物料应根据其性质有序、分批储存和周转,发放

时遵循"先进先出"和"近期先出"的原则,减少物料的储存期限。实际操作过程中还应执行"零头先发"原则。"零头"即上一次产品生产结束后,退回仓库的剩余物料,通常零头多为开封的物料,为避免长时间储存可能带来的质量风险,原则上应最先使用。

 课堂互动

使用过期变质的原料药生产的药品按照《中华人民共和国药品管理法》应该怎样处理?

(二) 发放程序

生产车间按照生产需要填"领料单"送仓库,物料保管员依照"领料单"所列内容,将所需物料备齐。领料员逐件核对所备物料,在"领料单"上签字后,将物料送到车间指定位置。

操作要点如下所示(表3-4)。

(1) 依据生产、包装指令发放。

(2) 发放、领用需要复核,防止差错。

(3) 及时登记卡、账,便于追溯,使账(物料账)、卡(货位卡)、物(实物)相符。

(4) 物料拆零环境应与生产环境相适应,防止污染。

表3-4　　　　　　　　某药品生产企业物料发放操作规程

名称	物料发放操作规程	制订依据	GMP(现行版)	编号	SOP-WL-00601
制订人		制订日期		共　页	第　页
审核人		审核日期		版本号	
批准人		批准日期		复制份数	
分发部门					
颁发部门				生效日期	

1. 目的

建立物料发放标准操作程序,避免差错,保证产品质量。

2. 范围

本规程适用于本公司仓库所有合格物料(原辅料、包装材料)的发放工作程序。

3. 职责

物料保管员、领料员执行本操作程序,质管员监督本程序的执行。

4. 内容

(1) 发料原则

①必须有质量管理部发放的"检验合格报告单""合格证"的物料(原辅料、包装材料),方可发放。待验、不合格、退货物品严禁发放。

②发放时,领料员手续、凭证单据齐全正确。

③先进先出,按批号(批次)限额发料(原辅料、包装材料)。发放时应先发放生产退货的尾料。

④每件物料上应贴有"合格证"标识(原辅料、包装材料)。

⑤处理后使用的物料,必须经质量管理部门批准后才能发放。

⑥超过规定储存周期的物料,无复验结果"符合规定"的检验报告书,不得发放。

(2) 发料程序

①备料、领料

a. 车间领料员根据生产指令核算所需准备的物料,填写"领料单",一式四联(仓库、财务、领用部门、统计),经生产车间(工序)负责人核准签字后,领料员将"领料单"交给物料保管员。

b. 物料保管员检查核对领料员填写的"领料单",检查是否已由生产车间(工序)负责人审核、签字,是否符合发料原则。

c. 物料保管员依照"领料单"所列的物料名称、代码、规格,填上应发物料的批号、进厂编码等,按"领料单"的数量将所需物料备齐,置备料区(发料区),同时填写货位卡。

d. 车间领料员逐件核对所备物料的品名、规格、批号(进厂编码)、数量、合格证等,在"领料单"上签字。由领料员送到车间指定位置,将外包装清洁后堆放整齐。

e. 原辅料依次限额发放,称量按《原辅料称量操作规程》操作。

ⓐ库房具备与生产要求相同条件的分样室时,可在分样室内称量后,双层包装密封,并做好标记发放。

ⓑ库房不具备与生产要求相同条件的分样室时,进入洁净区的物料应整包装发放。少量必须存放于生产车间的整包装原辅料或试剂,以最小包装量领取后,每次启封使用剩余的物料应及时密封,由操作人在容器上注明启封日期、剩余数量及使用者签名等。

ⓒ凭批生产指令定额发放的物料,若只能以整包或最小包装发放(超额发放)给车间(工序),下一次仓库按批生产指令(领料单请领量按批定额量填写)发放该物料到该车间(工序)时,应扣除之前多领取的物料。

f. 直接接触药品的内包材应整包装发放。

g. 标签、说明书、印有与标签内容相同的药品包装物必须凭包装指令限额发放,如机器包装的包装物采用减量法计数,手工包装的包装物采用计数法计数。车间专人(物料员)领取及保管,计数发放,发料人、领料人均须核对,并由双方签名,做好仓库发放记录。

h. 注意事项

ⓐ物料发放过程中应不损坏和弄脏外包装,并避免物料受潮。

ⓑ库房应配备磅秤、天平等计量设备,并定期校验、定期检定,用后清理干净,保证其准确好用。用磅秤称量的原辅料,在称量过程中应有领、发双方同时在场,并预先校对计量器具,其称量精度要精确到 0.1kg;用电子天平称量的物料精确到 0.1g。

ⓒ凡进货为桶装、袋装的原辅料,如以千克计量的原辅料应精确到 0.1kg。

ⓓ凡进货的原辅料以克计量的,原辅料应精确到 0.1g。

ⓔ发料后物料保管员应将剩余的物料及时送到原货位上码放整齐。

ⓕ如遇有需要拆包装发放的原辅料时,应先将原辅料外包装进行灭菌处理后,放入取样车内进行分装(分装时执行取样车取样操作规程)。发放剩下的原辅料,经称量后将袋口封好,再用一个新塑料袋从袋口方向套上封好口,放在原货位上码放整齐,并做好标记,下次发料时,先发出去。

②整理账卡

a. 物料保管员及时填写台账,坚持日清月结。

b. 将发料票据装订入档保存。

c. 贵重原料等需双人备料,双人送(领)料,双人收料,物料封口要加封条。

 课堂讨论

1. 简述物料发放的原则和流程。
2. 简述肾上腺素生产物料储存与养护的原则。

任务二　包装材料的管理与养护

一、《药品生产质量管理规范》(GMP)相关规定(摘录)

第一百二十条　与药品直接接触的包装材料和印刷包装材料的管理和控制要求与原辅料相同。

第一百二十一条　包装材料应当由专人按照操作规程发放,并采取措施避免混淆和差错,确保用于药品生产的包装材料正确无误。

第一百二十二条　应当建立印刷包装材料设计、审核、批准的操作规程,确保印刷包装材料印制的内容与药品监督管理部门核准的一致,并建立专门的文档,保存经签名批准的印刷包装材料原版实样。

第一百二十三条　印刷包装材料的版本变更时,应当采取措施,确保产品所用印刷包装材料的版本正确无误。宜收回作废的旧版印刷模板并予以销毁。

第一百二十四条　印刷包装材料应当设置专门区域妥善存放,未经批准的人员不得进入。切割式标签或其他散装印刷包装材料应当分别置于密闭容器内储运,以防混淆。

第一百二十五条　印刷包装材料应当由专人保管,并按照操作规程和需求量发放。

第一百二十六条　每批或每次发放的与药品直接接触的包装材料或印刷包装材料,均应当有识别标志,标明所用产品的名称和批号。

第一百二十七条　过期或废弃的印刷包装材料应当予以销毁并记录。

二、包装材料的概念和分类

药品包装所用的材料,包括与药品直接接触的包装材料和容器,印刷包装材料(如标签和使用说明书等),但不包括发运用的外包装材料。

包装材料按与所包装药品的关系程度,可分为以下几类。

1. 内包装材料

内包装材料是指用于与药品直接接触的包装材料,也称为直接包装材料或初级包装材料,如西林瓶、铝箔、软膏软管等。内包装应能保证药品在生产、运输、贮藏及使用过程中的质量,并便于医疗使用。

课堂互动

包装材料的质量对最终产品质量有何影响?

2. 外包装材料

外包装材料是指内包装以外的包装材料,按由里向外分为中包装和大包装,如纸盒、铁桶等。外包装应根据药品的特性选用不易破损的包装,以保证药品在运输、贮藏、使用过程中的质量。

3. 印刷性包装材料

印刷性包装材料是指印有提示性文字、数字、符号等的包装材料。这类包装材料可以是内包装材料,也可以是外包装材料。

4. 辅助类包装材料

辅助类包装材料例如封口胶、塑料扎扣、干燥剂等。

三、包装材料管理的注意事项

包装材料对药品质量的影响是巨大的,在正常情况下它们能对药品起到保护作用,但若选材不当,或受到污染,那么这种包装不但不能起到保护药品的作用,反而对药品造成污染,严重影响药品质量。因此,包装材料的采购、验收、入库、贮存、发放等管理除按原辅材料管理外,还应注意以下问题。

(一)分类管理

药品包装材料、容器必须按法定的标准进行生产,法定标准包括国家标准和行业标准。没有制订国家标准和行业标准的药品包装材料和容器,由申请产品注册的企业制订企业标准。

(二)注册管理

我国药品包装材料实行注册管理制度,药品包装材料必须经药品监督管理部门注册并获得《药包材注册证书》后方可进行生产。未经注册的药包材不得生产、销售、经营和使用。

国外企业、中外合资境外企业生产的首次进口药品包材,必须有国家药品监督管理局核发的《进口药包材注册证书》,并经国家药品监督管理局授权的药包材检测机构检验合格后,方可在国内销售、使用。

(三)生产药品包材的条件

申请单位必须是经注册的核发企业。企业应具备生产所注册的合理工艺、有关的洁净厂房、设备、检验仪器、人员、管理制度等质量保证的必备条件。

(四)使用药品包材企业的注意事项

为了保证药品包材不对药品构成危害,药品生产企业在使用药品包材时,应特别注意以下几个问题。

(1)凡直接接触药品的内包装材料、容器(包括黏合剂、衬垫、填充物等)必须无毒,与药品不发生化学反应,不发生组分脱落或迁移到药品中,以保证患者用药安全。

(2)凡直接接触药品的内包装材料、容器(包括盖、塞、内衬物等),除抗生素原料药用的周转包装外,均不能重复使用。

(3)订购内包装材料、容器,必须在订购合同中明确包装材料的质量标准和卫生要求。

(4)对内包装材料、容器的洁净无菌化,要制订测定内包装材料、容器上附着微生物菌数的工作规程。

四、印刷性包装材料的管理

药品生产中使用印刷性包装材料的种类较多,有说明书、标签、直接印刷的包装材料、内包装容器说明物、封签、装箱单、合格证、外包装容器说明物等。据调查,很多造成医疗事故的原因之一就是药品的印刷包装材料信息错误。因此,对印刷包装材料必须进行严格管理,尽可能避免和减少由此造成的混药和差错危险,以及文字说明不清对病人带来的潜在危险。一般来说,与药品直接接触的包装材料和印刷包装材料的采购、管理和控制要求与原辅料相同。

(一) 标签的设计与印制

(1) 标签设计与印制应与药品监督管理部门批准的内容一致并符合《药品包装管理办法》规定。

(2) 印有文字的包装材料(如复合袋、铝箔等)的制订程序与标签、说明书、印有标签内容的包装材料相同。

(3) 企业质量部门对标签、说明书、印有标签内容的包装材料的设计是否符合产品质量标准的要求,国家政策、法规等要求及文字内容、颜色、样式、材质等的正确性负责。

(4) 在定制标签时企业应与供应商签订合同,防止标签外流,印制过程中的废品应受控销毁。

(5) 将批准后的标准样稿送印刷厂进行印制,标准样稿必须有质量部门的审核签字。

(6) 印刷厂制版后将初印的小样寄回药品生产企业,经企业质量部门审核签字确认后再进行批量印制。

(7) 印刷厂按数印刷,每包/件包装数量固定。对印刷中产生的废标签、说明书、印有标签内容的包装材料或需要报废的标签、说明书、印有标签内容的包装材料应按照批准及严格受控的规程销毁,并有记录,有效防止标签的外泄。

(二) 标签和说明书的变更

(1) 标签和说明书在生产使用中,如有新版药典或国家药品监督管理部门有新的规定颁布,该品种内容有所变更时,标签和说明书也须及时相应变动。

(2) 变更标签、说明书、印有标签内容的包装材料由质量部门审核确定。

(3) 标签、说明书、印有标签内容的包装材料更改后,原模板向印刷厂方收回销毁或者印刷厂按照批准且受控的规程销毁并保存好销毁记录。

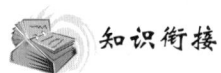
知识衔接

包装、标签上商品名的规定

药品的商品名须经国家药品监督管理局批准后方可在包装、标签上使用。商品名不得与通用名连写,应分行。商品名经商标注册后,仍须符合商品名管理的原则。通用名与商品名用字的比例不得小于 1∶2(指面积)。通用名字体大小应一致,不加括号。未经国家药品监督管理局批准作为商品名使用的注册商标,可印刷在包装标签的左上角或右上角,其字体不得大于通用名的用字。

(三) 标签的验收储存

(1) 质量部门应检查每批标签是否注明生产单位、注册商标、批准文号、品名、规格、生产批号、装量、用法、剂量、生产日期、效期等内容(剧毒等特殊药品应按规定明显标示),并按企业所制订标准样本要求核对内容,还应检查印刷质量,符合要求后,签发检验合格证。

(2)印刷质量的检查包括标签进厂后,按标准样检查外观、尺寸、式样、颜色、文字内容,查看是否污染、破损。对不符合要求的,点数封存,经审批后指定专人及时销毁,做好记录,并由监销人审查签字。

(3)标签必须按品种、规格、批号分类专柜存放,并上锁专人管理。

(4)每批新印的标签必须留样存档并注明印刷单位、印刷日期、印刷数量和验收入库日期。

 课堂互动

标签和说明书的验收原则是什么?

(四)印刷性包装材料的储存

印刷包装材料应存放在足够安全的区域内,以免未经批准人员进入。切割式标签或其他散装印刷包装材料应分别置于密闭容器内储运,以防混淆。标签、说明书等应设专柜或专库贮存并由专人管理。

(五)印刷性包装材料的发放

除检验取样,所有已入库的包装材料均须经质量部门批准放行,并贴上绿色合格标签或限制性放行标签后,才可以领用出库,并执行"先失效先出"的原则。

印刷包装材料应由专人保管,按照操作规程和需求量计数发放,并进行数量平衡控制。

采取措施避免混淆和差错,确保用于药品生产的包装材料正确无误。

生产部门凭"印刷包装材料核对清单"向仓库领取标签和其他印刷包装材料。"核对清单"和领料单一样,是批生产指令的重要组成部分。每个产品的每一种规格一般使用一张"核对清单"。印刷包装材料的代码和条码号预先打印在清单上。清单的基准稿由物料管理部起草,质量部审核批准。生产时,清单的复印件由物料管理部发往生产部,生产部凭此向仓库领取印刷包装材料。生产车间每批产品所需印刷包装材料的预计数量见"核对清单",材料的批号和实发数由包装材料管理员填写并签名。在核对清单上贴上所发印刷包装材料的样张,以便生产车间核对。经计数的印刷包装材料应放在封口容器中,连同核对清单一起发往生产车间,并应在核对清单上注明封签号,封口容器上应贴配料标签。

每批或每次发放的印刷包装材料或与药品直接接触的包装材料,均应有识别标志,标明所用产品的名称和批号。

(六)印刷性包装材料的使用

车间应按"核对清单"检查印刷包装材料的品名、代码及数量。核对无误后,收料人在"核对清单"上注销封签号并签名。标签在使用前必须用条码机核对条码并加以计数。每卷标签的第一张及最后一张、合格证、说明书则贴在批包装记录的相应位置上。使用过程中的废标签也应计数。废标签的代码部分应撕下,贴在"批包装记录"的背面并注明报废总数。包装工段在完成包装作业后,将剩余的印刷包装材料进行清理及计数,放入密闭容器中退回仓库,然后按公式核算亏损。标签库在收到退回的印刷包装材料后,也应进行计数并对亏损情况进行复核。退库标签数多于理论数,应返工检查是否漏贴标签。如未发现漏贴标签,应进行调查并做出相应说明。其他印刷包装材料的偏差限度一般可略高于标签。企业可根据自身正常生产时的历史统计水平设定标签的偏差限度。如超过偏差限度,必须立即向生产部门反馈并报告库区负责人。

(七) 印刷性包装材料的退库与销毁

(1) 车间剩余的没有打印批号且完好的标签和说明书、印有标签内容的包装材料退库应清洁、完整、整齐,经仓库保管员核对无误后,由车间标签保管员填写退料单,办理退库手续。

课堂互动

印刷性包装材料储存、发放和使用中的注意事项是什么?

(2) 车间或贴签工序剩余的、印有批号的标签,不得退回仓库,指定两人核对数量后销毁,并做好销毁记录。

(3) 由印刷厂印好批号的标签,发剩时或该批号取消时,仓库指定专人及时销毁,并做好记录,并由监销人审查签字。包装材料销毁单示例见表3-5,标签使用记录示例见表3-6。

表3-5　　　　　　　　包装材料销毁单示例

名称		物料号	
来料批号		内部批号	
供应商名称			
销毁部门		数量	
销毁原因			
销毁批准人		销毁方法	
批准日期			
销毁人		销毁日期	
监督人		日期	
备注			

表 3-6　　　　　　　　　　　标签使用记录示例

日期	领用量	所贴物料			使用数量		使用人	次品销毁人	销毁复核人	结存数	备注
		物料号	物料名称	产品批号	件数	正常使用数	次品数				

 课堂讨论

1. 已安排生产车间剩余的印有批号的标签,为什么要销毁而不能退回仓库？
2. 物料储存养护的重点是什么？

任务三　产品管理与养护

产品的概念包含中间产品、待包装产品、成品。产品的管理理念和程序与物料管理基本相同,都应符合《药品生产质量管理规范》(GMP)的相关规定。

一、《药品生产质量管理规范》(GMP)对产品储存管理的规定(摘录)

第一百二十八条　成品放行前应当待验贮存。

第一百二十九条　成品的贮存条件应当符合药品注册批准的要求。

第一百三十条　麻醉药品、精神药品、医疗用毒性药品(包括药材)、放射性药品、药品类易制毒化学品及易燃、易爆和其他危险品的验收、贮存、管理应当执行国家有关的规定。

第一百三十一条　不合格的物料、中间产品、待包装产品和成品的每个包装容器上均应当有清晰醒目的标志,并在隔离区内妥善保存。

第一百三十二条　不合格的物料、中间产品、待包装产品和成品的处理应当经质量管理负责人批准,并有记录。

第一百三十三条　产品回收需经预先批准,并对相关的质量风险进行充分评估,根据评估结论决定是否回收。回收应当按照预定的操作规程进行,并有相应记录。回收处理后的产品应当按照回收处理中最早批次产品的生产日期确定有效期。

第一百三十四条　制剂产品不得进行重新加工。不合格的制剂中间产品、待包装产品和成品一般不得进行返工。只有不影响产品质量、符合相应质量标准,且根据预定、经批准的操作规程以及对相关风险充分评估后,才允许返工处理。返工应当有相应记录。

第一百三十五条 对返工或重新加工或回收合并后生产的成品,质量管理部门应当考虑需要进行额外相关项目的检验和稳定性考察。

第一百三十六条 企业应当建立药品退货的操作规程,并有相应的记录,内容至少应当包括:产品名称、批号、规格、数量、退货单位及地址、退货原因及日期、最终处理意见。

同一产品同一批号不同渠道的退货应当分别记录、存放和处理。

第一百三十七条 只有经检查、检验和调查,有证据证明退货质量未受影响,且经质量管理部门根据操作规程评价后,方可考虑将退货重新包装、重新发运销售。评价考虑的因素至少应当包括药品的性质、所需的贮存条件、药品的现状、历史,以及发运与退货之间的间隔时间等因素。不符合贮存和运输要求的退货,应当在质量管理部门监督下予以销毁。对退货质量存有怀疑时,不得重新发运。

对退货进行回收处理的,回收后的产品应当符合预定的质量标准和第一百三十三条的要求。退货处理的过程和结果应当有相应记录。

二、中间产品的管理

质量管理部门根据药品生产过程及结果评价中间产品是否正常,是否符合企业内控质量标准,并决定是否流转和使用。

(一) 生产过程控制

中间产品的质量取决于生产过程中的质量控制,包括以下几点。

(1) 产品是否按批准的生产工艺生产。

(2) 人员培训是否到位。

(3) 机器设备有无对中间产品产生影响。

(4) 厂房、环境、尘粒、微生物是否达标等。

生产部门应在生产过程中采取合理措施确保中间产品符合企业内控标准。

(二) 流转过程控制

生产部门应依据中间产品的特性确保包装容器的清洁度和密封性,保证中间产品在运输传递途中不受尘粒或微生物的污染。

(三) 储存管理

(1) 仓储区应设立物料和产品贮存区(库),用于贮存待验、合格物料和产品。

(2) 储存区域内可采用单独库房贮存、隔离,或采用隔离线、隔离栏划区隔离待验物料和成品,并应有醒目的状态标识。

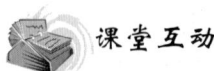

课堂互动

胰岛素中间体的养护原则是什么?

(3)成品应做好标识,至少标明名称、企业内部代码、批号、数量或重量、生产工序、产品的质量状态(如待检、合格、不合格、已取样等)。

(4)存放待检、合格、不合格成品时要严格分开,按批次存放。

(5)成品要按分类分开贮存,如固体、液体、内服、外用等,以避免相互混淆。

三、产品的回收管理

(一)产品返工

返工是指将某一生产工序生产的不符合质量标准的一批中间产品或待包装产品、成品的一部分或全部返回到之前的工序,采用相同的生产工艺进行再加工,以符合预定的质量标准。

不合格的中间产品、待包装产品和成品一般不得进行返工。只有不影响产品质量、符合相应质量标准,且根据预定、经批准的操作规程以及对相关风险进行充分评估后,才允许返工。如在颗粒剂的生产中,在制粒过程中,主药含量发生重大偏差,不得返工;但若是水分含量超标,则可以返工。返工应当有相应的记录。

(二)重新加工

重新加工是指将某一生产工序生产的不符合质量标准的一批中间产品或待包装产品的一部分或全部,采用不同的生产工艺进行再加工,以符合预定的质量标准。重新加工虽然采用了不同于正常生产工艺的其他工艺,但这个工艺也必须是正式的工艺,必要时也须经过工艺验证。

(三)产品回收

回收是指在某一特定的生产阶段,将以前生产的一批或数批符合相应质量要求的产品的一部分或全部,加入另一批次的操作中。产品的回收需经过预先批准,并对相关的质量风险进行充分评估,根据评估结论决定是否回收。回收应当按照预定的操作规程进行,并有相应的记录。回收处理的产品应当按照回收处理中最早批次产品的生产日期确定有效期。

对返工或重新加工或回收合并后生产的成品,质量管理部门应当考虑进行相关项目的检验和稳定性考察。

四、产品的放行管理

产品放行是指对一批产品进行质量评价,做出批准使用或投放市场或其他决定的操作。

企业应建立产品批准放行的操作规程,明确批准放行的标准、职责,并有相应的记录。

(一)产品放行的要求

(1)在批准放行前,应当对每批药品进行质量评价,保证药品及其生产符合注册和《药品生产质量管理规范》(GMP)要求,并确认主要的生产工艺和检验方法经过验证。

(2)已完成所有必需的检查、检验,并综合考虑实际生产条件和生产记录。

(3)所有必需的生产和质量控制均已完成并经相关主管人员签名。

(4)变更已按照相关规程处理完毕,需要经药品监督管理部门批准的变更已得到批准。

(5)对变更或偏差已完成所有必要的取样、检查、检验和审核。

新冠疫苗的放行原则是什么?

(6)所有与该批产品有关的偏差均已有明确的解释或说明,或者已经过彻底调查和适当处理。

(7)如偏差还涉及其他批次产品,应当一并处理。

(8)疫苗类制品、血液制品、用于血源筛查的体外诊断试剂,以及国家药品监督管理部门规定的其他生物制品在放行前还应当取得批签发合格证明。

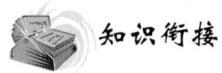

质量监督人员(QA)履行的职责

药品在国内生产情况下,确保每批药品已根据国家规定的法令以及市场销售许可证的要求进行生产和检验;如果药品委托其他公司生产,不管该药品是否公司内已有生产,在公司内应至少进行对每个生产批所有活性成分的定性定量分析以及为确保药品质量符合市场销售许可证要求所进行的必要试验或检查;所有情况下,尤其是在药品发放销售情况下,QA必须在记录本或具有等同目的的文件上证明每个生产批满足本文规定,上述记录本或类似文件必须随着工作的进行不断更新,必须由主管部门保存,保存时间根据各公司条款规定,但任何情况下保存时间不得少于5年。

(二)成品放行的审核

在批准放行一个批次成品之前,受权人必须检查与生产相关的主要方面是否符合规定。受权人对成品批放行的审核工作,是建立在前期批生产记录审核和批检验记录审核基础之上,即受权人对相关记录的再评估审核工作完成做出审核结论,决定一批产品是否可以放行。

受权人在批记录审核后,对产品的处理做出判断,做出审核结论,并签署放行或报废文件。该批放行文件应包含在批记录中,包括签署日期和姓名及对产品的判断,即同意放行或复验或不同意放行。判断做出后,产品质量状态标识随之发生变化,可以通过改变标签的形式,也可以使用经验证合格的计算机系统。所有报废的产品应立即隔离,单独放置。

对于需要做出重新返工或回收处理决定的物料和/或产品,应标以待验状态标识,由受权人重新审核新的操作、新的记录后再做决定。

(三)产品放行审核实例

下文以某药品生产企业成品放行审核单为例进行说明(表3-7)。

表3-7 某药品生产企业成品放行审核单

品名		规格	批号	
数量		生产车间	报告单编号	
		审核项目		审核结果
生产审核	1. 生产指令及主配方	①起始物料有合格证,物料领用数量符合指令要求 ②生产配方与工艺规程相符		是□ 否□
	2. 生产所用物料	①生产所使用的物料有合格证 ②投料量与配料单要求一致,投料次序正确,工艺参数正常		是□ 否□
	3. 批生产指令	①记录齐全、书写正确、数据完整,有操作人、复核人签名 ②生产符合工艺要求,生产状态、清场合格证等均符合要求 ③中间产品有检验报告或QA确认,结果符合内控标准		是□ 否□
	4. 批包装指令	①所用说明书、标签、合格证均正确,打印批号及有效期正确 ②记录齐全、书写正确、数据完整,有操作人、复核人签名		是□ 否□
	5. 物料平衡	①物料平衡计算公式正确 ②各工序物料平衡收率结果符合标准		是□ 否□
	结论	符合规定□ 不符合规定□ 审核人:	年 月	日
质量审核	1. 批生产记录	①记录齐全、书写正确、数据完整,有操作人、复核人签名 ②清场记录及清场合格证有QA签字 ③中间产品按规定取样、检验,检验结果符合要求		是□ 否□
	2. 批包装记录	①记录齐全、书写正确、数据完整,有操作人、复核人签名 ②清场记录及清场合格证有QA签字 ③所用说明书、标签、合格证均正确,打印批号及有效期正确		是□ 否□

续表

	审核项目		审核结果
质量审核	3. 物料平衡	①物料平衡计算公式正确 ②各工序物料平衡收率结果符合标准	是□ 否□
	4. 监控记录及取样记录审核	①记录齐全、书写正确、数据完整,有监控人签名 ②监控项目齐全,结果符合规定,取样单及取样数量正确	是□ 否□
	5. 偏差	①生产偏差执行偏差处理程序,处理结果符合要求 ②检验偏差执行OOS调查程序,处理结果符合要求	是□ 否□
	6. 批检验记录	①记录齐全、书写正确、数据完整,有检验人、复核人签名 ②检验报告单项目及结果符合内控标准 ③检验报告单有批准人签字及盖有"质检专用章"	是□ 否□
	结论	符合规定□　　不符合规定□ 审核人：　　　　　　　年　月　日	

符合规定,同意放行□
不符合规定,不同意放行□
质量受权人：　　　　　　　　　　　　　　　　年　月　日

五、产品的发运管理

药品发运是指药品生产企业将产品发送到经销商或用户的一系列操作,如配货、运输等,其中药品出库、运输是关系到药品质量的重要环节。

(一) 药品出库管理

药品生产企业要制定药品出库检查与复核的管理制度,制定科学合理的药品出库复核程序,明确相关人员的质量责任。对药品出库的原则、药品出库的质量检查与校对的内容、出库复核记录及其管理、相关人员的责任等都要明确下来。

1. 出库原则

药品出库应遵循"先产先出""近期先出"和按批号发货的原则。先产先出、近期先出以保证药品在有效期内使用;按批号发货以保证出库药品有可追踪性。

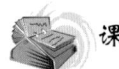 课堂互动

药品出库管理的原则是什么?

2. 过程控制

(1)药品出库时必须进行复核和质量检查　复核和检查时,应按发货凭证对

实物进行质量检查和数量、项目的核对,做到出库药品质量合格且货单相符。麻醉药品、一类精神药品、医疗用毒性药品等特殊管理药品出库时应双人复核。

(2)药品发运的零头包装　只限两个批号为一个合箱,合箱外应当标明全部批号,并建立合箱记录,以确保每批药品都可以追踪。

(3)每批产品均应当有发运记录　发运记录内容应包括:产品名称、规格、批号、数量、收货单位和地址、联系方式、发货日期、运输方式等。根据发运记录,应能够追查每批产品的销售情况,必要时应当能及时全部追回,发运记录应当至少保存至药品有效期后一年。

(4)不能出库发货的情况　包括药品包装内有异常响动和液体渗漏;外包装出现破损、封口不牢、衬垫不实、封条严重损坏等现象;包装标识模糊不清或脱落;药品已超出有效期等。如果发现以上问题应停止发货,并报企业质量管理机构处理(表3-8)。

表3-8　　　　　　　某制药公司成品药接收、入库、发货管理制度

文件名称	成品药接收、入库、发货管理制度		编码	
制订人		审核人		批准人
制订日期		审核日期		批准日期
制订依据			页数	
制订部门	营销部		版本号	
分发部门	成品仓库、质管部、生产部		实施日期	

1. 目的
规范成品药的接收、入库、发货管理。
2. 适用范围
成品药仓库管理。
3. 责任
成品药仓库管理员对制度的执行负责,仓库主管对本制度的执行承担监管检查责任。
4. 内容
4.1　成品药的接收及储存
4.1.1　车间将包装好的成品药交仓库待验寄库,仓库管理员核对车间填写的《成品进仓单》中的品名、规格、数量、批号、包装与实际是否相符,检查产品外包装是否清洁、完好无损。
4.1.2　待检寄存的成品药应存放在待验区中,并挂上黄色待检牌,按《物料定置管理规定》存放。
4.2　成品药的入库
4.2.1　仓库管理员根据化验室出具的成品检验报告单及质管部签发的《成品放行审核单》办理入库或退库手续。
4.2.2　将合格的成品移入成品合格区域,仓库管理员填写库存货位卡和《进销存账》。
4.2.3　不合格的成品移至成品不合格区域,按《不合格品管理制度》的有关规定执行。

续表

> 4.3 成品药的出库
> 4.3.1 药品出库遵循"先产先出""近期先出"和按批号发货的原则。
> 4.3.2 仓库管理员审核销售部门签发的提货单,核对产品名称、数量、规格、收货单位、收货地点、开票人员签名,确认准确无误后,准予提货。
> 4.3.3 根据提货单位所需的品种、规格、包装规格及数量,在合格品区找出应发运品种的批号及货位。
> 4.3.4 每次发货后要在库存货位卡做好发货记录。
> 4.3.5 填写销售记录,做到账、物、卡相符。

(二)药品运输管理

药品的运输应遵循"及时、准确、安全、经济"的原则,遵照国家有关商品运输的各项规定,规范药品运输行为,合理地组织运输工具和力量,实现物流的畅通,确保药品运输质量,把药品安全及时地运达目的地。

1. 运输要求

运输机构或人员必须具备一定的资质,运输人员应当经过有关药品以及药事法规知识的培训,运输应具备保证药品质量的条件,尤其对于冷藏药品,应具有防雨、避光、防高温高湿、防冻、防干燥、防颠簸、防偷盗等装置。对有温度要求的药品的运输,应根据季节的温度变化和运程,在运输途中采取必要的保温或冷藏措施。

2. 过程控制

在药品运输时,根据药品流向、运输线路条件和运输工具状况、时间长短及运输费用高低,进行综合研究,在药品能安全到达的前提下,选择最快、最好、最省的运输办法,努力压缩待运期。针对运送药品的包装条件及道路状况,采取相应措施,防止药品的破损和混淆。特殊管理药品和危险品的运输应按国家有关规定办理。

(1)药品发运前必须检查药品的名称、规格、单位、数量是否与随货同行发票相符;有无液体药品与固体药品合并装箱的情况,包装是否牢固和有无破漏;衬垫是否妥实,包装大小重量等是否符合运输部门的规定。

(2)填制运输单据,做到字迹清楚,项目齐全,发运药品按每个到站(港)和每个收货单位分别填写运输交接单,也可用发货票的随货同行联代替。拼装整车必须分别给各收货单位填写运输交接单,在药品包装上应做明显标识以示区别。

(3)药品在装车前需按照发运单核对发送标志和药品标志有无错漏,件数有无差错,运输标志选用是否正确,然后办好运输交接手续,做出详细记录,并向运输部门有关人员讲清该批药品搬运装卸的注意事项。

（4）搬运、装卸药品应轻拿轻放，严格按照外包装图示标志要求堆放和采取保护措施。药品包装为玻璃容器的情况下易碎，怕撞击和重压，所以搬运装卸时必须轻拿轻放，防止重摔，液体药品不得倒置。如发现药品包装破损、污染或影响运输安全时，不得发运。

（5）各种药品在途中运输和站台堆放时，应注意防止日晒雨淋，以免药品受潮湿、光、热的影响而变质。

（6）定期检查发运情况和待运药品情况，防止漏运、错运，保持单据完备。对规定发运期限的药品，单据上要做明显的标志。

六、产品召回

召回是药品生产企业按规定的程序收回已上市销售的存在安全隐患的药品。

召回在实际工作中具体表现为由于产品存在缺陷或该产品被报告有严重的不良反应等原因，需从市场或临床试验中收回一批或者几批产品。根据召回活动发起主体的不同，药品召回分为企业主动召回和监管部门责令召回两类。

1. 主动召回

药品生产企业通过信息的收集分析、调查评估，根据产品质量事件的严重程度，在没有官方强制的前提下主动对存在安全隐患的药品做出召回。

2. 责令召回

药品监督管理部门通过调查评估，认为存在潜在安全隐患，企业应当召回药品而未主动召回的，药品监督管理部门责令企业召回药品。

根据产品的安全隐患、危害的严重程度，药品召回分为以下三级。

（1）一级召回　使用该产品可能引起严重健康危害的。

（2）二级召回　使用该产品可能引起暂时的或者可逆的健康危害的。

（3）三级召回　使用该产品一般不会引起健康危害，但由于其他原因需要召回的。

药品生产企业应建立产品召回系统和召回程序，明确召回相关人员、产品及记录等的要求。建立和完善药品召回制度，收集药品安全的相关信息，对可能具有安全隐患的药品进行调查、评估，召回存在安全隐患的药品。在发现药品质量问题后，在尚无任何质量事故或药害事件发生时，在公众和相关药监部门尚未获得任何信息时，应当主动召回对患者健康存在风险的产品。

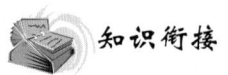

召回通知传达与召回时限

一级召回:应在 1 日内通知所有相关下游客户,要求其在 3 日内退货。
二级召回:应在 2 日内通知所有相关下游客户,要求其在 7 日内退货。
三级召回:应在 3 日内通知所有相关下游客户,要求其在 14 日内退货。

召回流程的制订要根据制药企业自己的实际情况,为保证召回流程的顺利执行,制药企业需要明确各部门在召回流程中的职责,召回流程一般至少包含以下几个因素。

(一)召回决策

召回决策由企业高层管理者(包括质量管理负责人)在相关领域专家的支持下进行。召回决策应当基于对产品安全隐患的调查与评估。一般情况下,调查和评估应包括以下内容。

(1)药品质量是否符合国家标准,药品生产过程是否符合《药品生产质量管理规范》(GMP)等规定、药品生产工艺与批准的工艺是否一致。

(2)产品储存、运输是否符合要求。

(3)产品主要使用人群的构成及比例。

(4)可能存在安全隐患的产品批次、数量及流通区域和范围。

(5)对客户是否有不利影响,是否遵守对客户的承诺。

(6)该产品引发危害的可能性,以及是否已经对人体健康造成了危害。

(7)对主要使用人群的危害影响。

(8)对特殊人群,尤其是高危人群的危害影响。

(9)危害的严重与紧急程度。

(10)危害导致的后果(短期与长期)。

各企业可以根据实际情况及所生产产品的具体特点,对不同级别的召回进行具体的、有针对性的工作。

(二)召回准备

在做出产品召回决策后,企业应立即成立召回任务小组,立即制订召回计划并组织实施召回计划。必要时召回任务小组可要求任何部门提供协助。召回计划应当包括以下内容。

(1)产品生产销售情况及拟召回的数量。

(2)执行召回的具体内容,包括实施的组织、范围和时限等。

(3)召回信息的公布途径与范围。

(4) 召回的预期效果。
(5) 产品召回后的处理措施。
(6) 联系人的姓名及联系方式。

召回计划需上报省级药品监督管理部门备案(一级召回在1日内,二级召回在3日内,三级召回在7日内),上报的召回计划变更时,应立即通知相关药品监督管理部门。

(三) 召回启动

通过预先确定的沟通方式(如电话、传真、邮件,或通过宣传媒介如广播、电视台、报纸等),在规定时限内通知客户(包括产品经营企业、使用单位、使用者等)召回相关产品,一级召回在24h内,二级召回在48h内,三级召回在72h内通知完成。同时向所在地省、自治区、直辖市药品监督管理部门报告。

实施召回的过程中,召回小组应该:一级召回每日,二级召回每3日,三级召回每7日,向药品监督管理部门报告药品召回的进展情况。召回过程中企业应对公司仍有库存的相关产品立即封存,隔离存放,设置清晰醒目的标志。召回过程中做好相关记录,包括通知客户的记录,客户反馈的记录,召回产品到货记录,并及时对召回情况进行评估等。

(四) 召回产品的接收与处理

接收召回产品时,需要有相应的记录,记录包括:客户的名称/地址,召回产品的品名、批号、数量、召回日期和召回原因,应召回和实际召回数量的平衡关系等。接收的召回产品应隔离存放,设置清晰醒目的标识。召回任务小组还应对召回产品的情况进行及时总结,对本次召回产品的质量是否受到影响进行评估,提出召回产品的具体处理方案并报请召回决策小组批准。药品召回处理决定需要同时报告药品监督管理部门进行备案或批准。必须销毁的药品,要在药品监督管理部门的监督下销毁。

(五) 召回总结并报告

召回完成后,召回任务小组应提出完整的召回总结报告,包括售出产品及召回产品之间的数量平衡计算;对召回活动、召回效果、召回产品的处理情况等做出评价,并向药品监督管理部门提交召回总结报告。

(六) 召回文件

召回行动正式完成后,应当对所有相关的文件进行归档,并长期保存。

(七) 召回系统有效性评估

为了使召回行动在必要时能够及时有效地启动,应当定期对召回系统进行评估,确保其有效性。评估可以通过模拟召回的方式进行演练,演练的过程和结果应进行记录。用于评价产品召回系统有效性的模拟召回演练与真实的产品召回可采用相似的流程图,区别仅在于召回的启动原因以及与外界的沟通活动都是虚拟的(表3-9、表3-10)。

表 3-9　　　　　　　　　某制药公司药品召回管理制度

文件名称	药品召回管理制度		编号:###・###・###	
制订人		审核人		批准人
制订日期		审核日期		批准日期
颁发部门		颁发日期		生效日期
分发部门			制作份数	
修订号		修订日期		版本号

表 3-10　　　　　　　　某制药公司模拟召回标准作业程序

文件名称	模拟召回标准作业程序		编号:###・###・###	
制订人		审核人		批准人
制订日期		审核日期		批准日期
颁发部门		颁发日期		生效日期
分发部门			制作份数	
修订号		修订日期		版本号

1. 目的

规范产品召回的管理,便于公司召回任何一批已发运销售的产品。

2. 范围

适用于本公司所有已发售的产品。

3. 责任人

质量受权人,质量部人员,生产技术部人员、物料部人员及产品发运和销售相关人员。

4. 内容

(1)药品召回是指药品生产企业按照规定的程序收回已上市销售的存在安全隐患的药品。

(2)公司指定质量受权人为公司药品召回负责人,负责组织协调药品召回工作,并配备其他适当人员协助药品召回工作,包括生产技术部经理、QA 主管、负责质量投诉和不良反应的 QA 人员等相关人员。

(3)药品召回的范围

①药品发售后,经各级药品检验机构检验确认药品质量不合格的批次。

②药品发售后,药品经销商或用户因质量问题投诉,经公司复核确认,存在药品非包装质量问题或有可能给患者带来不良影响的药品批次。

③药品发售后,公司留样产品在有效期内出现异常,经检验其质量不符合药品注册要求和质量标准的批次;或长期稳定性考察药品在有效期内,但经检验其质量不符合药品注册要求和质量标准的批次。

④药品发售后,药品出现较严重的不良反应,经公司进行风险评估后确认需要召回的批次。

⑤国家法律法规或其他特殊情况需要召回的药品品种及批次。

(4)药品存在质量问题或存在安全隐患,公司确认需要从市场召回药品时,应当立即停止销售或使用该药品,并及时向药品监督管理部门报告。

(5)公司应当建立和保存完整的药品发运和销售记录,保证销售药品的可追溯性。质量受权人应当能够迅速查阅到药品发运记录。

(6)公司应当建立完整的批记录和其他相关记录,应当能够追溯批产品的完整历史,并妥善保存,便于查阅。

(7)召回应当能够迅速启动,并迅速实施。

(8)已召回的药品应当有标识,并单独、妥善储存,等待最终处理决定。

(9)公司应当对召回的药品进行质量原因分析和质量风险评估,并考虑召回产品相邻批次的影响,最后,根据风险评估的结果决定药品的最终处理结果。

(10)因质量原因退货和召回的产品,均应当按照规定监督销毁。

(11)产品召回的进展过程应当有记录,并有最终报告。产品发运数量、已召回数量以及数量平衡情况应当在报告中予以说明。

(12)公司应当定期对产品召回系统的有效性进行评估。每年模拟产品召回一次,以验证召回系统的有效性。

1. **目的**

为验证召回系统运作的可行性,确保模拟召回活动达到预期效果而制订本规程。

2. **范围**

本规程适用于模拟召回使用。

3. **各相关部门及人员的责任**

(1)召回领导小组　由总经理、副总经理、质量受权人、召回负责人组成,负责模拟召回全过程的领导决策和异常、突发情况的处理,做出召回决定,确定召回级别和范围。

(2)召回负责人　制订模拟召回计划并组织实施;对整个模拟召回效果进行评价;向药监部门汇报并备案整个召回过程,负责提交模拟召回报告、调查评估报告、日常召回进展报告、变更报告、产品召回总结报告等;负责模拟安排召回产品的后续处理事宜,召开总结会议,以及负责安排并协调召回工作小组的各项工作。

(3)召回工作小组　由质量管理部、药品生产部、法规部、销售部、仓管物流部、财务部等部门负责人以及相关技术人员组成,负责实施模拟召回的各项工作,包括安全隐患评估、建议召回分级和范围。

①质量管理部:负责收集起始信息,汇总稳定性数据、投诉和不良反应、质量标准等信息。企业质量管理负责人负责组织制订召回准备方案,组织定期起草给药品监督管理部门的报告,组织定期向召回决策小组报告召回情况,负责召回过程中与药品监督管理部门进行沟通;质量受权人参与制订召回准备方案,具体负责准备召回的产品清单(如品名、批号、数量等),具体负责复核产品召回情况(如数量、物料平衡等);质量控制部门的相关负责人参与制订召回准备方案,必要时具体负责对召回的产品进行检验。

②药品生产部:负责生产阶段药品安全隐患调查,参与模拟召回的其他工作,参与制订召回准备方案及负责替代性供应方案的生产。

③法规部:负责有关法规、行业相关信息的汇总,必要时负责起草新闻稿并模拟向社会和媒体公布,必要时应对法律诉讼。

④销售部:负责召回过程中与客户进行沟通,负责与客户协商替代性供应方案和/或补偿方案,销售部门的相关负责人参与制订召回准备方案,配合完成召回产品清单,全面负责召回过程中与客户的沟通。

⑤仓管物流部:负责汇总分销渠道信息、所有客户清单、所有发货时间、发货量、库存量等信息,制订召回通告,并通知分销渠道停止销售并下架,收集各分销渠道的反馈信息;同时制订有关补货等相关事宜;参与制订召回准备方案,配合完成召回产品清单,负责接收和隔离存放召回的产品。

⑥财务部:负责模拟采取保险理赔、产品的退回事宜涉及财务问题的处理,参与制订召回准备方案中的补偿方案,负责召回产品和补偿行动的财务处理。

⑦公共关系部门:参与制订召回准备方案,负责面对媒体、公众和内部员工的沟通工作。

(4)药监部门扮演者　负责在模拟召回过程中扮演药监部门的角色(省局、市局)。

(5)模拟召回实施监督员　负责参与整个模拟召回过程,并对模拟召回效果实施监督。

4. 模拟召回的执行程序

(1)确定模拟召回案例　召回领导小组确定模拟召回的案例,由监督员/药监部门扮演者将此信息启动。

(2)信息汇报和决策　收到案例信息的人员应在第一时间报告给公司质量受权人,质量受权人立即将信息通知公司管理层,必要时召开紧急会议,同时汇报监督员收到消息、召开会议时间;公司管理层进行初步风险评估,确定是否进行产品安全隐患的深入调查和评估。

(3) 模拟召回启动　决定进行安全隐患评估后,质量受权人将信息通知各相关人员,成立召回领导小组和召回工作小组;召回工作小组立即汇总相关信息。

召回领导小组、工作小组召开会议进行该产品的安全隐患的调查评估、确定拟召回原因、涉及的产品和批次,填写《产品安全隐患调查评估报告》,并保留会议记录。

根据调查评估结果,由召回领导小组决策是否启动模拟召回,确定模拟召回的级别和范围。

确定启动的模拟召回列为模拟Ⅰ级和部分模拟Ⅱ级个案需要向公众提出警告,由召回领导小组确认是否向社会公众公布。

召开会议时间需汇报监督员,模拟召回启动由监督员计时。

(4) 执行模拟召回　模拟召回启动后,召回负责人制订召回计划,并在各级别时限内汇报给药监部门扮演者并提交《召回计划》和《安全隐患调查评估报告》,在召回期间进行周期书面汇报/变更的书面汇报。

仓管部/计划部制订召回通告,口头和书面通知分销渠道模拟停止销售并下架,要求各分销渠道反馈收到通知的时间,并预计可以完成的所有涉及产品下架的时间等信息,同时确定有关补货等相关事宜。

决定需要将模拟召回信息向公众公布时,法规事务部还需企划新闻稿,并制订向媒体公布的方案,提交给召回领导小组批准。

针对模拟个案,财务部应制订采取保险理赔、产品的退回事宜涉及财务问题的处理方案,应提交给召回领导小组批准。

(5) 结案　模拟召回各项行动完成后,召回负责人对模拟召回效果进行评估,制订《召回总结报告》并汇报药监部门,组织召开总结会议评价模拟召回的效果,讨论发现的问题和不足,制订相应改善措施。

(6) 模拟召回结果有效的标准　模拟召回启动后,一级召回24h、二级召回48h、三级召回72h内通知到所有经销商、药店模拟停止销售;同时报告药监部门扮演者,并于1日/3日/7日内提交调查评估报告和召回计划。

模报召回期间,一级每日、二级每三日、三级每七日向药监部门扮演者提交周期书面汇报/变更的书面汇报。

模拟召回启动后,新闻稿和向媒体公布的方案需在1小时内完成;有关财务问题的处理方案需在1日内完成。

所有相关的记录齐全,符合要求。

(7) 模拟召回期间各项行动时间、进展以及完成的记录必须即时汇报给召回负责人和监督员。

七、不合格产品、退货产品、废品的管理

(一) 不合格产品

不合格产品的处理流程通常为"不合格品的标识→存放→处置"。不合格产

品的每个包装容器上均应有清晰醒目的标识,存放在有明确标识的隔离区域,并且人员的进出和不合格品的出库均应严格遵守相应的流程规范操作。不合格品的处置应由质量管理部门批准,并做处置记录。

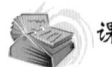 **课堂互动**

销后退回药品能否直接入库?

(二)退货产品

企业应建立药品退货操作规程,并有相应的记录,内容至少包括:名称、批号、规格、数量、退货单位和地址、退货原因和日期、最终处理意见。同一产品同一批号不同渠道的退货应当分别记录、存放和处理。

退货接收后应立即单独隔离存放在符合储存条件的退货区域,并标识为待验状态,直到经质量管理部门评估、确定处理意见后进行处理,其储存同常规的产品一样进行管理。

只有经过检查、检验和调查,有证据证明退货产品质量未受影响,且经质量管理部门根据操作规程评价后,方可考虑将退货重新包装、重新发运销售。评估的因素至少应包括药品的性质、所需的储存条件及药品的现状、历史以及发运与退货之间的间隔时间等因素。

不符合质量标准、储存和运输要求的退货,应在质量管理部门监督下予以销毁。对退货质量有怀疑时,不得重新发运。

(三)废品

药品生产企业中废品的来源通常为:生产工序的废料尾料、验证物料、实验室的废弃物、工程的废弃物等。

废品的收集可根据不同部门、来源及性质分开收集。对废品应进行清晰明确的标识,之后及时转移至相对独立的区域。废品的转移和存放应防止对其他物料和产品的污染和交叉污染,可分库存放。

废品的处置主要分为回收与销毁。可回收的一般为废弃的纸质包装材料和包装容器、废弃金属、废弃塑料。销毁的一般为含药品的废弃物、实验室的废弃物、工程的废弃物等。最为有效,同时兼具经济和环保的回收方式是通过废品回收实现废品的再利用,同时从源头上控制废品产生。整个处理过程应有相关记录。

课堂讨论

1. 根据所学知识,为某制药公司制订产品一级召回管理规程。
2. 根据所学知识,为某制药公司起草一份成品发货标准 SOP。

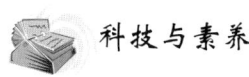 科技与素养

攻关医药前沿,造福更多患者

在医学界,细胞与基因治疗已被普遍认为是最有可能治愈癌症的先进治疗方法。作为细胞治疗过程中的关键原材料,纳米、微米级大小的生物磁珠直接关系着实验研究或临床治疗。磁珠由微小的氧化铁颗粒(20~30nm)组成,将抗体耦联到纳米级磁珠表面的难度极高。经过持续攻坚,金斯瑞生物科技有限公司终于自主研发出了细胞分选磁珠,并已从科研级别转化为临床级别,该成果有望实现细胞分选领域重要的原材料的国产化,通过搭配已有的抗体自主研发平台,可以大大降低细胞分选磁珠的成本,给更多患者带来希望。细胞分选是整个细胞治疗的关键环节,但我国目前还存在细胞分选磁珠等关键原材料短缺等问题,必须进行该领域关键核心技术攻关。

近年来,江苏省将生物医药产业列入战略性新兴产业和先进制造业集群重点培育,聚焦生物医药领域重大科学前沿或重大产业前瞻问题攻坚克难,强化原始创新,支持创新药品研发,培育壮大创新型领军企业,产值规模已占全国1/6,入选国家生物医药产业园区综合竞争力前50强的园区数量连续5年居全国第一。南京市重点项目投资10亿元助力金斯瑞生物科技有限公司全力打造生命科学研发服务平台,集聚力量进行原创性、引领性科技攻关,坚决打赢关键核心技术攻坚战。未来我国生物医药行业将专注科学创新,继续攻克关键核心技术难题。不断积蓄势能,为未来发展打造更强竞争力,为加速国内细胞与基因治疗行业发展添砖加瓦,用科学赋能医疗卫生体系建设,加速惠及患者,携手合作伙伴,共创健康中国的美好未来。

 能力测试

一、单项选择题

1. 下列属于供应商资质考核内容的是(　　)。
A. 企业法人营业执照　　　　　　B. 生产能力
C. 质量控制能力　　　　　　　　D. 市场信誉

2. 物料状态标识体现的是(　　)。
A. 物料的质量状态　　　　　　　B. 物料身份信息的识别
C. 物料流转过程的可追溯性　　　D. 三者都体现

3. 物料请验单开出的部门是(　　)。
A. 质量管理部门　　　　　　　　B. 生产管理部门

C. 仓储管理部门　　　　　　　　D. 企业负责人

4. 下列做法正确的是(　　)。

A. 印刷性包装材料与固体、液体原料同库存放

B. 同一仓库内不同物料有明显标识,并有物理隔断

C. 合格物料用黄色色标标识

D. 空心胶囊储存在常温库,相对湿度控制在35%~65%

5. 物料出库凭证的开出部门是(　　)。

A. 质量管理部门　　　　　　　　B. 生产管理部门

C. 销售管理部门　　　　　　　　D. 仓储管理部门

6. 采用不同于正常生产工艺的其他工艺,对不符合质量标准的中间产品进行再加工属于(　　)。

A. 返工　　　B. 重新加工　　　C. 回收　　　D. 三者都不属于

7. 不符合质量标准的退货,应在(　　)监督下予以销毁。

A. 质量管理部门　　　　　　　　B. 生产管理部门

C. 销售管理部门　　　　　　　　D. 仓储管理部门

8. 药品的每个最小销售单元的包装必须(　　)。

A. 按规定印有或贴有标签并附说明书　　B. 按规定印有标签和相应标识

C. 按规定贴有标签和应有的标识　　　　D. 按规定附说明书和相关的标识

9. 注明包装数量、运输注意事项的属于(　　)。

A. 药品大包装标签　　　　　　　B. 药品内包装标签

C. 药品中包装标签　　　　　　　D. 药品说明书

二、多项选择题

1. 药品生产所使用的物料标准有(　　)。

A. 药品标准　　　　　　　　　　B. 包装材料标准

C. 生物制品规程　　　　　　　　D. 其他有关标准

2. 物料应当根据其性质有序分批储存和周转,发放应当符合的原则是(　　)。

A. 近期先出　　　　　　　　　　B. 先进先出

C. 急用先出　　　　　　　　　　D. 零头先发

3. 关于标签和说明书管理,说法正确的是(　　)。

A. 企业变更标签、说明书由质量部门审核确定

B. 标签应按品种、规格分类专柜存放,上锁专人管理

C. 标签不得改为他用或涂改后再用

D. 车间用各种药品标签应由质量管理人员领取,保管员计数发放

4. 物料日常养护措施包括(　　)。

A. 控制温度　　　　　　　　　　B. 控制湿度

C. 避光　　　　　　　　　　D. 防虫防鼠
5. 应做记录的环节是(　　)。
A. 标签的发放　　　　　　　B. 标签的使用
C. 标签的销毁　　　　　　　D. 标签的运输

三、简答题
1. 简述黄、绿、红三种不同色标分别表示物料何种质量状态。
2. 简述物料的发放程序。
3. 物料养护的措施有哪些?

实训三　参观药品生产企业

一、实训目的
1. 掌握开办药品生产企业的条件。
2. 了解药品生产企业的环境、厂房与设施、机构设置、人员配备、物料及产品储存、药品生产质量管理状况等,提出问题,激发进一步学习的兴趣。
3. 培养严谨、认真的工作作风和遵纪守法的职业精神,以及对职业的认同感、使命感和责任感。

二、实训内容
1. 参观药品生产企业厂区、车间、库房、化验室、办公场所等,认知开办药品生产企业的条件。
2. 与企业现场人员交流,了解企业药品生产质量管理情况。

三、实训步骤
1. 联系大、中型药品生产企业(校外实训基地),前往参观。
2. 在企业人员带领下参观企业文史展厅,了解企业发展历史、经营准则、企业精神、道德规范、发展目标及主要产品等。
3. 参观厂区,了解药品生产企业选址对环境的要求。
4. 参观企业仓库,了解药品生产企业物料及产品等储存方法,库房温度、湿度控制要求及调节措施。
5. 参观企业制剂车间,了解药品生产企业洁净区装修要求及环境参数控制。
6. 参观制水车间,了解工艺用水制备、储存及使用情况。
7. 参观空调净化系统,了解设备工作原理及功能。
8. 参观化验室,了解药品检验仪器配备及检验项目。
9. 阅读企业质量管理文件,了解药品生产企业质量管理要求。
10. 与企业员工互动交流。

四、实训组织
学生分成几组,每组 15~25 人,在企业人员带领下,参观药品生产企业,与员工进行交流,教师给予指导和总结。

五、实训报告

药品生产企业参观报告。

实训四　原辅料、成品取样

一、实训目的

1. 掌握《药品生产质量管理规范》(GMP)对原辅料、成品取样的相关规定。

2. 学会原辅料、成品的取样方法。

3. 培养科学、严谨、认真的工作作风,以及互相协调、配合的职业素养。

二、实训内容

1. 原辅料取样操作。

2. 成品取样操作。

三、实训步骤

1. 实训指导

(1)取样应遵守企业制订的《取样管理程序》和《取样操作规程》。

(2)取样员应在企业规定时限内到规定地点在取样间内取样。取样前确认取样环境的温度、湿度及洁净度是否符合要求。

(3)取样员在开启物料包装前核对物料名称、批号、数量,检查包装应完整、清洁、无水迹、霉变等异常情况,如有异常应单独取样。

(4)液体物料摇匀后取样　光敏性药品用棕色瓶装,必要时加套黑纸;腐蚀性物料避免用金属取样工具取样;剧毒性药品两人取样,并佩戴防护用具。

(5)一批物料的品名、批号、包装、生产厂家相同时,可作一个取样单位,否则需要分别取样。

(6)取样结束,在已取样的内包装材料上及时贴"取样证",将外包装重新密封,挂上取样证后送回原处。

(7)取样器具按相应的清洗标准操作规程清洗后定置存放。品种、规格不同的物料取样器具应分开,避免污染。

(8)检验剩余的样品不能返回原包装中,应作为留样样品保管。

(9)留样由专人负责,且应具有一定的专业知识,熟悉样品的性质和储存方法。

2. 设计《取样通知单》、取样证、取样记录。

3. 选择取样及留样所需的仪器。

4. 确定取样量

根据请验单的品名、规格、数量计算取样样本数、取样量。

5. 原料药取样

(1)固体原料药在取样间用洁净的不锈钢勺或不锈钢探子,在每一包件不同部位取样。样品放在具有封口装置的无毒塑料取样袋内,封口,做好样品标识。

(2)液体原料药在取样间用洁净的玻璃吸管取样,放在洁净的具塞玻璃瓶中,密塞,做好样品标识。

(3)原料、辅料需检验微生物限度的样品,用已灭菌的取样器在每一包件的不同部位按无菌操作法取样,样品放在已灭菌的容器内,封口,做好样品标识。

6. 成品取样

(1)成品入库前,生产车间填写成品请验单送交质量管理部门。由车间现场质量监控员取样,或由化验室专人到成品存放地或外包装岗位,按批取样。

(2)核对请验单内容与成品标签内容,无误后取样。每批成品在不同的包装内抽取一定的小包装,总量供3次全项检验和留样。

四、实训组织

1. 阅读原辅料、成品取样操作规程,观看《取样与样品管理》视频。
2. 班级学生分组,每组3~5人,每人练习原辅料和成品取样操作。
3. 填写取样记录和留样记录。
4. 组长归纳本组学生取样与留样操作训练的收获和存在的问题,在班级进行发言讨论。
5. 教师答疑,总结。

五、实训报告

1. 设计并填写"取样通知单"、取样证、取样记录。
2. 总结本次实训的收获与不足。

项目四　药品经营企业的药品储存与养护

● 知识目标

1. 了解药品经营活动的特点和类型。
2. 熟悉药品出入库的流程。
3. 掌握药品经营企业仓储管理的基础知识,为学生获取相应职业资格证书和就业打下基础。

● 能力目标

形成药品仓储岗位的职业意识,养成良好的职业道德,并具备运用法律知识解决药品经营企业中仓储管理中实际问题的能力。

● 素质目标

树立学生具有高度的社会责任感,热爱医药卫生事业;提高学生职场协调能力和服务意识;引导学生塑造健康人格,使学生树立正确的人生观、世界观、价值观。

● 思政目标

1. 在学生中弘扬诚信文化,健全诚信建设长效机制。
2. 将依法治国与践行社会主义核心价值观有机结合起来并融入社会发展、行业发展和日常生活中。

 思政案例

案例一:在一普通居民房内,各种各样的药品杂乱地堆放在地面上,朱某就这样搞起了药品储存和销售。执法人员还发现一辆面包车内装满药品,正准备外出销售。朱某自称为某药业集团的销售员,提供了这个公司的《药品经营许可证》《营业执照》等复印件,但执法人员发现,朱某租赁的房屋内不仅存放这个药业集团生产的药品,还有其他 5 家药品生产企业的药品。执法人员初步认定,朱某在未经许可的、不符合药品储存条件的场所储存并经营药品,其行为涉嫌无证经营药品。该市药监局对查到的药品进行了查封扣押,将全部药品暂控在符合药品储存条件的药品仓库内。

思政提示:药品经营过程中要严格遵守 GSP 相关规定,加强药品销售人员的职业素质教育和道德教育,弘扬社会主义核心价值观,提倡职业诚信,严守道德底线。

案例二:2015 年 4 月 28 日,济南市公安局食药环侦支队会同济南市食药监局食品药品稽查支队,一举捣毁一处位于偏僻厂房内的仓库,现场查获大批预防流行性乙型脑炎等人用疫苗,价值近70万元,并将犯罪嫌疑人庞某某及其女儿孙某抓获。两人经营的疫苗及生物制品虽为正规厂家生产,但由于未按规定进行冷链运输、保存,其部分属于临期疫苗,疫苗流通过程中存在过期、变质的风险。脱离了2~8℃的恒温冷链,疫苗已难以保证质量和使用效果,注射后甚至可能产生副作用,两名主犯分别获刑19年及6年,此案入选2015年度公安部打击食品药品犯罪十大典型案例。

思政提示:坚持习近平新时代中国特色社会主义思想和依法治国相结合,把社会主义核心价值观融入药品的依法生产、依法使用和管理中,融入社会发展,融入每个人日常生活中。

药品是一种特殊的商品,在生产、经营全过程中,由于内外因素的作用,随时都有可能出现质量问题,因此,必须在所有环节上采取严格的管理控制措施,才能从根本上保证药品质量。根据许多发达国家的经验,我国制定了一系列法规来保证药品质量,即在实验室阶段实行的《药物非临床研究质量管理规范》(以下简称GLP);在新药临床阶段实行的《药物临床试验质量管理规范》(以下简称GCP);在药品生产过程中实施的《药品生产质量管理规范》(以下简称GMP);在药品经营过程中实施的《药品经营质量管理规范》(以下简称GSP)。本项目以GSP为依据学习批发企业和零售企业药品管理养护知识,为学生从事药品经营管理和养护相关岗位奠定基础。

任务一 药品经营的特点及相关管理规定

一、药品的经营特点和分类

(一)药品的经营特点

药品是指用于预防、治疗、诊断人的疾病,有目的地调节人的生理机能并规定有适应证或者功能主治、用法和用量的物质,包括中药、化学药和生物制品等。因此,药品经营既具有一般市场的经营特点,又有其独特的市场经营特点,其特点主要有以下5个方面。

1. 药品经营方式

药品经营方式分批发、零售连锁和零售3类,批发购买对象主要是药品生产企业、药品经营企业及使用药品的医疗机构。购买的次数少,但每次购买的数量多。由于产销关系密切,供应关系固定,有利于计划安排。零售连锁企业是由总部、配送中心和若干门店构成。总部是连锁企业经营管理的核心,配送中心是连锁企业的物流机构,门店是连锁企业的基础,承担日常零售业务,直接面对病人。零售药店面对的主要是病人,处方药一定要凭医师处方销售,非处方药应指导病人按照说明书合理用药。

2. 药品消费需求弹性小,社会保有量不多

药品是"多了没用,少了不行""不用不买,买则急需"的商品,这就需要根据市场需求,应加强计划调节,并注意留有一定的储备。

3. 药品储存经营技术性强,服务要求高

对药品的要求是质量完好、安全有效、针对性强。对经营者的要求是讲职业道德,有高度的工作责任心,懂药品知识,懂经营管理知识,能正确进行药品储存保管和使用宣传指导。

4. 对新老品种的更换要求紧迫

有些老药使用时间长了,会产生耐药性,需要新药治疗。有些药品对人体毒副作用大,急需研制毒副作用小的品种更替。这种在品种上弃老更新的要求,在药品的市场经营中显得特别突出。

5. 销售量受自然气候、灾情、疫情的影响

遇到天灾、疫情等情况,要求药品供应及时,稍有拖延就会贻误治疗或抢救工作,造成严重后果。

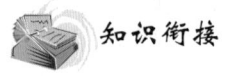 知识衔接

医药分离是大势所趋

医药零售市场终端主要包括医疗终端和零售药店两大类。从发达国家的行业发展趋势以及我国医疗改革的精神来看,"医药分离"是长期发展趋势。欧洲90%以上患者通过零售药房获得药品,美国80%以上的药品通过零售药房出售,日本这一比例也达到了50%以上。但目前我国医药零售市场的终端仍以医院为主。

(二)药品经营范围

依照GSP规定,药品经营企业经营药品的范围为:中药材、中药饮片、中成药、化学原料药及其制剂、抗生素、生化药品、放射性药品、血清疫苗、血液制品和诊断药品等10类。

二、药品经营管理与相关规定

(一)药品流通监督管理

为了规范药品流通秩序、整顿治理药品流通渠道,国家药品监督管理局发布了《药品流通监督管理办法》,自2007年5月1日起开始施行。为了加强处方药、非

处方药的流通管理,保障人民用药安全、有效、方便、及时,国家药品监督管理局发布了《处方药与非处方药流通管理暂行规定》,自 2000 年 1 月 1 日起开始实施。

1. 药品生产、经营企业对其购销人员的管理责任

(1)药品生产、经营企业对其药品购销行为负责,对其销售人员或设立的办事机构以本企业名义从事的药品购销行为承担法律责任。

(2)药品生产、经营企业应当加强对药品销售人员的管理,并对其销售行为做出具体规定。

(3)药品生产、经营企业应当对其购销人员进行药品相关的法律、法规和专业知识培训,建立培训档案,培训档案中应当记录培训时间、地点、内容及接受培训的人员。

课堂互动

处方药和非处方药的购买途径有何不同?

2. 药品生产、经营企业销售药品应当提供的资料

(1)加盖本企业原印章的《药品生产许可证》或《药品经营许可证》和营业执照的复印件。

(2)加盖本企业原印章的所销售药品的批准证明文件复印件。

(3)销售进口药品的,按照国家有关规定提供相关证明文件。

药品生产企业、药品批发企业派出销售人员销售药品的,还应当提供加盖本企业原印章的授权书原件。授权书原件应当载明授权销售的品种、地域、期限,注明销售人员的身份证号码,并加盖本企业原印章和企业法定代表人印章(或者签名)。销售人员应当出示授权书原件及本人身份证原件,供药品采购方核实。

3. 药品销售凭证的内容及保存期限

(1)药品生产企业、药品批发企业销售药品时,应当开具标明供货单位名称、药品名称、生产厂商、批号、数量、价格和规格等内容的销售凭证。

(2)药品零售企业销售药品时,应当开具标明药品名称、生产厂商、数量、价格、批号和规格等内容的销售凭证。

(3)药品生产、经营企业的销售凭证,应当保存至超过药品有效期 1 年,但不得少于 3 年。

4. 药品生产、经营企业不得从事的经营活动

(1)药品生产、经营企业知道或者应当知道他人从事无证生产、经营药品行为的,不得为其提供药品。

(2)药品生产、经营企业不得为他人以本企业的名义经营药品提供场所,或者

资质证明文件,或者票据等便利条件。

(3)药品生产、经营企业不得在经药品监督管理部门核准的地址以外的场所储存或者现货销售药品。

(4)药品生产、经营企业不得以展示会、博览会、交易会、订货会、产品宣传会等方式现货销售药品。

(5)药品生产、经营企业不得以搭售、买药品赠药品、买商品赠药品等方式向公众赠送处方药或者甲类非处方药。

(6)药品生产、经营企业不得采用邮售、互联网交易等方式直接向公众销售处方药。

(7)药品生产企业只能销售本企业生产的药品,不得销售本企业受委托生产的或者他人生产的药品。

(8)药品经营企业不得购进和销售医疗机构配制的制剂。

(9)未经药品监督管理部门审核同意,药品经营企业不得改变经营方式。

(10)药品经营企业不得超出《药品经营许可证》许可的经营范围经营药品。

5. 处方药与非处方药流通管理

(1)处方药必须凭执业医师或执业助理医师处方销售、购买和使用。执业药师或药师必须对医师处方进行审核,签字后依据处方正确调配、销售药品。对处方不得擅自更改和代用。对有配伍禁忌和超剂量的处方,应当拒绝调配、销售,必要时,经处方医师更正或重新签字,方可调配、销售。零售药店对处方必须留存2年以上备查。

(2)甲类非处方药、乙类非处方药可不凭医师处方销售、购买和使用,但患者可以在执业药师的指导下购买和使用;执业药师或药师对患者选购非处方药提供用药指导或提出寻求医生治疗的建议。

(3)处方药不得采用开架自选销售方式,处方药、非处方药不得采用有奖销售、附赠药品或礼品销售等销售方式。

课堂讨论

1. 在药品经营过程中实施的《药品经营质量管理规范》的重要性有哪些?

2. 药品流通领域中,影响药品质量的因素和环节有哪些?GSP采取哪些措施保证药品质量?

任务二 药品批发企业药品的储存管理

一、药品经营质量管理

《药品经营质量管理规范》(GSP)是药品经营管理和质量控制的基本准则,要求企业在药品采购、储存、销售、运输等环节采取有效的质量控制措施,确保药品质量。药品经营企业应当严格执行 GSP,药品生产企业销售药品、药品流通过程中其他涉及储存与运输药品的,也应当符合 GSP 相关要求。

同时,针对企业信息化管理、药品储运温湿度自动监测、药品验收管理、药品冷链物流管理、零售连锁管理等具体要求,国家原食品药品监督管理总局发布了《冷藏、冷冻药品的储存与运输管理》《药品经营企业计算机系统》《温湿度自动监测》《药品收货与验收》与《验证管理》等五个 GSP 附录,作为正文的附加条款,与正文条款具有同等效力。

2016 年 6 月,国家原食品药品监督管理总局对 GSP 中有关药品经营企业执行药品电子监管规定与落实企业追溯主体责任的相关规定做出相应修改完善,将药品电子监管系统调整为药品追溯体系,强调以药品生产经营企业为责任主体,建立药品追溯系统,实现药品可追溯。

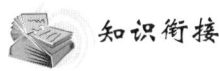

学习先进,接轨国际

现行版 GSP 借鉴国际上先进的药品流通质量管理思想和经验,学习和认识世界卫生组织和欧盟《药品供应和管理规范》(GDP)的一些管理理念和方法,如供应链理念、企业信息化管理、物流技术与应用、质量风险管理、冷链管理及验证体系内审等,结合我国药品监管流通现状及发展要求进行了合理的借鉴与吸收,使 GSP 接近当前国际先进的流通管理规则。

二、药品批发企业质量管理

(一)药品批发企业的组织机构与质量管理职责

1. 企业负责人、质量负责人质量管理的职责

(1)企业负责人质量管理的职责　药品批发企业负责人是药品质量的主要责任人,全面负责企业日常管理,负责提供必要的条件,保证质量管理部门和质量管理人员有效履行职责,确保企业实现质量目标并按照 GSP 要求经营药品。

(2)质量负责人质量管理的职责　药品批发企业质量负责人应当由高层管理人员担任,全面负责药品质量管理工作,独立履行职责,在企业内部对药品质量管理具有裁决权。

2. 质量管理部门及其职责

药品批发企业应当设立质量管理部门,有效开展质量管理工作。质量管理部门的职责不得由其他部门及人员履行,质量管理部门应当履行以下职责。

督促相关部门和岗位人员执行药品管理的法律法规及 GSP;组织制订质量管理体系文件,并指导、监督文件的执行;负责对供货单位和购货单位的合法性、购进药品的合法性及供货单位销售人员、购货单位采购人员的合法资格进行审核,并根据审核内容的变化进行动态管理;负责质量信息的收集和管理,并建立药品质量档案;负责药品的验收、指导并监督药品采购、储存、养护、销售、退货、运输等环节的质量管理工作;负责不合格药品的确认,对不合格药品的处理过程实施监督;负责药品质量投诉和质量事故的调查、处理及报告;负责假、劣药品的报告;负责药品质量查询;负责指导设定计算机系统质量控制功能;负责计算机系统操作权限的审核和质量管理基础数据的建立及更新;组织验证、校准相关设施设备;负责药品召回的管理;负责药品不良反应的报告;组织质量管理体系的内审和风险评估;组织对药品供货单位及购货单位质量管理体系和服务质量的考察和评价;组织对被委托运输的承运方运输条件和质量保障能力的审查;协助开展质量管理教育和培训;其他应当由质量管理部门履行的职责。

3. 药品质量验收组工作职责实例(以某企业为例)

(1)坚持"质量第一"的原则,严格履行质量否决权,对验收质量不合格的药品予以拒收。

(2)按照法定标准和合同规定的质量条款对购进药品、销后退回药品的质量进行逐批验收。

(3)检查验收时应对药品的包装、标签、说明书以及药品合格证等有关证明文件进行逐一检查。

(4)验收时按照规定的要求抽样检查,抽取的样品应具有代表性。

(5)检查验收应真实完整地做好检查验收记录,验收记录应保存不少于 5 年。

(6)验收首营品种,应检查有无相同批号的药品出厂检验报告书。

(7)检查验收应在符合规定的场所进行,应在规定时限内完成。

(8)对验收合格的药品,及时同仓储部门办理入库交接手续。

4. 药品养护组工作职责实例(以某批发企业为例)

(1)按照企业的有关规定,对储存药品及储存环境实施有效的养护管理,确保药品储存质量。

(2)指导保管人员对药品进行合理储存。

(3)检查在库药品的储存条件,配合保管人员进行仓间温度、湿度等储存条件的管理。

(4)对库存药品进行定期质量检查,并做好检查记录。

(5)对中药材和中药饮片按其特性,采取干燥、降氧、熏蒸等方法养护。

(6)对于因异常原因可能出现质量问题的药品和库存时间较长的药品,报请质量管理部门复查处理。

(7) 对检查中发现的问题及时通知质量管理部门复查处理。
(8) 定期汇总、分析和上报药品养护检查的质量信息。
(9) 定期向质量管理部门上报近效期及长时间储存药品的报表。
(10) 负责验收养护用仪器设备、仓储设施设备的管理工作;建立药品养护档案。

(二) 药品批发企业的人员管理

1. 药品批发企业人员资质

药品批发企业人员资质见本书项目一任务二中的表 1-1 至表 1-3。

2. 质量管理、验收人员在岗、专职要求

药品批发企业从事质量管理、验收工作的人员应当在职在岗,不得兼职其他业务工作。

3. 岗前培训、继续培训和特殊岗位培训的要求

药品批发企业应当对各岗位人员进行与其职责和工作内容相关的岗前培训和继续培训。培训内容应当包括相关法律、法规、药品专业知识及技能、质量管理制度、职责及岗位操作规程等。企业应当按照培训管理制度制定年度培训计划并开展培训,使相关人员能正确理解并履行职责。培训工作应当做好记录并建立档案。

药品批发企业从事特殊管理的药品和冷藏、冷冻药品的储存、运输等工作的人员,应当接受相关法律、法规和专业知识培训并经考核合格后方可上岗。

4. 直接接触药品岗位人员的健康检查

药品批发企业质量管理、验收、养护、储存等直接接触药品岗位的人员应当进行岗前及年度健康检查,并建立健康档案。

患有传染病或者其他可能污染药品的疾病的,不得从事直接接触药品的工作。身体条件不符合相应岗位特定要求的,不得从事相关工作。

5. 药品经营企业卫生和人员健康管理制度实例

(1) 目的　保证药品经营行为的规范、有序,确保药品质量和服务质量。
(2) 依据　《药品管理法》及《药品经营质量管理规范》等法律法规。
(3) 责任人　公司所有员工。
(4) 适用范围　公司办公场所、药品仓库、人员卫生及人员健康管理。
(5) 卫生管理制度

①办公场所卫生管理规定

a. 办公场所面积应与公司经营规模、机构设置及人员数量相适应,并配备有适宜的通风降温等空气调控设施,做到宽敞、明亮、舒适。

b. 办公场所不得存在经常超过 60dB 的噪声、废气及放射性污染源。

c. 办公场所屋顶、墙壁应牢固、平整,不得有剥落物、碎屑。

d. 办公场所地面应平整、光洁,不得留存垃圾、尘土与污水。

e. 办公室的桌面应清洁、桌面文件用具等应摆放整齐,不得堆积如山、杂乱无章。

f. 离开办公室外出或下班时,办公桌面不得随意摆放有关公司商业信息的文件资料。

g. 办公场所地板与桌面应每天进行清洁,保持窗明几净,墙壁无积尘,地面无垃圾。

h. 办公场所门窗应装配有安全可靠的锁、栓等设施。

i. 办公场所消防设施配备应符合消防管理要求。

j. 办公场所至少每季度应进行一次彻底的大扫除,以保持清洁、卫生、舒适的办公环境。

②药品仓库卫生管理规定

a. 药品仓库的周围环境应整洁,远离垃圾站,应地势高、干燥、排水良好,无粉尘、无有害气体及严重污水污染源。

b. 库区内不得种植易长虫的花草树木,地面应平坦、整洁、无积水、无垃圾,排水沟道畅通。

c. 库房内墙壁和顶棚表面应光洁,库内地面平坦、无缝隙。

d. 库房门窗结构应严密,并装配有安全可靠的锁、栓设施。

e. 库房应配备有防尘避光设施、防虫防鼠设施、通风排水设施、符合安全要求的照明设施及消防安全设施。

f. 库房要定期打扫,不得有蜘蛛网、鼠洞鼠迹。

g. 仓库内的地面与用具应保持清洁,不得有积尘污垢,药品包装不得积尘污损。

h. 验收养护室应整洁明亮,配备有温度、湿度监测调控设备。

i. 仓库内不得烹煮和存放食物,以免招惹虫类,影响药品质量。

(6)人员卫生与健康管理制度

①个人卫生管理规定

a. 注意个人卫生,在岗员工应勤洗澡、勤理发。头发、指甲注意修剪整齐。

b. 上班时着装要整洁、大方、庄重,佩戴胸卡上岗。

c. 上班外出进行业务活动时,应注意个人仪表、维护公司形象。

d. 在办公场所或业务工作中不得脱鞋晾脚。

e. 办公及生活废弃物应装入垃圾桶(袋),不得随意抛撒于桌面或地面。

f. 在办公室或外出嚼食口香糖后应用纸包裹后放于垃圾桶(袋),不得随地乱吐。

g. 在禁止吸烟的场所不得吸烟,在允许吸烟的地方吸烟后应将烟熄灭,不得随地乱丢。

②人员健康状况管理规定

a. 药品经营人员应身体健康,患有精神病、传染性疾病和可能污染药品的疾病的人员不得上岗从事药品业务活动。

b. 在质量管理、质量验收、药品养护、仓储保管、发货及出库复核等直接接触药品岗位的工作人员,每年应进行健康检查;体检的项目内容应符合任职岗位条件要求,不得有漏检行为或替检行为。

c. 以上人员健康检查应在当地药品监督管理部门指定的医疗单位进行,体检结果及健康证(复印件)应归档保存备查。

d. 以上岗位人员如发现患有精神病、传染性疾病和可能污染药品的疾病时,应及时调离上述岗位。

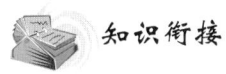知识衔接

更新观念,与时俱进

根据药品流通存在的问题和发展要求,现行版 GSP 在管理领域和发展方向上体现了创新与发展的思路,具有明显的时代特征和超前意识,提出了新的观念和新的举措,如按照供应链的理念提出全过程、全方位的管理要求;要求企业依法经营、诚实守信;开展第三方医药物流等。

根据供应链管理的原则,GSP 调整范围不仅包括药品经营环节而且覆盖到药品生产、流通环节当中涉及药品的销售、储存以及运输的各项活动中,不仅药品经营全过程,而且生产企业销售药品、流通环节涉及储存、运输的各项活动都要符合 GSP 的管理要求,体现出供应链全程管理的理念。

现行版 GSP 明确规定了药品零售企业的法定代表人或企业负责人应当具备执业药师资格;企业应当按国家有关规定配备执业药师,负责处方审核,指导合理用药。

(三)药品批发企业的设施与设备

1. 库房总的要求

库房的选址、设计、布局、建造、改造和维护应当符合药品储存的要求,防止药品的污染、混淆和差错。

2. 库房的条件

库房的规模及条件应当满足药品的合理、安全储存,便于开展储存作业;库房内外环境整洁,无污染源,库区地面应铺水泥或者绿化;库房内墙、顶光洁,地面平整,门窗结构严密;库房有可靠的安全防护措施,能够对无关人员进入实行可控管理,防止药品被盗、替换或者混入假药;有防止室外装卸、搬运、接收、发运等作业受

异常天气影响的措施。

3. 库房应当配备的设施设备

药品与地面之间有效隔离的设备;避光、通风、防潮、防虫、防鼠等设备;有效调控温度、湿度及室内外空气交换的设备;自动监测、记录库房温湿度的设备;符合储存作业要求的照明设备;用于零货拣选、拼箱发货操作及复核的作业区域和设备;包装物料的存放场所;验收、发货、退货的专用场所;不合格药品专用存放场所;经营特殊管理药品的,有符合国家规定的储存设施;经营中药材、中药饮片的,应当有专用的库房和养护工作场所,直接收购地产中药材的应当设置中药样品室(柜)。

4. 经营和运输冷藏、冷冻药品的设施设备要求

经营冷藏、冷冻药品的,应当配备以下设施设备:与其经营规模和品种相适应的冷库,经营疫苗的应当配备两个以上独立冷库;用于冷库温度自动监测、显示、记录、调控、报警的设备;冷库制冷设备的备用发电机组或者双回路供电系统;对有特殊低温要求的药品,应当配备符合其储存要求的设施设备;冷藏车及车载冷藏箱或者保温箱等设备。

(四) 药品批发企业的采购管理

1. 采购活动的要求

药品批发企业采购活动应当符合以下要求:确定供货单位的合法资格;确定所购入药品的合法性;核实供货单位销售人员的合法资格;与供货单位签订质量保证协议。

2. 首营企业、首营品种的审核

采购中涉及的首营企业、首营品种,采购部门应当填写相关申请表格,经过质量管理部门和企业质量负责人的审核批准。必要时应当组织实地考察,对供货单位质量管理体系进行评价。

对首营企业的审核,应当查验加盖其公章原印章的以下资料,确认真实、有效:《药品生产许可证》或者《药品经营许可证》复印件;营业执照及其年检证明复印件;《药品生产质量管理规范》认证证书或者《药品经营质量管理规范》认证证书复印件;相关印章、随货同行单(票)样式;开户户名、开户银行及账号;《税务登记证》和《组织机构代码证》复印件。

采购首营品种应当审核药品的合法性,索取加盖供货单位公章原印章的药品生产或者进口批准证明文件复印件并予以审核,审核无误的方可采购。

3. 核实、留存供货单位销售人员的资料

企业应当核实、留存供货单位销售人员以下资料:加盖供货单位公章原印章的销售人员身份证复印件;加盖供货单位公章原印章和法定代表人印章或者签名的授权书,授权书应当写明被授权人姓名、身份证号码,以及授权销售的品种、地域、期限;供货单位及供货品种相关资料。

4. 质量保证协议

药品批发企业与供货单位签订的质量保证协议至少包括以下内容：明确双方质量责任；供货单位应当提供符合规定的资料且对其真实性、有效性负责；供货单位应当按照国家规定开具发票；药品质量符合药品标准等有关要求；药品包装、标签、说明书符合有关规定；药品运输的质量保证及责任；质量保证协议的有效期限。

（五）药品批发企业的收货与验收

1. 收货要求

药品批发企业应当按照规定的程序和要求对到货药品逐批进行收货、验收，防止不合格药品入库。药品到货时，收货人员应当核实运输方式是否符合要求，并对照随货同行单（票）和采购记录核对药品，做到票、账、货相符。

冷藏、冷冻药品到货时，药品批发企业应当对其运输方式及运输过程的温度记录、运输时间等质量控制状况进行重点检查并记录。不符合温度要求的应当拒收。

对符合收货要求的药品，药品批发企业应当按品种特性要求放于相应待验区域，或者设置状态标志，通知验收。冷藏、冷冻药品应当在冷库内待验。

2. 验收与抽样

（1）检验报告书　查验药品批发企业验收药品应当按照药品批号查验同批号的检验报告书。供货单位为批发企业的，检验报告书应当加盖其质量管理专用章原印章。检验报告书的传递和保存可以采用电子数据形式，但应当保证其合法性和有效性。

（2）药品抽样　药品批发企业应当按照验收规定，对每次到货药品进行逐批抽样验收，抽取的样品应当具有代表性。同一批号的药品应当至少检查一个最小包装，但生产企业有特殊质量控制要求或者打开最小包装可能影响药品质量的，可不打开最小包装；破损、污染、渗液、封条损坏等包装异常及零货、拼箱的，应当开箱检查至最小包装；外包装及封签完整的原料药、实施批签发管理的生物制品，可不开箱检查。

（3）药品验收　验收人员应当对抽样药品的外观、包装、标签、说明书及相关的证明文件等逐一进行检查、核对；验收结束后，应当将抽取的完好样品放回原包装箱，加封并标示。

（4）验收记录　验收药品应当做好验收记录，包括药品的通用名称、剂型、规格、批准文号、批号、生产日期、有效期、生产厂商、供货单位、到货数量、到货日期、验收合格数量、验收结果等内容。验收人员应当在验收记录上签署姓名和验收日期。

中药材验收记录应当包括品名、产地、供货单位、到货数量、验收合格数量等内容。中药饮片验收记录应当包括品名、规格、批号、产地、生产日期、生产厂商、供货单位、到货数量、验收合格数量等内容，实施批准文号管理的中药饮片还应当记录批准文号。

验收不合格的还应当注明不合格事项及处置措施。

3. 入库和库存记录

药品批发企业应当建立库存记录,验收合格的药品应当及时入库登记;验收不合格的,不得入库,并由质量管理部门处理。

(六)药品批发企业的储存与养护

1. 药品储存要求

按包装标示的温度要求储存药品,包装上没有标示具体温度的,按照《中国药典》规定的贮藏要求进行储存。

储存药品的相对湿度为35%~75%。

在人工作业的库房储存药品,按质量状态实行色标管理,合格药品为绿色,不合格药品为红色,待确定药品为黄色。

储存药品应当按照要求采取避光、遮光、通风、防潮、防虫、防鼠等措施。

搬运和堆码药品应当严格按照外包装标示要求规范操作,堆码高度符合包装图示要求,避免损坏药品包装。

药品按批号堆码,不同批号的药品不得混垛,垛间距不小于5cm,与库房内墙、顶、温度调控设备及管道等设施间距不小于30cm,与地面间距不小于10cm。

药品与非药品、外用药与其他药品应分开存放,中药材和中药饮片应分库存放。

特殊管理的药品应当按照国家有关规定储存。

拆除外包装的零货药品应当集中存放。

储存药品的货架、托盘等设施设备应当保持清洁,无破损和杂物堆放。

未经批准的人员不得进入储存作业区,储存作业区内的人员不得有影响药品质量和安全的行为。

药品储存作业区内不得存放与储存管理无关的物品。

2. 药品养护管理

药品批发企业养护人员应当根据库房条件、外部环境、药品质量特性等对药品进行养护,主要内容如下所示。

指导和督促储存人员对药品进行合理储存与作业;检查并改善储存条件、防护措施、卫生环境;对库房温度、湿度进行有效监测、调控;按照养护计划对库存药品的外观、包装等质量状况进行检查,并建立养护记录,对储存条件有特殊要求的或者有效期较短的品种应当进行重点养护;发现有问题的药品应当及时在计算机系统中锁定和记录,并通知质量管理部门处理;对中药材和中药饮片应当按其特性采取有效方法进行养护并记录,所采取的养护方法不得对药品造成污染;定期汇总、分析养护信息。

3. 药品破损导致泄漏的处理

药品因破损而导致液体、气体、粉末泄漏时,药品批发企业应当迅速采取安全处理措施,防止对储存环境和其他药品造成污染。

4. 质量可疑药品的应对措施

药品批发企业对质量可疑的药品应当立即采取停售措施,并在计算机系统中锁定,同时报告质量管理部门确认,对存在质量问题的药品应当采取以下措施。

存放于标志明显的专用场所,并有效隔离,不得销售。

怀疑为假药的,及时报告药品监督管理部门。

属于特殊管理的药品,按照国家有关规定处理。

不合格药品的处理过程应当有完整的手续和记录。

对不合格药品应当查明并分析原因,及时采取预防措施。

 课堂互动

如果你是仓库保管员,发现假药、劣药入库后应该怎么做?

(七) 药品批发企业的出库

1. 出库复核

出库时应当对照销售记录进行复核。发现以下情况不得出库,并报告质量管理部门处理:药品包装出现破损、污染、封口不牢、衬垫不实、封条损坏等问题;包装内有异常响动或者液体渗漏;标签脱落、字迹模糊不清或者标识内容与实物不符;药品已超过有效期;其他异常情况的药品。

2. 出库记录

药品出库复核应当建立记录,包括购货单位、药品的通用名称、剂型、规格、数量、批号、有效期、生产厂商、出库日期、质量状况和复核人员等内容。

(八) 药品批发企业的运输与配送

药品批发企业应当按照质量管理制度的要求,严格执行运输操作规程,并采取有效措施。

1. 运输药品的要求

保证运输过程中的药品质量与安全。药品批发企业运输药品,应当根据药品的包装、质量特性并针对车况、道路、天气等因素,选用适宜的运输工具,采取相应措施防止出现破损、污染等问题。药品批发企业发运药品时,应当检查运输工具,发现运输条件不符合规定的,不得发运。运输药品过程中,运载工具应当保持密闭。药品批发企业应当严格按照外包装标示的要求搬运、装卸药品。

2. 具有特殊温度要求的药品运输

药品批发企业应当根据药品的温度控制要求,在运输过程中采取必要的保温或者冷藏、冷冻措施。运输过程中,药品不得直接接触冰袋、冰排等蓄冷剂,防止对药品质量造成影响。

在冷藏、冷冻药品运输途中,应当实时监测并记录冷藏车、冷藏箱或者保温箱内的温度数据。药品批发企业应当制订冷藏、冷冻药品运输应急预案,对运输途中可能发生的设备故障、异常天气影响、交通拥堵等突发事件,能够采取相应的应对措施。

3. 委托运输的要求

委托其他单位运输药品的,应当对承运方运输药品的质量保障能力进行审计,索取运输车辆的相关资料,符合 GSP 运输设施设备条件和要求的车辆方可委托。

委托运输的药品应当与承运方签订运输协议,明确药品质量责任、遵守运输操作规程和在途时限等内容。

委托运输的药品应当有记录,实现运输过程的质量追溯。记录至少包括发货时间、发货地址、收货单位、收货地址、货单号、药品件数、运输方式、委托经办人和承运单位,采用车辆运输的还应当载明车牌号,并留存驾驶人员的驾驶证复印件。记录应当至少保存 5 年。

已装车的药品应当及时发运并尽快送达。委托运输的,应当要求并监督承运方严格履行委托运输协议,防止因在途时间过长影响药品质量。

三、批发企业药品验收入库

药品的入库验收,是药品流通的首要环节。企业应当按照规定的程序和要求对到货药品逐批进行收货与验收,目的是保证入库药品的数量准确、质量良好,防止不合格药品入库。由于药品种类繁多、剂型多样、产地各异、性质复杂,并且易受外界条件影响,因此加强药品的入库验收管理是保证药品质量、做好药品养护工作的一个重要环节(图 4-1)。

(一)收货

收货是药品经营企业对到货药品,通过票据的查验,对货源和实物进行检查核对后,将符合要求的药品按照其特性放入相应待验区域的过程,包括票据之间核对、票据与实物核对、运输方式和运输条件的检查及放入待验区等。

1. 运输工具检查

检查运输工具是否密闭,如发现运输工具内有雨淋、腐蚀、污染等可能影响药品质量的现象,及时通知采购部门并报质量管理部门处理。

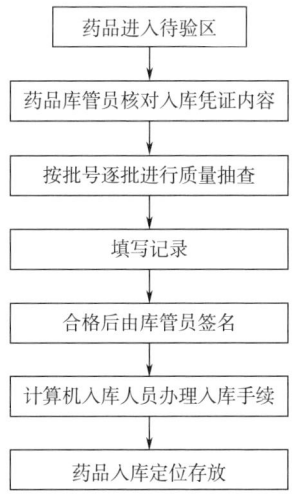

图 4-1 药品入库验收工作流程

2. 运输时限检查

根据运输单据所载明的启运日期,检查是否符合协议约定的在途时限,对不符合约定时限的,报质量管理部门处理。

3. 运输状况检查

(1)供方委托运输企业采购部门要提前将供货单位委托运输的承运单位、承运方式、启运时间等信息通知收货人员;收货人员在药品到货后,要逐一核对上述内容,内容不一致的,通知采购部门并报质量管理部门处理。

(2)冷链药品运输冷藏、冷冻药品到货时,查验冷藏车、车载冷藏箱或保温箱的温度状况,核查并留存运输过程和到货时的温度记录;记录由送货人、司机及接货单位人员共同签字,一式两份;对未采用规定的冷藏设备运输或温度不符合要求的,应当拒收,同时对药品进行控制管理,做好记录并报质量管理部门处理。

4. 运输票据检查

查验随货同行单(票)以及药品采购记录,对以下情况应拒收。

(1)无随货同行单(票)或无采购记录的应当拒收。

(2)随货同行单(票)记载的供货单位、生产厂商、药品的通用名称、剂型、规格、批号、数量、收货单位、收货地址、发货日期等内容,与采购记录以及本企业实际情况不符的,应当拒收,并通知采购部门处理。

5. 票据、药品核对

随货同行单(票)与药品实物核对:随货同行单(票)中记载的药品信息(通用名称、剂型、规格、批号、数量、生产厂商等内容)与药品实物不符的,应当拒收,并通知采购部门处理。

6. 退货药品的收货

(1) 依据销售部门确认的退货凭证或通知对销后退回的药品进行核对,确认为本企业销售的药品后,方可收货并放置于符合药品储存条件的专用待验场所。

(2) 对销后退回的冷藏、冷冻药品,根据退货方提供的温度控制说明文件和售出期间温度控制的相关数据,确认符合规定条件的,方可收货;对于不能提供文件、数据,或温度控制不符合规定的,给予拒收,做好记录并报质量管理部门处理。

7. 通知验收

收货人员将核对无误的药品放置于符合待验药品储存温度要求的待验区域内(冷藏、冷冻药品应当在冷库内待验),并在随货同行单(票)上签字后,移交验收人员。

(二) 验收

药品验收必须依照药品的验收标准,对购进药品和销后退回药品进行逐批验收。药品验收工作对于进库药品来说,是药品进库作业的一个重要环节,是堵住假、劣药品进入药库的第一道关卡。对于社会来说,是保障用药安全,防止假、劣药品进入流通渠道的必要保障。

1. 药品验收依据

药品验收应根据药品的法定标准和合同规定的质量条款,《中国药典》(2020版)未收载的品种可按局颁或部颁标准执行。验收工作必须做到"十验四清一核对":十验:验品名、规格、质量状况、数量、批号、生产日期、批准文号、有效期、包装标志、合格证。四清:质量情况记录清、包装情况数量清、批号效期标记清、验收手续清。一核对:核对药品检验报告书、合格证、说明书与产品质量标志是否相符。

2. 药品验收要求

(1) 应当按照验收规定,对每次到货药品进行逐批抽样验收,抽取的样品应当具有代表性。

同一批号的药品应当至少检查一个最小包装,但生产企业有特殊质量控制要求或者打开最小包装可能影响药品质量的,可不打开最小包装。

破损、污染、渗液、封条损坏等包装异常以及零货、拼箱的,应当开箱检查至最小包装。外包装及封签完整的原料药、实施批签发管理的生物制品,可不开箱检查。

(2) 验收人员应当对抽样药品的外观、包装、标签、说明书以及相关的证明文件等逐一进行检查、核对。

(3) 特殊管理的药品应当按照相关规定在专库或者专区内验收。

(4) 验收药品应当做好验收记录,验收不合格的还应当注明不合格事项及处置措施。

(5) 应当建立库存记录,验收合格的药品应当及时入库登记;验收不合格的,不得入库,并由质量管理部门处理。

(6)进行药品直调的,可委托购货单位进行药品验收。购货单位应当严格按照 GSP 的要求验收药品,并建立专门的直调药品验收记录。验收当日应当将验收记录相关信息传递给直调企业。

3. 验收药品的设施设备

药品待验区域及验收药品的设施设备,应当符合以下要求。
(1)待验区域有明显标识,并与其他区域有效隔离。
(2)待验区域符合待验药品的储存温度要求。
(3)设置特殊管理的药品专用待验区域,并符合安全控制要求。
(4)保持验收设施设备清洁,不得污染药品。

4. 药品抽样的原则与方法

应当对每次到货的药品进行逐批抽样验收,抽取的样品应当具有代表性,对于不符合验收标准的,不得入库,并报质量管理部门处理。

(1)对到货的同一批号的整件药品按照堆码情况随机抽样检查。整件数量在 2 件及以下的,要全部抽样检查;整件数量在 2 件以上至 50 件以下的,至少抽样检查 3 件;整件数量在 50 件以上的,每增加 50 件,至少增加抽样检查 1 件,不足 50 件的,按 50 件计。

 课堂互动

到货 130 件药品,应抽取多少件进行验收?

(2)对抽取的整件药品需开箱抽样检查,从每整件的上、中、下不同位置随机抽取 3 个最小包装进行检查,对存在封口不牢、标签污损、有明显重量差异或外观异常等情况的,至少再增加一倍抽样数量,进行再检查。

(3)对整件药品存在破损、污染、渗液、封条损坏等包装异常的,要开箱检查至最小包装。

(4)到货的非整件药品要逐箱检查,对同一批号的药品,至少随机抽取一个最小包装进行检查。

5. 药品验收内容

企业应当根据不同类别和特性的药品,明确待验药品的验收时限,待验药品要在规定时限内验收,验收合格的药品,应当及时入库,验收中发现的问题应当尽快处理,防止对药品质量造成影响。

(1)数量验收　应检查来货与单据上所列的药品名称、规格、批号及数量是否相符,如有短缺、破损应查明原因。

(2)包装、标志验收　药品包装必须印有或者贴有标签并附说明书,每个整件包装中,应有产品合格证。药品包装必须有封条、封签。

检查运输储存包装的封条有无损坏,包装上是否清晰注明药品通用名称、规格、生产厂商、生产批号、生产日期、有效期、批准文号、贮藏方法、包装规格及储运图示标志,以及特殊管理的药品、外用药品、非处方药的标识等标记。

特殊管理的药品、外用药品和非处方药包装的标签或说明书上必须印有符合规定的标识。

进口药品的标签应以中文注明药品的名称、主要成分、进口药品注册证号、药品生产企业名称等,并有中文说明书。

检查最小包装的封口是否严密、牢固,有无破损、污染或渗液,包装及标签印字是否清晰,标签粘贴是否牢固。

检查每一最小包装的标签、说明书是否符合规定。特殊管理的药品、外用药品的包装、标签及说明书上均有规定的标识和警示说明;处方药和非处方药的标签和说明书上有相应的警示语或忠告语,非处方药的包装有国家规定的专有标识;蛋白同化制剂和肽类激素及含兴奋剂类成分的药品有"运动员慎用"的警示标识。

在保证质量的前提下,如果生产企业有特殊质量控制要求或打开最小包装可能影响药品质量的,可不打开最小包装。

外包装及封签完整的原料药、实施批签发管理的生物制品,可不开箱检查。

检查验收结束后,应当将检查后的完好样品放回原包装,并在抽样的整件包装上标明抽验标志。

(3)检验报告书验收　按照药品批号查验同批号的检验报告书,药品检验报告书需加盖供货单位药品检验专用章或质量管理专用章原印章;从批发企业采购药品的,检验报告书的传递和保存可以采用电子数据的形式,但要保证其合法性和有效性。

(4)生物制品验收　验收实施批签发管理的生物制品时,有加盖供货单位药品检验专用章或质量管理专用章原印章的《生物制品批签发合格证》复印件。

(5)进口药品验收　验收进口药品时,有加盖供货单位质量管理专用章原印章的相关证明文件,如下所示。

①《进口药品注册证》或《医药产品注册证》。
②进口麻醉药品、精神药品以及蛋白同化制剂、肽类激素需有《进口准许证》。
③进口药材需有《进口药材批件》。
④《进口药品检验报告书》或注明"已抽样"字样的《进口药品通关单》。
⑤进口国家规定的实行批签发管理的生物制品,有"批签发证明文件"和《进口药品检验报告书》。

(6)中药材验收　验收地产中药材时,如果对到货中药材存在质量疑问,应当将实物与企业中药样品室(柜)中收集的相应样品进行比对,确认后方可收货。验收人员应当负责对中药材样品的更新和养护,防止样品出现质量变异。收集的样品放入中药样品室(柜)前,应当由质量管理人员进行确认。

(7)质量检验 药品质量的验收方法,包括外观性状检查和抽样送检两种。外观性状检查由验收人员按照一般的业务知识进行感官检查,观察各种药品的外观性状是否符合规定标准;抽样送检由药检部门利用各种化学试剂、仪器等设备,对药品的成分、杂质、含量、效价等内在质量和微生物限度进行物理的、化学的和生物学方面的分析检验。要全面确定药品的质量情况,必须根据具体情况进行抽样送检。

(8)退货药品验收 企业应当加强对退货药品的验收管理,保证退货环节药品的质量和安全,防止混入假冒药品。

收货人员要依据销售部门确认的退货凭证对销后退回药品进行核对,确认为本企业销售的药品后,方可收货并放置于符合药品储存条件的专用待验场所。

对销后退回的冷藏、冷冻药品,根据退货方提供的温度控制说明文件和售出期间温度控制的相关数据,确认符合规定条件的,方可收货;对于不能提供文件、数据,或温度控制不符合规定的,应予拒收,做好记录并报质量管理部门处理。

验收人员对销后退回的药品进行逐批检查验收,并开箱抽样检查。整件包装完好的,按照规定的抽样原则加倍抽样检查;无完好外包装的,每件须抽样检查至最小包装,必要时送药品检验机构检验。

销后退回药品经验收合格后方可入库销售,不合格药品按有关规定处理。

(9)验收记录 验收记录应根据质量验收的实际情况,将验收药品的质量状况记录下来,并做出明确的验收结论,做到真实、完整、准确、可追溯。

①验收记录:包括药品的通用名称、剂型、规格、批准文号、批号、生产日期、有效期、生产厂商、供货单位、到货数量、到货日期、验收合格数量、验收结果、验收人员姓名和验收日期等内容。

②中药材验收记录:包括品名、产地、供货单位、到货数量、验收合格数量等内容;中药饮片验收记录包括品名、规格、批号、产地、生产日期、生产厂商、供货单位、到货数量、验收合格数量等内容,实施批准文号管理的中药材和中药饮片还要记录批准文号。

③验收确认:验收人员验收确认,录入验收数据后,计算机系统将自动生成药品验收记录,如表4-1所示。

表4-1 药品验收记录

序号	验收日期	通用名称	商品名称	剂型	规格	到货数量	到货日期	供货单位	注册商标	产品批号	生产日期	有效期至	生产企业	验收合格数量	验收结果	处置措施	验收人	备注

④销后退回药品的验收记录:包括退货单位、退货日期、通用名称、规格、批准文号、批号、生产厂商(或产地)、有效期、数量、验收日期、退货原因、验收结果和验收人员等内容。

⑤冷藏、冷冻药品运输过程中的温度记录应作为验收记录保存。

⑥验收不合格的药品,需注明不合格事项及处置措施。

⑦企业对验收记录的保存应不少于五年。

⑧采用电脑管理时,验收员应对照实物核对药品品种的基本质量信息,验收药品的批号、生产日期、有效期、验收结果、处理措施等内容应准确记录,签字确认。

(10)特殊管理药品的验收 对特殊管理药品必须由2位验收员在场进行验收,并验收至每一最小销售包装。

 课堂互动

作为药品验收员,如何避免验收环节发生质量事故?

(三)入库

验收完毕后,验收记录单交于保管人员;保管人员根据验收记录单将药品放置于相应的合格药品库(区),并注明药品存入的库房、货位,以便记账。与此同时,将药品入库凭证的其余各联送交业务部门,作为正式收货凭证,以便于业务部门安排下一步的药品销售工作,将药品及时投放市场,加速药品流转。

保管人员如发现药品有货与单不符、包装不牢或破损、标识模糊等质量异常情况时,有权拒收并报告质量管理人员处理(表4-2)。

表4-2　　　　　　　某企业药品质量检查验收操作规程

标题	药品质量检查验收操作规程		编号	
起草人	审核人	批发人	执行日期	
日期	日期	日期	修订日期	
起草部门		颁发部门		
分发部门	仓储部、药品养护部、质量管理部			

1. 目的

建立药品验收工作程序,规范药品验收工作,确保验收药品符合法定标准和有关规定的要求。

2. 依据

《药品管理法》《药品经营质量管理规范》。

3. 范围

适用于公司采购和销后退回药品的验收工作。

4. 职责

药品质量验收员、保管员对本规程的实施负责。

5. 内容

（1）保管员收货

①保管员依据采购员开出的药品入库通知单和供货单位随货同行单对照实物进行核对后收货，并在供货单位收货单上签章。所收货的药品为进口药品时，应同时对照实物收取加盖有供货单位质量管理部门原印章的该批号药品的《进口药品检验报告书》和《进口药品注册证》（或《生物制品进口批件》《进口药材批件》）的复印件。

②保管员根据各门店所开具的药品退货通知单对照实物对销后退回药品进行核对后收货，并在退货单位的退货单上签章。

③药品保管员应将所采购的药品放置于待验区域；将销后退回的药品放置于退货区域，做好退货记录并通知验收员到场进行验收。

（2）药品验收

①验收的内容：药品质量验收包括药品外观性状的检查和药品包装、标签、说明书及标识的检查。

②验收的标准

a. 验收员依据本公司《药品质量验收细则》，抽取规定数量的药品进行外观性状的检查和包装、标签、说明书及标识的检查。

b. 验收员依据药品采购合同所规定的质量条款进行逐批验收。

③验收的场所、步骤与方法：验收员在待验区域内首先检查药品外包装是否符合《药品质量验收细则》的规定；符合规定的，予以记录并开箱检查药品内包装和说明书是否符合《药品质量验收细则》的规定；符合规定的，予以记录并根据来货数量抽取规定数量的样品到验收养护室进行外观性状的检查，同时做好检查记录；符合《药品质量验收细则》的全部要求后，对已开箱药品进行复原，并用本公司封签封箱；填写验收质量状况和验收结论并签章，将验收记录交质量管理员归档；同时通知保管员办理药品入库手续。凡发现有不符合规定情况时，应停止下一步骤的验收工作并填写商品拒收单交质量管理员处理。

④药品包装、标识主要检查内容

a. 药品的每一件包装中，应有产品合格证。

b. 药品包装的标签或说明书上，应有药品的通用名称、成分、规格、生产企业、批准文号、产品批号、生产日期、有效期、适应证或功能主治、用法、用量、禁忌、不良反应、注意事项以及贮藏条件。

c. 验收首营品种应有生产企业出具的该批号的药品检验合格报告书。

d. 特殊管理药品、外用药品包装的标签或说明书上应有规定的标识和警示说明。处方药和非处方药的标签和说明书上应有相应的警示语或忠告语；非处方药的包装应有国家规定的专有标识。

e. 进口药品，其包装的标签应以中文注明药品的名称、主要成分以及注册证号，并有中文说明书。

f. 中药材和中药饮片应有包装，并附有质量合格的标志。每一件包装上，中药材应标明药品名称、产地、发货日期、供货单位；中药饮片应标明药品名称、生产企业、生产日期。

实施批准文号管理的中药材和中药饮片，在其包装上还应标明批准文号。

⑤抽样的原则与方法

a. 验收抽样的原则：验收所抽取的样品必须具有代表性。

b. 验收抽样的方法

ⓐ一般药品的抽样方法：整件数量在2件及以下的应当全部抽样检查，整件数量在2件以上至50件的至少抽样检查3件，整件数量在50件以上的每增加50件，至少增加抽样检查1件，不足50件的按50件计。在每件包装中从上、中、下不同部位抽取3个以上小包装进行检查。凡需进行药品外观性状检查时，检查样品的具体数量（支、瓶、片或粒等）应符合《中国药典》（2020版）关于检验抽样数量的要求。

ⓑ中药材的抽样方法：药材总件数在100件以下的，取样5件；100~1000件，按5%取样；超过1000件的，超过部分按1%取样；不足5件的，逐件取样；贵重药材，不论件数多少均逐件取样。

⑥验收时限：购进药品和销后退回药品均应在一个工作日内验收完毕。

⑦特殊管理药品的验收：对特殊管理药品必须由两位验收员在场进行验收，并验收至每一个最小包装。有温度控制要求的药品，需要在相应温度下及时验收。

⑧验收记录

a. 验收记录的内容应包括药品通用名称、剂型、规格、批号、有效期、批准文号、生产企业、生产日期、供货单位、供货数量、到货日期、质量状况、验收结论和验收员签章。

b. 药品验收记录由专职验收员按日或月顺序装订，保存5年。

(3) 药品入库

①验收完毕后，验收员在药品入库通知单上注明药品质量状况、签章并交保管员；保管员根据验收合格结论和验收员的签章将药品放置于相应的合格品库，并做好记录。

②保管员如发现药品有货与单不符、包装不牢或破损、标志模糊等质量异常情况时，有权拒收并按规定上报质量管理员处理。

(4) 有关问题的处理

①验收员发现不合格药品时,按《不合格药品的确认和处理程序》报质量管理员处理。

②验收员发现本程序未明确的问题时,应立即报告质量管理员,由质量管理员联系采购员或销售员予以处理。

四、批发企业药品的在库养护

药品在库养护是指药品在仓库储存过程中进行的保养与维护工作,它是药品储存保管期间的一项经常性工作。在库药品应建立药品养护档案,贯彻"以防为主"的原则,基本要求是对药品进行合理储存,按照库存药品性质的需要,控制和调节库房的温度、湿度;熟悉药品性能和影响药品稳定性的各种因素,掌握药品质量变化的规律,提高药品保管养护的科学水平,对库存药品进行定期质量检查,并做好记录,及时采取各种有效措施防患于未然;保持库房的安全和清洁卫生,做好防火、防盗、防虫害工作。药品在库养护是一项涉及面广、技术性强的工作,对保证药品的安全合理储存、质量稳定、减少损耗、促进流通,起着非常重要的作用。

(一) 药品在库检查目的

稳定性是药品重要的质量特征,药品的稳定性主要由药品生产过程控制,但药品在运输、储存、销售、使用过程中如果管理不当,受温度、湿度、空气、日光、紫外线、微生物、药品包装等因素的影响,也会造成药品质量稳定性的下降,并直接影响到药品使用的安全性及有效性,因此加强药品在库检查十分重要。由于药品本身的理化性质各异,所以即使在规定的有效期内,在规定的运输、保管、储存条件下,有些药品也会变质。如果对储存条件不重视或控制不好,药品就更容易变质。药品养护检查即根据药品的特性,采取科学、合理、经济、有效的手段和方法,对储存药品的质量进行定期保养与维护,及时发现不合格药品以及近效期药品,从而采取必要的措施,确保储存药品的质量。

(二) 药品在库检查的内容

1. 检查药品的存储条件

(1) 检查库房门窗、地面、屋顶及墙壁 每天检查库房内外环境是否卫生、整洁,有无污染源;检查库房门窗,查看门窗的遮光板(膜)、窗帘等能否满足遮光或避光,门窗能否达到防尘、防潮、防霉、防污染以及防虫、防鼠、防鸟等要求;检查库房四周内墙、顶棚是否平整、光滑,有无脱落物、裂痕、霉斑、水迹等;检查库房地面是否平整,有无尘土;检查库房门窗结构是否严密,有无鼠、鸟等可进入的缝隙。

(2) 检查储存和养护设备使用和运行是否正常 每天检查库房内药品是否存放在货架或货台上,是否有商品直接放在地面;存放药品的货架、托盘等设施设备是否保持清洁,有无破损和杂物堆放;防潮设施是否正常使用,库内是否有电子猫、灭蝇灯、捕鼠笼、粘鼠板等防虫、防鼠设备,能否正常使用;库房的空调系统、加湿器、除湿机、换气扇等设备能否正常运行,能否有效将库内湿度控制在35%~75%;冬季防冻取暖设施,如暖气等能否正常使用。

(3)检查库房的温度、湿度 药品批发企业和零售连锁企业库房每天实行24h温度、湿度的全面自动监测,每隔30分钟自动记录一次实时温度、湿度数据,并能够通过直连电脑或显示屏实时监视。其中,常温库的温度范围标准是:10~30℃;阴凉库的温度范围标准是:0~20℃;冷藏库的温度范围标准是:2~10℃;各类库房的湿度范围标准是:35%~75%。

2. 检查药品的合理堆码

药品堆码是指仓储药品堆垛的形式和方法。合理的药品堆码,既有利于仓库人员、药品、设备和建筑物安全,又可以充分利用仓容,利于收货、出库和药品的在库养护作业。

(1)堆码注意事项

①分类储存,设置标志:药品入库以后,应根据各种药品性质、剂型、包装情况、仓库条件、出入库和在库养护操作要求进行分类储存,并设置货位标志。注意不同批号的药品不得混垛;药品与非药品、外用药与其他药品分开存放,并间隔一定距离或采取有效分隔、识别措施,防止混淆;中药材和中药饮片分库存放。防止发生错发混发事故。

②利用空间,保证安全:堆放药品时应在不影响通道及防火设备的情况下,充分利用空间,以提高仓容利用率;规范操作,保证人身安全;遵守外包装标志要求,轻拿轻放,防止外包装破损、挤压变形或药品损坏;控制堆放高度,不超过仓库地面负荷能力,保证库房安全。

③利于收发,方便工作:入库药品依据先产先出、近期先出的原则,按生产批号和药品效期分别堆放。药品堆放位置相对固定,安排层次整齐、清楚,既美观,又方便工作。包装箱的品名、批号等内容易于观察和识别,以便于仓储管理和质量控制。

④搬运和堆码:药品应当严格按照外包装标示要求规范操作,堆码高度符合包装图示要求,避免损坏药品包装。

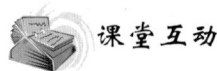 课堂互动

药品堆垛的"五距"有何意义?

(2)货垛的间距要求 药品按批号堆码,不同批号的药品不得混垛,垛间距不小于5cm,与库房内墙、顶、温度调控设备及管道等设施间距不小于30cm,与地面

间距不小于10cm。

3. 检查库房内存储药品的品种是否正确

检查库房内所存储的药品品种,是否符合该药品包装上【贮藏】项下规定的存储要求。凡是药品包装【贮藏】项下印有:冷藏、冷暗、2~10℃、冷处、在15℃以下保存、2~8℃、冷凉处等要求的都需要储存在冷藏库中;凡是药品包装【贮藏】项下印有:阴凉处、凉暗处、20℃以下、25℃以下、凉处、阴凉干燥处、通风阴凉处等要求的都需要储存在阴凉库中;凡是药品包装【贮藏】项下印有:常温、室温、10~30℃、30℃以下、不高于30℃或没有温度要求的,如密封、避光保存等,这些药品都需要储存在常温库中。如果药品包装上没有印制储存要求,应按照该药品的说明书或现行版《中国药典》该药品【贮藏】项下规定的存储要求执行。

检查中如果发现某种药品包装【贮藏】项下规定的存储要求与现储存仓库条件不符合的,应立即取下,并报告药品质量管理部门,质量管理部门通常根据药品移库原则,检查后未发生变质的,批准填写《药品移库报告单》,将其移入符合储存条件的库房内(通常情况下从冷藏库移入阴凉库,也可以从常温库移入阴凉库)。检查中如果发现常温库中储存了应当冷藏保存的药品,则应立即取下,报告药品质量管理部门后,该药品通常按照不合格药品处理,即填写《不合格药品报告表》,将其移入不合格药品库。

4. 检查药品的分类储存与摆放

(1)检查药品是否分类储存 检查库房内的原料药、中药提取物、化学药制剂、中成药、生物制品等是否分库存放;原料药是否根据形态分类储存于常温库、阴凉库或冷藏库中;化学药制剂、生物制品和中成药以及内服和外用的品种是否分开;容易变质的剂型是否分类集中储存;内服药品和外用药品是否按照用途分类存储;易串味的药品是否与其他药品分开,密封保管。

(2)检查药品的摆放 检查各种药品的摆放是否按照产品批号分开摆放;不同品种、批号的药品不得混垛,不同批号的同一药品是否按照有效期的远近分开、依次摆放;货架、货柜和货台上摆放的药品中文名称是否向上朝外,是否有侧放倒置现象;各类药品的货位编号、货垛堆码、货垛间距是否符合要求。

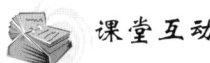

课堂互动

药品包装检查必须检查的内容有哪些?

5. 检查药品的包装、标识和外观性状

(1)药品的包装、标识检查 养护员每周要对所有库区、所有库房、所有货位上各批次的药品大包装外观进行巡检,确保包装完好,无破损、无霉变、无潮湿、无渗漏、无积尘、无鼠咬等异常情况。

检查原料药和化学药制剂、生物制品和中成药的整件包装,查看包装箱是否牢固、干燥;封签、封条有无破损;包装箱有无渗液、污损或变形。外包装上注明的药品名称、规格、生产批号、生产日期、有效期、贮藏、包装、批准文号及运输注意事项或其他标识是否清晰。

检查化学药制剂和中成药的最小包装,最小包装的外包装是否清洁、干燥、无破损,封口是否严密;内包装有无破损、变形、渗液、撒漏、污损和水渍,包装内有无异常响动;内包装标识或标签是否清洁、字迹是否清晰可见、无污渍、无变色;有塑料薄膜包装的药品小包装,薄膜是否完整清洁,有无破损和划痕。

检查中药材和中药饮片的包装是否破损、封口是否严密,有无撒漏和被污染,标签粘贴是否牢固,字迹是否清晰,发现包装破损和标签污损的应及时更换。

(2)药品外观性状检查

①检查原料药和中药提取物的外观性状是否变质:原料药和中药提取物的性状检查在验收养护室内进行,检查时打开最小包装,取出部分原料药或中药提取物,对照药品标准中有关该原料药和中药提取物的性状描述,查看原料药的颜色、气味、状态、色泽等,是否出现湿润、结块、变色、酸败、异味等现象,检查时应从内包装的中下部取样,发现有些变质迹象,应将该原料药或中药提取物从包装内全部倒出,仔细检查。确定变质后,应将该批原料药或中药提取物进行一次全面检查。变质的原料药或中药提取物应立即移入不合格药品库,做不合格药品处理。

②检查化学药制剂、生物制品和中成药的外观性状是否变质:化学药制剂、生物制品和中成药的外观性状检查采用抽样检查方式,通常在验收养护室内进行,重点检查易变质的化学药制剂、生物制品和中成药剂型以及近效期药品。检查中发现有可疑变质迹象的,该药品应悬挂黄色标识,并填写"暂停出库通知书",将该药品进一步送检,确定合格的,去除黄色标识,解除"暂停出库通知"。确定不合格的,将该药品移入不合格药品区(库)。

③检查中药材和中药饮片的外观是否变质:大批量的中药材和中药饮片的外观性状检查采用抽样方法,通常从整件包装的中下部取样;少量或小包装的药材和饮片通常全部检查;检查过程通常在养护室内进行。将抽取的样品或小包装全部倒出,放在洁净的白瓷盘中,在灯光下检视,查看有无虫蛀、发霉、泛油、变色、气味散失、风化、潮解溶化、粘连、挥发、腐烂等变异现象,发现有些变质迹象,应将该药材或饮片从包装内全部倒出,仔细检查。如果属于轻微的虫蛀、霉变或泛油,应及时采取抢救措施。如果药材或饮片已经严重变质,应将其放入不合格药品区,按不合格药品处理。

6. 检查药品的有效期

仓库电脑《医药商品购销存管理系统》具有药品的近效期预警,到达有效期的库存药品,《医药商品购销存管理系统》会将其锁定,防止出库。但在对库存药品进行检查时,通常也要检查其有效期。检查中发现的近效期药品(在批发企业中仓库近效期药品是指一年以内到期的药品;在零售门店近效期是指6个月以内到期的药品)应填写《近效期药品催销表》进行催销,检查中发现的接近失效期(1个月以内到期)的药品,应悬挂"停止出库"警示牌,并通知质量管理部门;检查中发现的过期药品应立即填写《不合格药品报告表》,并及时移入不合格药品区。

7. 可疑药品

对质量可疑的药品应当立即采取停售措施,并在计算机系统中锁定,同时报告质量管理部门确认。对存在质量问题的药品应当采取以下措施。

课堂互动

作为药品保管员,发现可疑药品应该怎样做?

(1)存放于标志明显的专用场所,并有效隔离,不得销售。
(2)怀疑为假药的,及时报告药品监督管理部门。
(3)属于特殊管理的药品,按照国家有关规定处理。
(4)不合格药品的处理过程应当有完整的手续和记录。
(5)对不合格药品应当查明并分析原因,及时采取预防措施。

8. 定期盘点

为加强库存药品管理,保障库存药品的安全性、完整性、准确性,真实地反映库存药品的结存与状况,企业应当对库存药品进行定期盘点,做到账、货相符。

盘点之前应整理药品,排列有序,以便为盘点创造方便条件,提高工作效率。盘点当日,药品库房不得进行出入库操作,需要对库存的所有药品进行盘点清查,盘点时根据盘点表逐一核对,清点数量。盘点表中所列药品应按货位、货号排序,盘点结束后,由负责人组织人员对盘点情况进行随机抽查。通常品种抽查复核率不得低于3%。一般盘盈、盘亏超过0.3%时,应查找原因,并进行说明。

9. 冷藏、冷冻药品的温度、湿度控制和监测

(1)储存冷藏、冷冻药品应配备温度、湿度自动监测系统,自动对药品储存运输过程中的温度、湿度环境进行不间断监测和记录。系统应当至少每隔1min更新一次测定的温度、湿度数据,在储存过程中至少每隔30min自动记录一次实时温度、湿度数据。当监测的温度、湿度值超出规定范围时,系统应当至少每隔2min记录一次实时温度、湿度数据。

(2)冷库内温度自动监测布点应经过验证,每一独立的药品库房或仓间至少安装2个常驻测点终端,并均匀分布。

(3)自动温度记录设备的温度监测数据可读取存档,记录至少保存3年。

(4)温度报警装置应能在临界状态下报警,应有专人及时处置,并做好温度超标报警情况的记录。

(三)责任追究

应建立责任追究制度,严格控制药品损耗率。西药和中成药一般为0.3%,中药材和中药饮片为0.5%。对超正常损耗的药品,尤其是人为因素造成损失的,应追究相应的赔偿责任。

(四)报废药品

报废药品必须遵循利益远离的原则,实物必须交财务(审计)部门验收,报领导批准后,由质量管理部门监督销毁(特殊管理药品需报药监部门审批)。

(五)做好检查记录,建立养护档案

养护检查工作应有记录,包括养护检查记录(表4-3)、外观质量检查记录、养护仪器的使用记录,以及养护仪器的检查、维修、保养、计量检定记录。

表4-3　　　　　　　　药品养护检查记录

序号	检查日期	品名	规格型号	数量	生产企业	生产批号	有效期	存放地点	外观及包装情况	处理意见	备注

养护检查记录的内容包括检查的时间、库房名称、药品货位、药品通用名称、剂型、规格、产品批号、生产企业、供货单位、药品入库时间、生产日期、检查内容、检查结果与处理、检查人员等;当需要抽取样品到验收养护室进行外观质量检查时,应建立药品外观质量检查记录,其内容与药品验收时外观质量检查记录相同;凡进行外观质量检查时,均应同时做好养护仪器的使用记录;养护仪器在检查、维修、保养及计量检定时,应做好相应记录。

 课堂互动

药品养护中发现质量问题的处理程序是什么?

在库药品均应建立药品养护档案(表4-4),特别是重点养护品种的档案。检查中如发现药品有质量异常时,应放置"暂停发货"的黄色标志牌于货位上,并填写《药品质量复查通知单》(表4-5),报告质量管理部门复查处理。

表 4-4　　　　　　　　　　　　　药品养护档案表

编号：

商品名称		通用名称		外文名		有效期	
规格		剂型		批准文号		GMP认证	
生产企业			邮编地址			电话	
用途				建档目的			
质量标准				检验项目			
性状				包装情况	内：		
贮藏要求					中：		
					外：		
质量问题摘要	时间	生产批号	质量问题	处理措施	养护人员	备注	

表 4-5　　　　　　　　　　　　　药品质量复查通知单

品名		规格		生产企业	
生产批号		数量		存放地点	
有效期					

质量问题：

养护员：　年　月　日

复检结果：

质管部门：　年　月　日

对储存条件有特殊要求的或者有效期较短的品种应当进行重点养护；发现有问题的药品应当及时在计算机系统中锁定和记录，并通知质量管理部门处理；对中药材和中药饮片应当按其特性采取有效方法进行养护并记录，所采取的养护方法不得对药品造成污染；药品因破损而导致液体、气体、粉末泄漏时，应当迅速采取安全处理措施，防止对储存环境和其他药品造成污染。药品养护人员应定期分析、每季度汇总并向质量管理部门上报药品养护检查情况和重点养护品种的质量信息。同时，还要结合检查工作不断总结经验，提高在库药品的保管养护工作水平(表4-6)。

表 4-6　　　　　　　　　某企业药品在库养护操作规程表

标题	药品在库养护操作			编号	
起草人		审核人	批发人	执行日期	
日期		日期	日期	修订日期	
起草部门			颁发部门		
分发部门			仓储部、药品养护部、质量管理部		

1. 目的

建立药品养护程序,规范养护工作,避免造成损失,实现科学养护,确保在库药品质量。

2. 依据

《药品管理法》及《药品经营质量管理规范》。

3. 适用范围

在库药品的质量养护工作。

4. 职责

仓储部的养护员对本操作规程的实施负责。

5. 内容

(1)养护品种的分类

①重点养护品种:至少包括以下几类。

a. 易变质的药品。

b. 储存时间长的药品。

c. 近效期的药品。

d. 已发现质量问题的药品的相邻产品批号的药品。

e. 首营品种。

②一般养护品种:包括除重点养护品种之外的其他在库药品。

(2)药品养护的方法

①药品养护员根据在库药品的流动情况,制订养护检查计划并按计划进行循环质量检查。

②每三个月为一个循环周期,在一个循环周期内,在库的药品均应进行质量检查,并在商品盘存表中注明质量状况。

③在质量养护检查中,应根据在库药品的外观质量变化情况,抽样到验收养护室进行外观质量检查。

④中药材、中药饮片的特殊养护方法执行相应公司的《中药材、中药饮片养护

方法》规定。

(3) 养护检查的内容

①检查在库药品的外观质量是否发生变化或是否存在异常情况。

②检查在库重点养护品种的外观质量是否符合法定质量标准规定。

③检查库房温度、湿度是否符合规定要求,以及所有在库药品的储存是否符合其包装标示的要求。

④检查库房是否满足防尘、防潮、防霉、防污染以及防虫、防鼠、防鸟等要求。

(4) 药品养护记录

①养护检查工作应有记录,包括养护检查记录、外观质量检查记录、养护仪器的使用记录,以及养护仪器的检查、维修、保养、计量检定记录。

②养护检查记录的内容包括检查的时间、库房名称、药品货位、药品通用名称、剂型、规格、产品批号、生产日期、生产企业、供货单位、药品入库时间、检查内容、检查结果与处理、检查人员等。

③当需要抽取样品到验收养护室进行外观质量检查时,应建立药品外观质量检查记录,其内容与药品验收外观质量检查记录相同。

④凡进行外观质量检查时,均应同时做好养护仪器的使用记录。

⑤养护仪器在检查、维修、保养及计量检定时,应做好相应记录。

(5) 药品养护档案

①在库药品均应建立药品养护档案,主要应建立重点养护品种的档案。

②药品养护档案的内容应包括药品通用名称、规格、剂型、产品批号、供货单位、生产企业、生产日期、检查时间、检查项目及结果、检查人员等。

(6) 养护检查中质量异常问题的处理

在库养护检查中发现药品有质量异常时,应放置"暂停发货"的黄色标志牌于货位上,并填写"药品质量复查通知单"报告质量管理部门复查处理。

(7) 药品养护人员应定期分析、每季度汇总并向质量管理部门上报药品养护检查情况和重点养护品种的质量信息。

(8) 药品的养护检查记录、外观质量检查记录、养护仪器使用记录及养护档案等的填写、归档等应符合本公司《记录和凭证的管理制度》规定。

五、批发企业药品出库与发货

(一) 药品出库

药品出库是药品结束储存过程,进入流通领域的重要环节,也是防止不合格药品进入市场的重要关卡。因此,加强药品的出库管理对于加速药品流转,满足社会用药需求,保证人民用药安全,降低药品储存费用等具有重要作用。药品配货、复核与出库流程如图4-2所示。

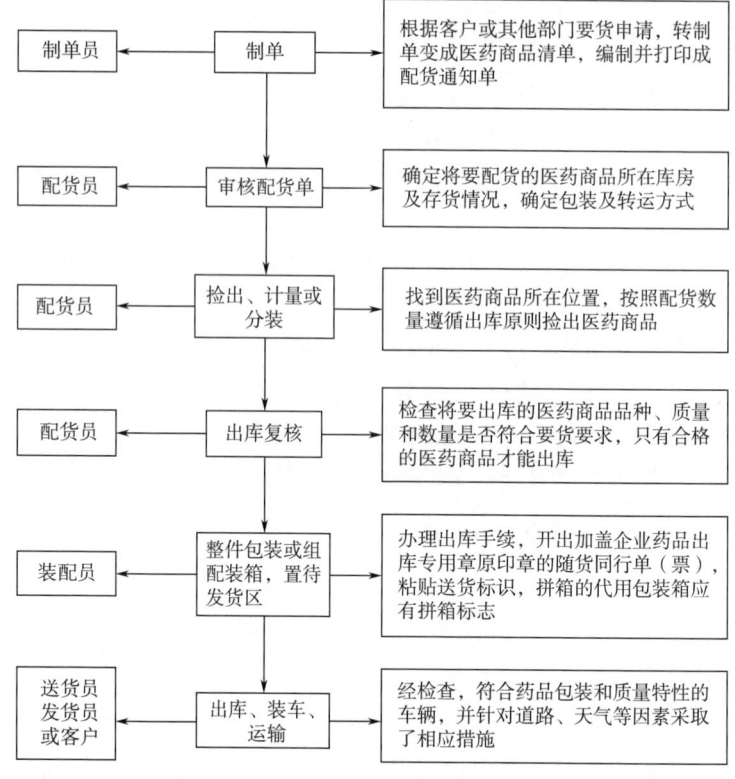

图 4-2 药品配货、复核与出库流程图

1. 核单

核单即审核出库凭证,核单的目的在于审核凭证的真实性;出库品种的属性,如特殊管理药品应配备双人操作,通过核单还可以便于作业调度。

核单通常由企业的销售部门或配送中心的专职人员承担,核单员应具有丰富的药品知识,熟悉药品的通用名称、商品名、曾用名或习惯称呼,药品的规格和包装,计量单位(中盒或小盒)、药品生产企业、效期长短等。核单员通过接听电话或查看邮件等方式,经过询问和提醒将客户的电话语言编辑成具有一定格式的配货通知单。配货单内容通常包括药品通用名、规格、生产企业、计量单位、配货数量、送货时间、收货单位、地址和联系电话等。

2. 配货

保管人员接到出库凭证后,按其所列项目审查无误,先核销实物卡片上的存量,然后根据"先进先出"等原则,并按出库凭证配货。对需计重量的药品要逐件过磅称准;对零星药品可并件并箱;贵重品种或特殊管理药品,要双人配货封箱(件)。配货要做到数量准确、质量完好、包装完整、堆放有序。

如果发现有以下问题应停止配货、发货或配送,并报企业质量管理部门处理。

药品包装内有异常响动和液体渗漏;外包装出现破损、封口不牢、衬垫不实、封条严重损坏等现象;包装标识模糊不清或脱落;药品已超出有效期等。

对药品外观质量和包装进行检查,发现有霉变、虫蛀、鼠咬、包装破损等严禁作为正常药品验发出售。已过期失效药品,不得再用,禁止配货,按规定程序处理。

3. 复核

保管人员将货配齐后,要反复清点核对,确保货单相符,保证数量及质量。既要复核货单是否相符,又要复核货位结存量来验证出库量是否正确,发出的拆零药品在核对包装时要有两人以上在场。贵重药品、麻醉药品、一类精神药品、毒性药品和化学试剂的爆炸品、剧毒品,应实行双人验发货制度,仓储部门有关负责人必要时要亲自进行复核。爆炸品、剧毒品,客户自备车辆时应检查有否公安部门签发的准运证。

每复核完一个品种后复核人员应在药品出库单上签字,认真做好复核记录,"药品出库复核记录"(表4-7)的内容,应包括购货单位、品名、剂型、规格、批号、有效期、生产厂商、数量、销售日期、质量状况和复核人员等项目。复核记录应保存至超过药品有效期1年,不得少于3年。

表4-7　　　　　　　　　　药品出库复核记录单

日期	购货单位	药品通用名称	剂型	规格	批号	有效期至	生产厂商	数量	单位	质量情况	发货人	复核人

说明	1. 有效期栏内应填写有效期至××年××月。 2. 出库药品复核时,若无质量问题,在质量情况栏内填写"正常"字样。 3. 特殊管理药品出库复核时,要双人复核,在复核人栏内2人均要签字。

4. 发货

发货即为将药品交付客户的过程。交付形式可以由仓库运输部门统一配送,客户也可以带业务部门开具的出库凭证自行到库提货,还可以通过交款方式提货,先交款后提货的方式称为"交提",系统内用户也可以先提货后交款,称为"提交"。无论"交提"还是"提交",出库凭证上都应有规定的印鉴。

符合直调药品规定的,直调药品出库时,由供货单位开具两份随货同行单(票),分别发往直调企业和购货单位。随货同行单(票)应当包括供货单位、生产厂商、药品通用名称、剂型、规格、批号、数量、收货单位、收货地址、发货日期等内容,并加盖供货单位药品出库专用章原印章,还应当标明直调企业名称。

(二) 药品的出库原则

1. 坚持"三查六对"制度

药品出库,首先要进行"三查六对"。"三查",即查核发票购货单位、发票印鉴、开票日期是否符合要求;"六对",即将发票与实物进行对货号、对品名、对规格、对单位、对数量、对包装是否相符,同时检查包装并做好记录。发货必须以正式的出库凭证(包括调拨供应单、提货单和出库单)为依据。管理人员要核对凭证,检查印鉴是否齐全,品名、规格、数量等填写的字迹是否清楚,有无差错、涂改,提货日期有没有超过等,经核对无误后交保管员配货。出货凭证如有问题,必须经原开证单位更正并加盖印章,手续不符的应拒绝发货。

2. 遵循"先产先出""近期先出"和按批号发货的原则

"先进先出"系指同一药品的进货,按进库的先后顺序出库。药品经营企业进货频繁,渠道较多,同一品种不同厂牌的进货较为普遍,加之库存量大,堆垛分散,如不掌握"先进先出",有可能将后进库的药品发出,而先进库的药品未发,时间一长,库存较久的药品就易变质。因此,只有坚持"先进先出",才能使不同厂牌的相同品种都能做到"先产先出",经常保持库存药品的轮换。

"先产先出"系指库存药品,对先生产的批号应尽先出库。一般来说,药品储存的时间越长,变化越大,超过一定期限就会引起变质,以致造成损失。药品出库坚持"先产先出"的原则,有利于库存药品不断更新,确保药品的质量。

"易变先出"系指库存的药品,对不宜久贮、易于变质的应尽快先出库。有的药品虽然后入库,但由于受到阳光、气温、湿气、空气等外界因素的影响,比先入库的药品易于变质。在这种情况下,药品出库时就不能机械地采用"先产先出",而应该根据药品的质量情况,将易霉、易坏、不宜久贮的尽快先出库。

"近期先出"即"近失效期"先出,指库存有"效期"的同一药品,对接近失效期的尽先出库。对仓库来讲,所谓"近失效期",还应包括给这些药品留有调运、供应和使用的时间,使其在失效之前进入市场并投入使用。某些药品虽然离失效期尚远,但因遇到意外事故不易久贮时,则应采取"易变先出"办法尽先调出,以免受到损失。

按批号发货以保证药品有可追踪性,便于药品的日后质量追踪。

 知识衔接

药品出口除了销售出库之外,还有购进退货出库和报损出库。

购进退货出库要依据退货申请单或对方退货凭证,检货员核对下列信息并检查返货单位、药品信息(药品通用名、规格、生产厂家、批号、有效期)、数量、质量包装情况,保证单货相符,不符的不得进行检货,并应立即报告质量管理部门处理。

报损出库(含抽检)要依据销毁处理单据或者抽检单据,检货员核对下列信息并货:药品信息(药品通用名、规格、生产厂家、批号、有效期)、数量。

(三)药品出库注意事项

1. 停止发货或配送

药品出库时应当对照销售记录进行复核,发现以下情况不得出库,并报告质量管理部门处理。

(1)药品包装出现破损、污染、封口不牢、衬垫不实、封条损坏等问题。
(2)包装内有异常响动或者液体渗漏。
(3)标签脱落、字迹模糊不清或者标识内容与实物不符。
(4)药品已超过有效期。
(5)其他异常情况的药品。

2. 出库复核记录

药品出库应做好出库复核记录,以保证能快速、准确地进行质量跟踪。记录应保存至超过药品有效期1年,但不得少于3年。

3. 对无效凭证或口头通知不得进行复核和发货。

4. 药品拼箱发货的代用包装箱应当有醒目的拼箱标志。

5. 药品出库时,应当附加盖有企业药品出库专用章原印章的随货同行单(票)

直调药品出库时,由供货单位开具两份随货同行单(票),分别发往直调企业和购货单位。随货同行单(票)的内容应当包括供货单位、生产厂商、药品通用名称、剂型、规格、批号、数量、收货单位、收货地址、发货日期等内容,并加盖供货单位药品出库专用章原印章,还应当标明直调企业名称。

6. 冷藏、冷冻药品的装箱、装车等作业,应当由专人负责

(1)车载冷藏箱或者保温箱在使用前应当达到相应的温度要求。
(2)应当在冷藏环境下完成冷藏、冷冻药品的装箱、封箱工作。
(3)装车前应当检查冷藏车辆的启动、运行状态,达到规定温度后方可装车。
(4)启运时应当做好运输记录,内容包括运输工具和启运时间等。

六、批发企业药品的运输与配送

(一)药品的包装要求

药品是特殊商品,国家对药品包装有着严格规定,应符合《中华人民共和国药品管理法实施条例》(国务院令第360号)、《直接接触药品的包装材料和容器管理办法》(局令第13号)、《药品说明书和标签管理规定》(局令第24号)的要求。出库药品的包装必须完整,以保证药品质量和运输安全,凡包装破损、污染的药品须及时整理、调换,切实保证出库药品包装良好、牢固。

所发药品的包装上应加有明显的"标志",注明收货单位,必要时还应注明"小心轻放""不要倒置""防潮""防热"等字样。有特殊携带要求的药品,须向提货人讲明注意事项、携带方法,确保药品和人身安全。

药品每件包装的体积和重量应力求标准化,不应过大或过重,以便于装卸和堆

码。对拼箱药品还应在箱外明显位置注明"拼箱"字样。

拆零拼箱不能将液体药品同固体药品混装;不能将易挥发、易污染和易破碎的药品与一般药品混装。

特殊管理药品应分别包装,并在外包装上注上明显标识。

危险品必须按不同性质分开包装,特别是性质相抵触、混合后能引起燃烧爆炸的,应单独包装,并在外包装上注明或贴上危险品标志,以引起运输时的注意。

任何药品包装都要牢固紧实,箱内衬垫物如纸条、隔板等均应清洁干燥,无发霉、虫蛀、鼠咬等现象。药品配装须准确无误,并附有装箱单。

对易冻结的药品,必要时应加防寒包装,外包装上应有"防寒"标志。

(二)药品运输的要求

药品运输是关系到药品质量的重要环节,药品的运输工作应根据"及时、准确、安全、经济"的原则,遵照国家有关商品运输的各项规定,合理地组织运输工具和力量,把药品安全及时地运达目的地。

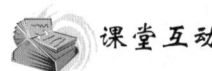

课堂互动

作为一名药品运输管理人员,应掌握哪些专业知识?

药品运输的基本要求是认真执行国家有关药品流通的方针、政策,根据商品运输的原则,结合药品的特点,具体要求应做到以下几个方面。

1. 按照实际情况,合理组织运输

根据药品的特点,要从"以快为主,快中求好,快中求省"和全面提高经济效益出发,按照实际情况来选择运输路线、运输方式和运输工具,合理组织运输,确保药品运输顺畅进行,力求达到运输时间短、里程近、环节少、费用省的目的。

2. 加强部门之间的联系,合理编制运输计划

药品经营企业的运输部门要经常与采购、销售和仓储部门以及其他交通运输单位联系,全面掌握药品货源流向、运输能力和运输路线的具体情况和动态,制订切实可行的药品运输计划,把药品的发运、中转和接收各个环节衔接好,确保运输计划的顺利实施。

3. 加强运输工作的安全管理和经济核算

药品经营企业要认真做好药品运输的安全管理工作,严格执行药品运输的各项规章制度,建立和健全运输人员的岗位责任制,防止事故发生,提高药品的运输质量。同时还要与财务、审计部门紧密配合,制订"运输计划准确性""药品商品待运期""整零及集装箱比重""货损货差""合理运输节约金额"等经济指标,建立严格的运输费用审批制度,杜绝一切不合理的开支,节约运输费用,降低药品运输成

本,提高企业经济效益。

4. 做好运输人员的业务培训

为使从事药品运输工作的人员能适应本职工作的需要,药品经营企业必须采取多种形式,加强业务培训,力求达到"五熟一能",即熟悉国家对运输工作的方针政策和货运规章;熟悉药品产销情况和流转环节;熟悉来货和收货地区的水陆交通运输路线和里程;熟悉企业内部工作程序和规章制度;熟悉本地区和本企业的运输能力,各种运输工具的类型、吨位、容积情况;能够正确处理运输业务中的各种问题。

(三) 药品运输工作的内容

建立健全科学的药品运输程序,是药品在运输过程中保证质量的重要环节。程序的核心内容是针对运输药品的包装条件及道路状况,采取相应的措施,防止药品的破损和混淆。

1. 正确地选择运输方式

运输方式,是指药品运输中所采取的方法和形式。正确地选择运输方式,合理减少中间运转环节,是合理组织药品运输的重要途径。目前,药品经营企业所采用的合理运输方式主要是直达直线运输和"四就直拨"运输。

(1) 直达直线运输 直达运输是指就运输环节而言,把药品从产地或起运地直接运到销地或主要用户。直线运输是对运输路线而言,即选择最短的路线,使药品运输直线化。由于减少运输环节和选择运输路线往往结合进行,因此,将这两种发运形式统称为直达直线运输。

直达直线运输的优点是:能缩短药品流通时间,使药品迅速同消费者见面;可以减少药品在中间环节的停留,降低运输损耗,节约运力和劳力。要发挥直达直线运输的作用,在工作进行中,必须密切产、供、运、销各部门的协作,搞好调拨计划指标的衔接;编好运输计划,准确无误地做好药品发运工作;加强企业内部计划,业务、财会、储运各职能部门之间的密切配合。

(2) "四就直拨"运输 "四就直拨"是采取就工厂直拨、就车站码头直拨、就仓库直拨、就船直卸直拨等,直接将药品分拨到当地要货单位或运往外地。采用"四就直拨"运输,可以减少中间环节,加速商品流转。

2. 合理使用运输工具

运输工具是实现药品在地区之间转移的物质条件。合理地使用运输工具,是合理组织药品运输的又一个重要途径。

(1) 正确选择运输工具 我国有火车、汽车、轮船、飞机等现代化的运输工具,也有木船、竹皮筏、畜力车、人力车等民间运输工具。不同的运输工具,具有不同的特点和作用。

火车具有运输量大、运输连续性强、运输管理高度集中、运期比较准确,运行速度快、运费低、较安全等特点,不受季节、气候条件的影响,适宜于大宗药品的远程运输。

汽车具有灵活机动、迅速、装卸方便、活动范围大的特点,可以在城乡广大地区进行运输,但运费相对较高,运量较小,一般适宜于药品的短途运输。

轮船具有运量较大、运费较低的特点,适宜于大宗药品的远程运输。

飞机具有运输速度快的特点,但运量有限,运费较高,适宜于贵重药品或急救药品的运输。

木帆船、竹皮筏、畜力车、人力车等运输工具,具有数量多、分布面广、运用方便等特点,适合运输零星药品和农村收购、调运药品等短途运输。

(2)提高运输工具的使用效率　在确保药品和运输工具安全的前提下,要尽可能利用运输工具的载重吨位和容积,努力提高运输工具的使用效率,其主要措施有:①提高运输工具技术装载量,可从两个方面着手:一是改进装载技术,如采取轻重配装、解体装载、多层装载、改进装车堆码技术等;二是改进药品包装,如质地松软、浸泡的药材,可使用机器压缩其体积。②提高整车利用率:在运输中应尽可能把零担药品凑成整车发运,以提高车辆利用率。③加速车船运转:在运输装卸工作中,要快装快卸,尽量缩短车船停留的时间。④开展捎脚运输:在运输中应利用未装足的车船或回装的车船,沿途捎带货物。⑤组织双程运输或回程运输:在运输中应尽量避免车船回空,提高车船的使用效率。

为了提高运输设备利用率,现在已广泛开展集装箱运输。集装箱运输是一种现代化装运技术的运输,它具有安全、迅速、节约和提高车船装载量等优点。

(四)药品发运和装卸注意事项

(1)正确选择发运方式,按照运输计划及时组织发运,做到包装牢固,标志明显,凭证齐全,手续清楚,单、货同行。

(2)药品发运前必须检查药品的名称、规格、单位、数量是否相符,包装标志是否符合规定。生产企业直销药品未经质量验收的不得发运。

(3)发运药品时,应当检查运输工具,发现运输条件不符合规定的,不得发运。运输药品过程中,运载工具应当保持密闭。

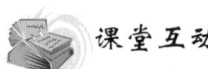
课堂互动

不同包装形式的药品装卸过程中注意事项有何不同?

(4)药品搬运装卸应当严格按照外包装标示的要求,搬运、装卸药品中根据药品性质和包装情况,进行安全操作。对于易碎、怕撞击、重压的药品,搬运装卸时必须轻拿轻放,防止重摔,液体药品不得倒置。如发现药品包装破损、污染或影响运输安全时,不得发运。

(5)各种药品在运输途中还须防止日晒雨淋。

(6)应当根据药品的温度控制要求,在运输过程中采取必要的保温或者冷藏、冷冻措施。运输过程中,药品不得直接接触冰袋、冰排等蓄冷剂,防止对药品质量造成影响。

(7)在冷藏、冷冻药品运输途中,应当实时监测并记录冷藏车、冷藏箱或者保温箱内的温度数据。

(8)应当制订冷藏、冷冻药品运输应急预案,对运输途中可能发生的设备故障、异常天气影响、交通拥堵等突发事件,能够采取相应的应对措施。

(9)应当采取运输安全管理措施,防止在运输过程中发生药品盗抢、遗失、调换等事故。

(10)药品运输应在规定的时间内完成,不得将运输车辆作为药品的储存场所。

(五)委托运输药品

(1)委托其他单位运输药品的,应当对承运方运输药品的质量保障能力进行审计,索取运输车辆的相关资料,符合本规范运输设施设备条件和要求的方可委托。

(2)委托运输药品应当与承运方签订运输协议,明确药品质量责任、遵守运输操作规程和在途时限等内容。

(3)委托运输药品应当有记录,实现运输过程的质量追溯。记录至少包括发货时间、发货地址、收货单位、收货地址、货单号、药品件数、运输方式、委托经办人、承运单位,采用车辆运输的还应当载明车牌号,并留存驾驶人员的驾驶证复印件。记录应当至少保存5年。

(4)应当要求并监督承运方严格履行委托运输协议,及时发运并尽快送达。防止因在途时间过长而影响药品质量。

(5)企业委托其他单位运输冷藏、冷冻药品时,应当保证委托运输过程符合下列要求。

①索取承运单位的运输资质文件、运输设施设备和监测系统证明及验证文件、承运人员资质证明、运输过程中温度控制及监测等相关资料。

②对承运方的运输设施设备、人员资质、质量保障能力、安全运输能力、风险控制能力等进行委托前和定期审计,审计报告存档备查。

③承运单位冷藏、冷冻运输设施设备及自动监测系统不符合规定或未经验证的,不得委托运输。

④与承运方签订委托运输协议,内容包括承运方制订并执行符合要求的运输标准操作规程,对运输过程中温度的控制和实时监测的要求,明确在途时限以及运输过程中的质量安全责任。

⑤根据承运方的资质和条件,必要时对承运方的相关人员进行培训和考核。

(六)特殊药品的运输

1. 怕冻药品的运输

怕冻药品是指在低温下容易冻结,冻结后易变质或冻裂容器的药品。怕冻药品在冬季运往寒冷地区时应注意以下内容:拟定防寒发运期。我国地域广阔,各地气候差异很大,寒季时段和起止日期也不一致,所以应根据实际情况,拟定有关省、市的防寒发运期,以保证怕冻药品的安全运输,减少运输防冻措施的费用。在防寒发运期前,怕冻药品应按先北方后南方、先高寒地区后低寒地区的原则提前安排调运;在防寒发运期,怕冻药品的发运,如不加防寒包装,则水运只发直达港;铁路以保温车为主。保温车发运时,应有押运员押送,要有安全措施;在防寒发运期间,怕冻药品的发货单及有关的运输单据上应注明"怕冻药品"字样。

2. 怕热药品的运输

怕热药品是指受热易变质的药品,如胰岛素、人血丙种球蛋白等。由于怕热药品对热不稳定,因此在夏季炎热期间的运输,要充分考虑温度对药品的影响,并注意以下内容。根据各地区夏季气温的情况,按照怕热药品对温度的要求,分别拟定具体品种和怕热药品发运期限;在怕热药品发运期前,怕热药品应按先南方后北方、先高温地区后一般地区的原则尽可能提前安排调运;在怕热药品发运期间,对温度要求严格的药品(如要求贮藏在15℃以下的品种)应暂停开单发运,如少量急救或特殊需要,可发快件或空运,或在运输途中采取冷藏措施;在怕热药品发运期间,怕热药品的发货单上应注明"怕热药品"字样,并注意妥善装车(船),及时发运,快装快卸,尽量缩短途中运输时间。

3. 特殊管理药品的运输

发运特殊管理的药品必须按照《麻醉药品和精神药品管理条例》(国务院令第442号)、《麻醉药品和精神药品运输管理办法》《医疗用毒性药品管理办法》《放射性药品管理办法》等规定办理,应尽量采用集装箱或快件方式,尽可能使用直达运输以减少中转环节。运输特殊药品时,必须凭药品监督管理部门签发的国内运输凭照办理运输手续,如有必要时,企业应根据有关规定派足够的人员押运,并提示和监督运输,加强管理。

4. 危险品的运输

危险品除按一般药品运输的要求办理外,还必须严格遵照交通管理部门《危险货物运输规则》的各项规定,必须有符合国家标准的危险货物包装标志。自运化学危险物品时,必须持有公安部门核发的准运证。危险药品发运前,应检查包装是否符合危险货物包装表的规定及品名表中的特殊要求,箱外有无危险货物包装标志,然后按规定办好托运、交付等工作。装车、装船时,应严格按照"危险货物配装表"规定的要求办理。

在装卸过程中,不能摔碰、拖拉、摩擦、翻滚物品,搬运时要轻拿轻放,严防包装破损。对碰撞、互相接触容易引起燃烧、爆炸或造成其他危险的化学危险物品,以及化学性质或防护、灭火方法互相抵触的化学危险物品不得混合装运和违反配装限制。遇热、遇潮容易燃烧、爆炸或产生有毒气体的化学危险物品,在装运时应当采取隔热防潮措施。汽车运输必须按当地公安部门指定的路线、时间行驶,保持一定车距,严禁超速、超车和抢行会车。

七、批发企业药品冷链运输管理

药品冷链运输,是指药品生产企业、经营企业、物流企业和使用单位采用专用设施,使冷藏药品从生产企业成品库到经营企业和使用单位药品库的温度,应始终控制在规定范围内,无论是装卸、搬运、变更运输方式、更换包装设备等环节,都使所运输药品始终保持一定温度的运输。冷链运输方式包括:公路运输、水路运输、铁路运输、航空运输,也可以是多种运输方式组成的综合运输方式。药品冷链运输是冷链物流的一个重要环节。

(一)冷藏药品的术语和含义

1. 冷链药品

冷链药品是指对贮藏、运输有冷藏、冷冻等温度要求的药品。绝大多数冷链药品对贮藏和运输的过程都需要在限制严格的指标与保证药品有效期和药效不受损失的情况下进行,其中重要的就是不间断地保持低温、恒温状态,使冷链药品在出厂、转运、交接期间的物流过程以及在使用过程中仍要符合规定温度,不得"断链"。冷链药品包括冷藏药品和冷冻药品。

2. 冷藏药品

冷藏药品是指对贮藏、运输条件有冷处等温度要求的药品。这些药品主要以生物制品为主,如疫苗、血液制品、生长因子、单克隆抗体、胰岛素、干扰素、免疫球蛋白等蛋白类制剂及一些体内及体外诊断制品等,部分抗生素也属于冷藏药品。

3. 冷处

冷处是指温度符合 2~10℃ 的贮藏、运输条件。除另有规定外,生物制品应在 2~8℃ 避光贮藏、运输。

4. 冷冻药品

冷冻药品是指对贮藏、运输条件有冷冻等温度要求的药品。这些药品比较少见,如脊髓灰质炎减毒活疫苗糖丸、抗癌的洛莫司汀胶囊和司莫司汀胶囊。

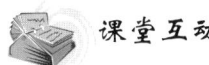 课堂互动

冷链运输的设备有哪些?

5. 冷冻

冷冻是指温度符合-25~-10℃的贮藏、运输条件。

(二)药品冷链运输相关设备

冷藏药品运输应确保温度符合要求,应根据药品数量多少、路程、运输时间、贮藏条件、外界温度等情况选择合适的运输工具,常见的药品冷链运输设备有冷藏车、冷藏箱和保温箱。

冷藏车具有自动调控温度的功能,配置应符合国家相关标准要求;冷藏车厢具有防雨水、不透气、不易燃、耐腐蚀等性能,车厢内部留有保证冷气充分循环的空间,并设置具有良好气密性的排水孔(图4-3)。

冷藏箱、保温箱的箱体采用吸水性低、透气性小、热导率小、具有良好温度稳定性的保温材料;保温箱应配置蓄冷剂以及用于隔离药品与蓄冷剂的隔温装置。冷藏箱、保温箱常用的蓄冷剂有冰袋、冰盒或冰排、干冰等,运输过程中,药品不得直接接触冰袋、冰排等蓄冷剂,以防对药品质量造成影响(图4-4)。

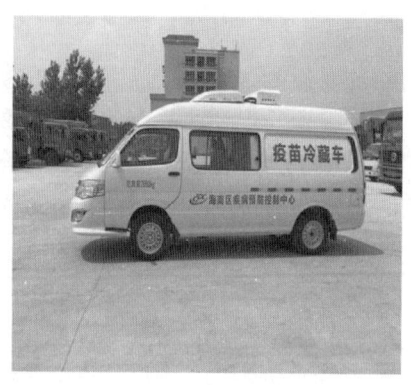
图4-3 冷藏车

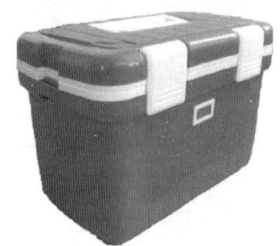
图4-4 冷藏箱

冷藏车、冷藏箱和保温箱配置温度自动监测系统,均可实时采集、显示、记录温(湿)度数据,并具有远程及就地实时报警功能,可通过计算机读取和存储所记录的监测数据。

企业应当按照GSP和相关附录的要求,对冷藏运输车辆、冷藏箱、保温箱以及冷藏储运温(湿)度自动监测系统的功能进行验证,并依据验证确定的参数和条件制订设施设备的操作标准和使用规程。

使用冷藏车运送冷藏、冷冻药品的,启运前应当按照以下要求操作。

(1)提前打开制冷机组和温度监测设备,预热或预冷车厢内温度至规定的温度。

(2)开始装车时关闭制冷机组,并尽快完成药品装车。

(3)药品装车完毕,及时关闭车厢厢门,检查厢门密闭情况并上锁。

(4)启动并检查制冷机组以及温度监测系统运行状况,设备运行正常方可启运。

使用冷藏箱、保温箱运送冷藏药品的,应当按照经过验证的标准操作规程进行药品包装和装箱的操作。

(1)装箱前将冷藏箱、保温箱预冷或预热至符合药品包装标示的温度范围内。

(2)按照验证确定的条件,在保温箱内合理放置与温度控制及运输时限相适应的、相应数量的蓄冷剂,蓄冷剂在规定的时间和温度环境下进行预冷、释冷操作后方可使用。

(3)保温箱内使用较低温度蓄冷剂的,采用隔热装置将药品与蓄冷剂进行隔离。

(4)药品装箱后,冷藏箱要启动冷藏动力电源和温度监测设备,保温箱内启动温度记录设备,对箱内温度开始实时监测和记录后,将箱体密闭。

(5)按照验证确定的温控时限,选择适宜的运输方式,在规定的时限内将药品运达目的地。

对于冷藏运输设备应加强管理,建立各项操作规程和冷藏运输设备运行检查记录,以便及时排除质量隐患,确保安全。企业应当制订冷藏、冷冻药品运输过程中温度控制的风险防范方案,对出现异常气候、设备故障、交通事故等意外或紧急情况,及时采取有效的风险控制措施,防止因异常情况造成药品运输温度的失控。风险防范方案应当包括应急组织机构、人员职责、设施设备、外部协作资源、应急措施等内容。风险防范方案应当根据国家相关法律、企业经营条件以及外部环境变化进行持续完善和优化。

某企业冷藏车操作规程如下所示。

1. 目的

为了规范冷藏车的管理,保障冷链药品质量安全。

2. 依据

《药品经营质量管理规范》及冷藏车验证报告。

3. 适用范围

适用于本公司冷藏车的日常使用和管理。

4. 职责

储运部对本规程的实施负责。

5. 内容

(1)冷藏车工作原理

①通过设置控制系统调节制冷机组运转,使车厢内温度保持在2~8℃。

②通过设置温度、湿度自动监测和报警系统,实时采集、显示、记录、传送温度数据,如有超标,自动报警提示。

（2）操作程序

①检查和确认车厢的卫生条件,车厢内部必须保持清洁,无碎片、碎屑等杂物。

②设置参数

a. 设置制冷机组启动温度为7.0℃,停机温度为3.0℃。

b. 设置报警参数:温度上限为7.5℃,下限为2.5℃。

c. 设置每2分钟记录一次温度,每1分钟更新一次温度数据。

d. 在报警系统中设定温度超标报警信息接收人员(储运部经理、运输主管、养护员)手机号。

③启动车辆,开启温控系统和温度记录仪,并检查启动、运行状态是否正常。

④温控系统和温度记录仪启动、运行状态正常,并预冷至3℃时,关闭制冷机组。

⑤将药品装至车厢中,装载时须注意以下几点。

a. 药品与厢内前板有不小于10cm的通风距离,与后板、侧板、底板间距不小于5cm。

b. 药品码放高度不得超过制冷机组出风口下沿。

c. 装车时限,冬季必须在15min内关门,夏季必须在5min内关门。

⑥装载完毕,关闭车厢,检查车厢门密闭情况并上锁,启动制冷机组。

⑦出车前检查

a. 检查制冷机组运行是否正常,制冷效果是否正常。

b. 检查门封是否严密,车厢是否保温。

c. 检查温度记录仪是否正常记录。

d. 检查到达温度下限时,制冷机组是否自动停止工作;达到温度上限时,制冷机组是否自动开始工作。

⑧检查合格后,当温度达到2~8℃,放行出车。

⑨中途装卸时,开启车门前应关闭制冷机组。卸货时应快进、快出并随手关门,每次开门时间不得超过2min;如是批量卸货,应选择在厢内温度不超过5℃的情况下分次进行。

⑩运输途中应保持均衡制冷并使用温度记录仪进行记录,监控车厢内温度变化情况。使用GPS系统,实时向公司传送冷藏车厢内的温度数据。

⑪当运输途中温度超标报警时,责任人收到手机短信报警后,应第一时间指导和监管运输人员处理。

⑫发现温度异常变化、车辆或制冷设备故障无法制冷及交通拥堵等意外情况时,按《冷链药品储存及运输应急方案》处理。

（3）保养及维护

①严禁使用叉车或其他硬物等撞击,以免内壁受损、接缝开裂以及隔热层受损。

②经常检查门封及下水口盖,并根据情况修理或更换。
③定期用水冲洗或彻底打扫,去除地板及排水孔中的碎片、碎屑等杂物。
④定期擦拭风机,用软毛刷或无尘布清除制冷机组散热器尘埃,保证散热效果。
⑤不定期检查室内机组结霜状况。
⑥定期或不定期检查温控系统的准确性。
⑦定期或不定期检查温度、湿度记录仪的准确性。
⑧不定期检查门封是否严密。
⑨定期或不定期对冷藏车进行验证,并按验证结果调整冷藏车设备运作。

(三)冷藏药品的发货与装卸

冷藏药品应指定专业人员负责冷藏药品的发货、拼箱、装车工作,并选择适合的运输方式。

(1)药品装运前,应将车辆预冷或预热至预定产品载货所需的运输温度。拆零拼箱应在冷藏药品规定的贮藏温度下进行。

(2)药品装车前,应检查并记录冷藏药品的温度。出库温度应不高于药品所需要的运输温度。

(3)车辆装运药品时,应保证厢体内的气流循环畅通,以消除厢体内各部位由于传热或药品本身发热而产生的热负荷。冷藏车厢内,药品与厢内前板距离不小于10cm,与后板、侧板、底板间距不小于5cm,药品码放高度不得超过制冷机组出风口下沿,确保气流正常循环和温度均匀分布。

(4)厢体门宜装门帘,在户外货场装卸货物时应关闭制冷机组。

(5)车辆装载、码放完毕,应及时关闭厢门,并检查门密闭情况。完成装载后检查制冷机组设定温度,确保符合药品要求的温度。

(6)车辆卸货时,应尽快操作。分卸时,应及时关闭货厢门,以维持车厢温度,必要时应控制分卸次数。

(四)冷藏药品的收货与验收

(1)检查运输药品的冷藏车或冷藏箱、保温箱是否符合规定,对未按规定运输的,应当拒收。

(2)查看冷藏车或冷藏箱、保温箱到货时的温度数据,导出、保存并查验运输过程的温度记录,确认运输全过程温度状况是否符合规定,并用温度探测器检测其温度。

(3)符合规定的,将药品放置在符合温度要求的待验区域待验;不符合规定的应当拒收,并将药品隔离存放于符合温度要求的环境中,并报质量管理部门处理。

(4)收货需做好记录,内容包括:药品名称、数量、生产企业、发货单位、运输单位、发运地点、启运时间、运输工具、到货时间、到货温度、收货人员等。

(5)对销后退回的药品,同时检查退货方提供的温度控制说明文件和售出期间温度控制的相关数据。对于不能提供文件、数据,或温度控制不符合规定的,应当拒收,做好记录并报质量管理部门处理。

(6)冷藏药品收货时,应索取运输交接单(表4-8),并签字确认,有多个交接环节的,每个交接环节都要签收交接单。

(7)冷藏药品的收货、验收记录应保存至超过冷藏药品有效期1年以备查,记录至少保留3年。

表4-8　　　　　　　　　　冷藏药品运输交接单

日期：　　年　　月　　日

供货单位(发运单位)					
购货单位(接收单位)					
药品简要信息 (应与所附销售随货同行联相对应)	序号	药品名称/规格/生产企业/生产批号		数量	备注
	1				
	2				
	3				
	4				
温度控制要求			温度控制设备		
运输方式			运输工具		
启运时间			启运时温度		
保温时限			随货同行联编号		
发货人员签字			运输人员签字		
备注					
以上信息发运时填写 以下信息收货时填写					
到达时间			在途温度		
到达时温度			接收人员签字		
备注					

注:"运输方式"填"客户自提、物流发货、送货上门";当客户上门自提时"运输人员签字"栏应由客户签字,发货人员应当查验客户运输车辆有保证温度的相关措施,并提供泡沫箱、冰袋等保温措施;在采用物流发货时应签订协议,严格控制运输途中的温度和运输时间,确保药品质量。

课堂讨论

1. 药品经营企业在采购药品时,质量管理机构要对供货单位、购进药品及供货单位销售员进行资格审核,这样规定的目的是什么?

2. 参观当地某大型药品经营企业,为该企业制订可行的药品验收岗位操作标准(SOP)。

3. 某药品批发企业在业务经营过程中遇到了这样一件事情:某品种第一次来货而且是首营品种,一到货马上就发走了。请问是否需要做那一批次药品的养护档案和质量档案?

任务三　零售企业药品的储存管理

一、药品零售企业质量管理

(一) 药品零售企业的质量管理与职责

1. 经营条件

药品零售企业应当具有与其经营范围和规模相适应的经营条件,包括组织机构、人员、设施设备、质量管理文件,并按照规定设置计算机系统。

课堂互动

批发企业与零售企业质量管理制度的不同点有哪些?

2. 企业负责人的职责

药品零售企业负责人是药品质量的主要责任人,负责企业日常管理,负责提供必要的条件,保证质量管理部门和质量管理人员有效履行职责,确保企业按照《药品经营质量管理规范》(GSP)要求经营药品。

3. 质量管理部门或人员的职责

药品零售企业应当设置质量管理部门或者配备质量管理人员,履行以下职责。
(1)督促相关部门和岗位人员执行药品管理的法律、法规及 GSP。
(2)组织制订质量管理文件,并指导、监督文件的执行。
(3)负责对供货单位及其销售人员资格证明的审核。
(4)负责对所采购药品合法性的审核。
(5)负责药品的验收,指导并监督药品采购、储存、陈列、销售等环节的质量管理工作。
(6)负责药品质量查询及质量信息管理。
(7)负责药品质量投诉和质量事故的调查、处理及报告。
(8)负责对不合格药品的确认及处理。
(9)负责假劣药品的报告。

(10) 负责药品不良反应的报告。
(11) 开展药品质量管理教育和培训。
(12) 负责计算机系统操作权限的审核、控制及质量管理基础数据的维护。
(13) 负责组织计量器具的校准及检定工作。
(14) 指导并监督药学服务工作。
(15) 其他应当由质量管理部门或者质量管理人员履行的职责。

(二) 药品零售企业的人员管理

1. 药品零售企业人员的资质(见项目一任务二)

2. 岗前培训、继续培训和特殊岗位培训的要求

药品零售企业各岗位人员应当接受相关法律、法规及药品专业知识与技能的岗前培训和继续培训,以符合 GSP 要求。应当按照培训管理制度制订年度培训计划并开展培训,使相关人员能正确理解并履行职责。培训工作应当做好记录并建立档案。应当为销售特殊管理的药品、国家有专门管理要求的药品、冷藏药品的人员接受相应培训提供条件,使其掌握相关法律、法规和专业知识。

3. 直接接触药品岗位人员的健康检查

药品零售企业应当对直接接触药品岗位的人员进行岗前及年度健康检查,并建立健康档案。患有传染病或者其他可能污染药品的疾病的人员,不得从事直接接触药品的工作。

(三) 药品零售企业的设施与设备

1. 营业场所的条件和设备

药品零售企业的营业场所应当与其药品经营范围、经营规模相适应,并与药品储存、办公、生活辅助及其他区域分开。营业场所应当具有相应设施或者采取其他有效措施,避免药品受室外环境的影响,并做到宽敞、明亮、整洁、卫生。营业场所应当有以下营业设备。

(1) 货架和柜台。
(2) 监测、调控温度的设备。
(3) 经营中药饮片的场所有存放饮片和处方调配的设备。
(4) 经营冷藏药品的,有专用冷藏设备。
(5) 经营第二类精神药品、毒性中药品种和罂粟壳的,有符合安全规定的专用存放设备。
(6) 药品拆零销售所需的调配工具、包装用品。

2. 计算机管理的要求

药品零售企业应当建立能够符合经营和质量管理要求的计算机系统。

3. 库房及其设施设备的要求

药品零售企业设置库房的,应当做到库房内墙、顶光洁,地面平整,门窗结构严

密且有可靠的安全防护、防盗等措施,药品零售企业仓库应当有以下设施设备。

(1)药品与地面之间有效隔离的设备。

(2)避光、通风、防潮、防虫、防鼠等设备。

(3)有效监测和调控温度、湿度的设备。

(4)符合储存作业要求的照明设备。

(5)验收专用场所。

(6)不合格药品专用存放场所。

(7)经营冷藏药品的,有与其经营品种及经营规模相适应的专用设备。

(8)储存中药饮片应当设立专用库房。

(四)药品零售企业的采购与验收

1. 采购活动的要求

药品零售企业采购药品,应当符合药品批发企业采购药品的要求。

2. 收货、验收与抽样

(1)收货　药品到货时,收货人员应当按采购记录,对照供货单位的随货同行单(票)核实药品实物,做到票、账、货相符。

(2)验收　药品零售企业应当按规定的程序和要求对到货药品逐批进行验收,并做好验收记录。验收记录要求同药品批发企业,冷藏药品检查要求同药品批发企业,药品检验报告书查验要求同药品批发企业。

(3)抽样　验收抽取的样品应当具有代表性。

(五)药品零售企业的陈列与储存

1. 药品陈列的要求

(1)药品按剂型、用途及储存要求分类陈列,并设置醒目标志,类别标签字迹清晰、放置准确。

(2)药品放置于货架(柜),应摆放整齐有序,避免阳光直射。

(3)处方药、非处方药分区陈列,并有处方药、非处方药专用标识。

(4)处方药不得采用开架自选的方式陈列和销售。

(5)外用药与其他药品分开摆放。

(6)拆零销售的药品集中存放于拆零专柜或者专区。

(7)第二类精神药品、毒性中药品种和罂粟壳不得陈列。

(8)冷藏药品放置在冷藏设备中,按规定对温度进行监测和记录,并保证存放温度符合要求。

(9)中药饮片柜斗谱的书写应当使用正名正字;装斗前应当复核,防止错斗、串斗;应当定期清斗,防止饮片生虫、发霉、变质;不同批号的饮片装斗前应当清斗并记录。

(10)经营的非药品应当设置专区,与药品区域明显隔离,并有醒目标志。

2. 药品检查和处理

药品零售企业应当定期对陈列、存放的药品进行检查,重点检查拆零药品和易变质、近效期、摆放时间较长的药品及中药饮片。发现有质量疑问的药品应当及时撤柜,停止销售,由质量管理人员确认和处理,并保留相关记录。

3. 效期管理

药品零售企业应当对药品的有效期进行跟踪管理,防止近效期药品售出后可能发生的过期使用。

4. 储存和养护管理

药品零售企业设置库房的,库房的药品储存与养护管理应当符合药品批发企业储存与养护的规定。

(六) 药品零售企业的销售管理

1. 挂牌明示的规定

药品零售企业应当在营业场所的显著位置悬挂《药品经营许可证》、营业执照、执业药师注册证等。营业人员应当佩戴有照片、姓名、岗位等内容的工作牌;执业药师和药学技术人员,工作牌还应当标明执业资格或者药学专业技术职称。在岗执业的执业药师应当挂牌明示。

2. 销售药品的要求

(1) 处方经执业药师审核后方可调配;对处方所列药品不得擅自更改或者代用,对有配伍禁忌或者超剂量的处方,应当拒绝调配,但经处方医师更正或者重新签字确认的,可以调配;调配处方后经过核对方可销售。

(2) 处方审核、调配、核对人员应当在处方上签字或者盖章,并按照有关规定保存处方或者其复印件。

(3) 销售近效期药品应当向顾客告知有效期。

(4) 销售中药饮片应做到计量准确,并告知煎服方法及注意事项;提供中药饮片代煎服务,应当符合国家有关规定。

3. 销售凭证和记录

药品零售企业销售药品应当开具销售凭证,内容包括药品名称、生产厂商、数量、价格、批号、规格等,并做好销售记录。

4. 药品拆零销售

(1) 负责拆零销售的人员经过专门培训。

(2) 拆零的工作台及工具应保持清洁、卫生,防止交叉污染。

(3) 做好拆零销售记录,内容包括拆零起始日期,药品的通用名称、规格、批号、生产厂商、有效期、销售数量、销售日期,分拆及复核人员等。

(4) 拆零销售应当使用洁净、卫生的包装,包装上注明药品名称、规格、数量、用法、用量、批号、有效期及药店名称等内容。

(5)提供药品说明书原件或者复印件。

(6)拆零销售期间,保留原包装和说明书。

二、零售企业药品的采购

药品采购是药品经营企业质量管理过程控制的第一关,是药品零售企业保证药品质量的关键环节。因此,国家相关法规对药品采购有明确的规定,应严格遵守。药品零售企业对药品采购有严格的审批制度和规范的操作规程。药品采购程序为 选择供货单位 → 首营企业审批 → 首营品种审批 → 编制采购计划 → 商务洽谈与合同签订 五个程序。

(一)选择供货单位

药品零售企业必须从具有合法资质的药品生产或经营企业采购药品,应选择具有良好信誉和良好服务的供货企业。

1. 供货方的经营资格

供货方必须具备规定的法定资格,即具有《药品生产许可证》或《药品经营许可证》和《营业执照》,其经营范围应与其证照内容一致。

2. 供货方质量信誉

主要了解供货方的生产能力、经营能力、质量管理体系、产品质量、质量历史、销售服务、社会评价等信誉情况,同样品种应选择质量信誉好的供货方。

3. 供货方履行合同能力

供货方履行合同能力包括药品品名(通用名、商品名)、规格、数量、价格、交货期及服务等。

4. 建立供货单位质量档案

(1)供货单位需提供的材料

①药品经营企业需提供的材料:盖有供货单位红色印章的《药品经营许可证》和《营业执照》,经营企业销售人员的法定代表人授权签字并盖有单位红色印章的委托书和身份证复印件及其他资质材料,如 GSP 证书等。进口药品应索取盖有供货方单位质检(质管)红色印章的《进口药品注册证》和《进口药品检验报告》及进口药品通关单。

②药品生产企业需提供的材料:盖有供货单位红色印章的《药品生产许可证》和《营业执照》,生产企业销售人员的法定代表人授权签字并盖有单位红色印章的委托书和身份证复印件及资质材料,如 GMP 证书等。

(2)建立供货单位档案目录,便于查找。

(3)供货单位的来函、变更通知、有关信件等应及时处理和归档,作为供货单位档案一并保存。

(4) 供货单位名称、销售人员变更,应重新索取有关材料。

(二) 首营企业审批

首营企业系指与本企业首次发生药品供需关系的药品生产或经营企业,药品零售企业对首营企业执行首次审批制度。

首营企业的审批,必须由药品零售企业质量管理部严格把关,索取首营企业的申报材料,填写首营企业审批表(表4-9),由业务部门和质量管理部门审查、审核。除审核有关资料外,必要时应实地考察。业务部门和质量管理部门签署意见后报总经理审批,首营企业经审核审批后,采购部门方可开展购进药品业务。

表4-9 首营企业审批表

编号:

企业名称				
企业地址			邮编	
法定代表人		质量负责人	电话	
营业执照编号		许可证编号		
生产经营范围		经营方式		
年销售额		质量认证情况		
业务联系人		电话(传真)		
拟供品种		依法经营状况		
业务部门意见			负责人: 年 月 日	
质管部门审核意见			负责人: 年 月 日	
企业负责人审批意见			负责人: 年 月 日	

1. 首营企业应提供的资料

(1) 企业的《药品生产许可证》(生产企业)或《药品经营许可证》(经营企业)及《营业执照》复印件,加盖企业红色印章,简称"一证一照"。

(2) 法人委托书 即销售人员的法定代表人授权并盖有单位红色印章的委托书。

(3) 销售人员本人身份证复印件。

(4) 企业 GMP(生产企业)或 CSP(经营企业)证书复印件,加盖企业红色印章。

(5) 能够证明企业规模和质量保证能力的其他有关材料。

(6)首营企业审批表(一式两份)。

2. 首营企业的审批

首营企业审批操作流程为 企业申请 → 采购部门审查 → 质量管理部门审核 → 企业负责人审批 。

(1)企业申请　拟成为供货商的企业,其销售人员填写药店提供的《首营企业审批表》,按要求提供相关资质资料。

(2)采购部门审查　采购部门审核拟供货企业销售人员填写的《首营企业审批表》和相关资质资料。《首营企业审批表》填写要求完整、规范,字迹清晰,不得潦草难认。资料不完整的,要求供货企业补充资料。审核无误后,同意其成为供货企业的,在《首营企业审批表》"业务部门意见"栏中签署意见,负责人签字,注明日期。审查同意,转交质量管理部门审核。

(3)质量管理部门审核　质量管理部门接收采购部门签署同意意见的《首营企业审批表》和拟供货企业提供的相关资质后,按照首营企业审批管理制度的规定和要求,逐项审核拟供货企业提供的资质资料,对其资格、信誉和产品质量进行严格审核,参考采购部门的意见,在"质管部门审核意见"栏中签署意见,负责人签字,注明日期。审核同意,转交企业负责人审批。

(4)企业负责人审批　经质量管理部门审核过的《首营企业审批表》和相关资质资料报送企业负责人审批。企业负责人审核、批准、签字后,交质量管理部门存档,交采购部门执行。

(三)首营品种审批

首营品种系指本企业向某一供货单位首次购进的品种,包括药品的新规格、新剂型、新包装。药品零售企业对首营品种执行首次审批制度。

首营品种的审批,必须由药品零售企业质量管理部门严格把关,索取首营品种的申报材料,填写《首次经营药品审批表》(表4-10),由质量管理部门和企业主管领导审核批准。

表4-10　　　　　　　　　　首次经营药品审批表

药品通用名称		商品名		品种类别	
剂型		规格		装箱规格	
批准文号		储存条件		有效期	
生产企业		GMP证书号		批准文件	
适应证				质量标准	
出厂价		零售价		检验报告	
供货联系人		电话		物价批件	
质量状况				说明书	

续表

业务部门意见	负责人： 年 月 日
质管部门审核意见	负责人： 年 月 日
物价部门意见	负责人： 年 月 日
企业负责人审批意见	负责人： 年 月 日

(四) 编制采购计划

编制采购计划应以药品质量作为重要依据,根据"按需进货,择优选购"的原则,每月编制采购计划。采购员会同分管采购业务的经理在编制采购计划时应做到以下几点。

(1)认真搞好市场调查,摸清和掌握销售动态、市场需求、用户要求、品牌、价格等情况。

(2)深入仓库了解库存药品现状,做好现有库存排队,并征求质量、验收、养护等有关人员的意见,分析现有库存药品质量情况,反馈药品质量信息,了解供货单位的质量信誉,根据质量选择药品和供货单位,确保购进药品质量的可靠性。

(3)编制进货计划应有质量管理人员参加,最后由质量管理部负责人签署意见,协助把好进货质量关。凡年度、季度、临时大宗购进,都应编制进货计划。

三、零售企业药品的验收入库

(一) 药品验收标准和验收时限

1. 验收标准

依据《中国药典》(2020版)和合同规定的质量条款。

2. 验收时限

16∶00以前到货的当天验收完毕,16∶00以后到货的在次日10∶00前验收完毕,大批到货验收不超过24h。

(二) 药品验收的内容

药品零售企业购进的药品必须先放入仓库待验区验收,验收合格的药品方可正式办理入库,验收不合格的药品不得入库。验收人员应当对抽样检查药品的外观和包装标签、说明书以及相关的证明文件逐一检查、核对,验收结束后,应当将抽取的样品放回原包装,重新加封,盖验收章,并填验收记录。

1. 品名、规格、数量验收

来货存放待验库(区)，验收员凭合同或随货同行的运输清单认真核对品名、规格、数量，检查外包装有无破损、水迹和外包装的封口是否完好等情况。无误后，在运输交接回单上签字收货。对多收、少收、外包装破损、水迹、被盗等情况，做好现场记录，并及时督促配送中心查询。特殊管理药品必须双人逐一验收到最小包装。

冷藏药品到货时，应当对其运输方式、运输过程的温度记录、运输时间等质量控制状况进行重点检查并记录，对不符合运输温度要求的药品应当拒收。

使用冷藏车运输的药品，应当直接将药品搬运到冷藏库内待验；使用车载冷藏箱或保温箱的应当将箱体搬运到冷藏库待验。

收货人员对符合收货要求的药品，按品种特性要求放于相应待验区域，或设置状态标志，通知验收。无误后，在运输交接回单上签字收货。对多收、少收、外包装破损、水迹、被盗等情况，做好现场记录，并及时督促配送中心查询。特殊管理药品必须双人逐一验收到最小包装。

2. 内外包装标识和有效文件的验收

(1) 检查包装材料、容器封口是否严密，瓶盖有无松动、渗漏、破损。

(2) 逐品种、逐批号验收品名、剂型、规格、厂牌、生产批号、有效期、批准文号、注册商标、检验合格证、标签和说明书。

(3) 验收特殊管理的药品、外用药品，检查其外包装及内包装的标签、说明书上有无国家规定的专用标识和警示说明。处方药和非处方药按分类管理要求，标签、说明书有相应的警示语或忠告语，非处方药的包装有国家规定的专有标识。

(4) 进口药品验收时，应凭盖有供货单位质量管理机构原印章的《进口药品注册证》及《进口药品检验报告书》的复印件验收；进口中药应有加盖供货单位质量管理机构原印章的《进口药材批件》复印件。同时检查其包装的标签应以中文注明药品的名称、主要成分以及注册证号，并有中文说明书。

(5) 验收中药饮片应有包装，并同时有质量合格的标志，包装上应标明品名、产地、生产企业、生产日期、生产批号，并附产品合格证。

(6) 验收首营品种，应有同品种、同规格、同批号的合格检验报告书。

(7) 整箱药品在箱中应附有产品检验合格证。

(8) 药品生产日期一般不得超过 3 个月，20 件以下一般只能有一个批号，50 件以内不得超过两个批号。

(9) 连锁药店验收员对药品内外包装检查中如发现以下问题，有权拒收，货物暂存待验区，并通知连锁药店配送中心进货人员查询处理。发现以下问题应及时报告质量管理部，质量管理部门应在两小时内派人到现场确认处理。

①内外包装标识或写法不一致。

②整件包装内无产品检验合格证。

③内包装的标签或说明书上无贮存条件的。
④内外包装不完整或有污染的。
⑤不符合其他包装要求的。
⑥临近有效期6个月内的。
⑦最小销售单位无生产批号、无有效期的;私自更改生产批号或有效期的,无生产批准文号的。

3. 外观质量验收

依据《中国药典》(2020年)附录制剂通则,按药品验收抽样程序,按批号、按比例从原包装中随机抽样,不同剂型药品的检查项目如下所示。

(1)水针剂外观验收　水针剂(含大输液)外观验收检查项目包括色泽、结晶析出、浑浊、絮状沉淀、澄明度、冷爆、裂瓶、封口漏气、瓶盖松动及安瓿印字等。

水针剂(含大输液)批检查澄明度:判定澄明度合格的标准为新出厂的注射液如浑浊有异物的,其不合格率不得超过5%,贮存期注射液的不合格率不得超过7.5%。如检查结果超过规定时,则加倍抽样复验,复验结果不超过规定时,仍按合格判断。水针剂进行明度检查时整批检查在合格范围内,但个别不合格的,也不得将该支不合格药品再放回原盒,应作报损处理。

(2)粉针剂外观验收　粉针剂外观验收检查项目包括色泽、粘瓶、吸潮、结块、溶化、异物、黑点、溶解后澄明度、装量、焦头、冷爆、裂瓶、封口漏气、铝盖松动及玻璃瓶印字等。

 课堂互动

思考药物制剂外观检查项目的异同。

(3)片剂外观验收　片剂外观验收检查项目包括色泽、斑点、异物、麻面、粘连、发霉、结晶析出、边沿不整、松片、虫蛀、异味等。

(4)胶囊剂外观验收　胶囊剂外观验收检查项目包括色泽、漏药、破裂、变形、粘连、异臭、霉变、生虫,外观是否光亮整洁、大小相等、长短一致等。

(5)水剂外观验收　水剂外观验收检查项目包括封口是否严密、有无渗漏、容器有无破裂,药液是否有杂质异物、浑浊沉淀、结晶析出、色泽变化、异臭异味、生霉等。

(6)糖浆剂外观验收　糖浆剂外观验收检查项目包括澄明度、浑浊、结晶析出、异物、发酵、产气、酸败、霉变、渗透等。

(7)软膏剂外观验收　软膏剂外观验收检查项目包括色泽、细腻度、黏稠度、异物、异臭、酸败、霉变等。

(8)栓剂外观验收　栓剂外观验收检查项目包括外形、色泽、熔化、酸败、霉变等。

(9)中药饮片验收　中药饮片验收重点鉴别真伪优劣。优劣检查侧重观察有无虫蛀、霉变、泛油、变色、风化、气味散失、杂质限度是否超标等现象。

外观检查无异常、无疑问,应将抽样品种放回原箱内,封箱,加盖验收章。

4. 验收记录

验收无误,验收员应认真做好验收记录,逐品种按批次登记,不简化、不漏项,并真实填写有关质量状况、验收结论,验收人员签字或者盖章。验收记录保存不少于3年。

验收记录包括药品通用名称、规格、批准文号、批号、生产日期、有效期、生产厂商、供货单位、到货数量、到货日期、验收合格数量、验收日期、质量状况、验收结果和验收人员等内容。

中药材验收记录内容应当有品名、产地、数量、供货单位等内容。中药饮片验收记录应当有品名、规格、产地、生产企业、产品批号、生产日期、数量、供货单位等内容,实施批准文号管理的中药饮片还应当记录批准文号。

5. 入库交接

对验收合格的药品,验收员根据验收记录填写《验收入库交接单》(注明贮存条件,以提醒保管员),验收员在《验收入库交接单》上签字后,连同药品在待验区点交给保管员,保管员对照《验收入库交接单》清点药品无误后,保管员在入库交接单上签字,然后将药品分类入库。《验收入库交接单》同时转送到连锁药店配送中心和财务部。

6. 在验收中发现质量问题的处理

(1)对药品包装破损、药瓶破损、受到污染的、有效期在6个月内的、标签不符或短少的,验收员填写拒付单,通知财务部拒付货款,药品移送放到退货区,并及时通知连锁药店配送中心向供货单位查询,办理退货手续,由退货管理人员做好退货记录。

(2)在外观质量检查过程中,如发现质量疑问时,该药品暂放在待验区,不得作为合格药品移交入库。验收员填写送检单,报公司质量管理部门确认,待质量管理部门确认合格后,方可向保管员移交入库。若确认为不合格品的,应将该药品向仓库不合格品管理员移交,该药品从待验区移放到不合格品区,挂红牌标志。同时,及时报部门经理,并协助质量管理部门向供货单位进行质量查询。不合格药品按连锁药店公司不合格药品管理制度处理。

(3)在验收中,发现假、劣药品,应立即报质量管理部门,质量管理部门接报后1h内到现场进一步确认,假、劣药品除按连锁药店公司不合格药品管理制度处理外,假药应同时上报市级药品监督管理部门。

(4)在验收记录中如实记录验收的真实情况,如验收100件药品,其中有2件破损,应在验收记录上注明"98件合格,2件破损"的字样。

7. 销后退回药品验收

(1)检查退回商品的同批号是否存在同样的质量问题(无法鉴别的,请商品质量部门核验),将所有不合格商品放入不合格品区。

(2)填写退货申请单(注明原因),退回物流配送部。

(3)填写《门店商品质量问题报告表》。

四、零售企业药品的储存

(一)分库、分区、分类储存

各类药品应按温度、湿度和自然属性及特殊管理药品等要求分库、分区、分类储存。药品与非药品、易串味的药品、中药饮片、危险品要分库存放。特殊管理药品要专库(柜),双人双锁,专账管理,账货相符。内用药和外用药应分区存放。药品名称与包装标识易混淆的药品要分开存放。

1. 药品分库存放

(1)仓库的种类 常温库、阴凉库、冷藏库、易串味库、中药饮片库和中药材库、特殊药品库(柜)、危险品库、非药品库。

(2)药品分库 按照验收员注明的储存条件或药品包装标签"贮藏"项下注明的储存条件,将标明常温贮藏的药品放入常温库;将标明阴凉贮藏或存放于凉暗处的药品放入阴凉库;将标明冷藏的药品放入冷藏库。

将易串味药品放入易串味库,易串味药品包括以下几类。

①口服类:人丹、藿香正气水(液、胶囊)、十滴水、麝香保心丸、速效救心丸、胆舒胶囊、肚痛整肠丸、正露丸等。

②外用贴膏类:麝香跌打风湿膏、麝香关节止痛膏、麝香解痛膏、麝香壮骨膏、麝香追风膏、壮骨麝香止痛膏、伤湿止痛膏、伤湿祛痛膏、辣椒风湿膏、少林跌打风湿膏、烧伤药膏、狗皮膏、关节止痛膏、活血解痛膏、天和骨痛膏、田七镇痛膏、通络去痛膏、肤疾宁贴膏、附桂风贴膏、骨友灵贴膏、天和追风膏、腰肾膏、一正痛消贴膏等。

③外用擦剂类:风油精、清凉油、如意油、红花油、保心安油、麝香风湿油、斧标驱风油、宏利活络油、狮马龙红花油、狮马龙活络油、舒筋健络油、强力狮子油、四季平安油、异蚊按摩油、双龙驱风油等。

④外用酊剂类:复方土槿皮酊、土槿皮酊、骨康王(骨痛灵酊)、皮炎灵酊、消肿止痛酊、肤阴洁、洁尔阴等。

将麻醉药品、精神药品、医疗用毒性药品、放射性药品放入特殊药品专库或专柜存放。

将中药饮片和中药材分别放入中药饮片和中药材库。

将未标有"批准文号国药准字 H(Z、S、J)X××××××"的物品放入非药品库。

将危险品放入危险品库,如爆炸品:硝酸甘油等;氧化剂:高锰酸钾、双氧水等;压缩气体和液化气:环氧乙烷等;易燃液体:乙醚、乙醇等;易燃固体:硫黄、樟脑等;毒害品:醋酸、苯、汞、氯仿等;腐蚀性药品:盐酸、甲醛等;药用放射性同位素:钴^{60}、碘^{131}等。

2. 药品分区存放

药品分区存放就是按照管理的要求,再将常温库、阴凉库、冷藏库、易串味库、中药饮片和中药材库储存的药品分为待验区、退货区、合格区、发货区和不合格区存放。

(1)发货区设在阴凉库且面积应较大,常温库可不设发货区,和阴凉库共用一个发货区。

(2)中药饮片和中药材库有零货称取的应设零货称取区。

(3)冷藏库和易串味库至少应有待验区、退货区、合格区(合格区内,为便于管理再将合格区分为整货区和零货区)。

(4)如仓库不大,可只设一个不合格区,无须温度、湿度调控设施。

(5)在合格区内,多数企业又将其分为零货区(非整箱、拆零存放的药品)和整货区(整箱存放的药品)。

(6)以上各区(库)均应设有明显的标识,并实行色标管理。

待验区和退货区为黄色;合格区、零货称取区和发货区为绿色;不合格区为红色。

3. 药品分类存放

为了便于查找,按照药品的药理和用途将存放的药品分为针剂、片剂、粉剂、水剂四大剂型,再按抗生素类、解热镇痛类、心脑血管类、呼吸系统类、消化系统类、泌尿系统类等分为不同的类别分类存放。

(1)药品与非药品应分开存放,包括与兽用药、杀虫杀鼠药、消毒产品、医疗器械、保健品等分开存放。

(2)内服药与外用药应分开存放。

(3)将易燃、易爆、毒害及腐蚀的药品单独存放在危险品库或与一般药品库房远离的专库凉暗处。

(4)化学性质相反的强氧化剂与强还原剂、酸类与碱类在保管和运输中应隔离分开。

(5)麻醉药品、一类精神药品和毒性药品应实行专库或专柜、双人双锁保管。腐蚀性药品应置于专门货区、专门货架保管。

(6)具有特殊气味的药品应存放于易串味库,尤其与吸附力强的药品(药用炭、淀粉、乳糖、葡萄糖、氢氧化铝等)应分开存放,避免近旁、同柜、混合堆放。

(7)对销售退回的药品,凭销售部门开具的退货凭证收货,存放于退货区(库),由专人保管并做退货记录。验收合格的药品,由保管员记录后可存入合格区(库);不合格的药品由保管员记录后放入不合格区(库)。

(8)不合格药品应存放在不合格区(库),并有明显标志。不合格药品的确认、报告、报损、销毁应有完善的手续和记录。

(二)验收养护室

企业应设有符合检验温度、湿度要求的验收养护室,每个独立区域设置的药品仓库均应设验收养护室,其面积要求如下:大型企业不少于 $50m^2$、中型企业不少于 $40m^2$、小型企业不少于 $20m^2$。

(三)药品搬运和堆垛

(1)搬运和堆垛应严格遵守药品外包装图示标志的要求,轻拿轻放、规范操作、严禁摔撞,怕压的药品或包装材质较软的药品应控制堆放高度。

(2)仓库要按照安全、方便、节约的原则,正确选择仓位,合理使用仓容。

(3)药品与仓库地面、墙、顶、散热器之间应有相应的间距或隔离设施,药品垛堆也应留一定的距离,即保持"五距"操作:垛间距不小于5cm;垛与墙的间距不小于30cm;垛与屋顶(房梁)间距不小于30cm;垛与散热器或供暖管道间距不小于30cm;垛与地面的间距不小于10cm。照明灯具下方如堆放药品,其垂直下方与货垛的水平间距不小于50cm。

(4)药品应按批号集中堆放,一个批号占据一个堆位,同品种不同批号的药品不能混放,按批号及有效期远近依次或分开堆码,并有明显标志。

(5)药品应按品种相对集中堆放,不同品种的药品不得混垛,防止发生错发、混发事故。

(6)外包装相似、易混淆的药品,货垛应分开一定的距离或采取有效的分隔、识别措施,防止混药。

(7)药品堆垛时,应保证包装箱的品名、批号等内容易于观察和识别,以便于仓库管理和质量控制。

(8)药品堆码应布局适当,堆码合理、整齐、牢固、无倒置现象。

(四)药品在库贮存中质量问题的处理

(1)保管员发现在库药品存在质量问题或对质量有疑问,应及时向养护员提出,并协助向质量管理部门报检。对库内悬挂黄色标志牌的药品,停止发货,不得出库。

(2)在库药品经质量管理部门确定为不合格品时,保管员应及时将该品种从合格品区移到不合格品区,同时向不合格品管理员移交,由不合格品管理员做不合格品记录。

(3)已办理报损手续并需要销毁的不合格药品,须在质量管理部门监督下进行,不得自行处理。

(4)保管员应积极配合养护员做好有效期在一年以内的药品监控、报警工作。

(5)保管员应在养护员的指导下对药品合理贮存,并配合养护员做好库内贮存环境、贮存条件的控制工作。

五、零售企业药品的养护

(一)药品的养护措施

1. 避光措施

药品在库贮存期间应尽量置于阴暗处,凡能透光的门、窗应悬挂布帘进行遮光,特别是一些大包装药品,在分发之后剩余部分药品应及时遮光密闭,防止光照。

2. 降温措施

温度过高,能使许多药品变质失效。因此,必须保持药品贮存期间的适宜温度,具体措施如下所示。

对于普通药品,当库内温度高于库外(必须是库外温度和相对湿度都低于库内时),应开启门窗通风降温。

装配有排风扇等通风设备的仓库,可启用通风设备进行通风降温。

不宜使用开门窗和启用通风设备逆风降温时,应启用空调降温。

3. 保温措施

温度过低也可引起某些药品变质,特别是针剂、乳剂在严冬季节要做好保温措施。在严冬季节应启用空调或用暖气保温。

4. 降湿措施

除湿方法有通风降湿、密封防潮,用除湿机和空调设备除湿。

(1)通风除湿 一般在库外天气晴朗、空气干燥时,打开门窗进行通风。

(2)密封防潮 为了防止外界空气中潮气入侵库内,可封闭门窗缝隙,必要时,在进出通道挂上厚棉帘。

 课堂互动

思考零售药店的降湿措施与批发企业的异同。

(3)除湿机吸湿和空调除湿 当库内空气湿度过高,室外气候条件不适宜通风降湿时,应采用除湿机吸湿和启用空调除湿。

5. 升湿措施

当库内湿度超过或达到低限,可采取下列措施提高湿度。

(1)在库内地面洒水或用喷雾设备喷水。

(2)库内设置盛水容器,贮水后自然蒸发。

6. 防鼠措施

(1)堵塞门窗空隙及其他一切可能窜入老鼠的通道。

(2)库内无人时,应随时关好库门、库窗,特别是夜间。

(3)采用电猫、鼠夹或粘鼠板等工具,加强库内灭鼠。

(4)加强库外鼠害防治,仓库四周应保持整洁,不要随便乱堆、乱放杂物,以消灭鼠源。

7. 防火措施

(1)建立严格的防火岗位责任制。

(2)库内外应有防火标记或警示牌。

(3)备足消防器材,仓库设置消防栓、消防泵、消防水池。

8. 库房温度、湿度的监测

保管员应在养护人员的指导下,做好库房温度、湿度的监测和调控工作,每日上午9:00和下午3:00各一次定时对库房的温度、湿度进行观察,并予以记录。如果所测温度、湿度与要求不符,要及时采取措施,使之符合要求。保持常温库的温度是2~30℃,相对湿度为35%~75%;阴凉库的温度是2~20℃,相对湿度为35%~75%;冷藏库的温度是2~10℃,相对湿度为35%~75%。并且,不能等到温度、湿度到临界点再调控,常温库应在温度降至2℃或升至28℃,阴凉库升至18℃,冷藏库在温度降至4℃或升至8℃,相对湿度降至37%或升至73%时,就应及时调控,才能保证库房的温度、湿度符合要求。

(二)药品养护检查

1. 连锁药店仓库一般药品的检查

每季度进行一次全面检查。连锁药店公司仓库对在库3个月以上的药品实行"三三四"检查法(即每季的前2个月各检查在库药品的3/10,后一个月检查4/10,当季将在库药品检查一遍)。对易变质品种、储存2年以上的品种和首营品种每月检查一次。一般品种入库后第4个月必须检查,重点养护品种入库后第2个月必须检查。检查时,应做出详细的养护检查记录。陈列药品应每月检查一次,并做好记录。

为避免漏检,应严格按照每个货架、货垛顺时针的顺序检查。检查内容以包装情况、外观性状为主。对由于异常原因可能发现问题的药品、易变质品种、储存期2年以上的品种、近效期不超过一年的药品、已确认为不合格药品的相邻批号或其他认为应检查的品种,需抽样到质量管理部门确认。

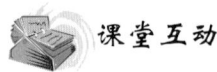 **课堂互动**

零售药店重点养护品种有哪些?

2. 连锁药店仓库重点养护品种的检查

(1)重点养护品种的范围,由企业质量管理部门确定,一般包括首营品种、质量不稳定(易变质)品种、近效期药品、储存时间较长的品种、近期内发生过质量问题的品种、发生过质量问题的相邻品种、药监部门重点监控的品种。

(2)重点养护品种的提出和确认,一般由养护员根据企业经营的品种情况,每月提出一次,报质量管理部门确认。

(3)重点养护品种每月养护检查一次,企业要设立重点养护品种记录,每个品种一张。内容包括该品种的品名、规格、剂型、批准文号、生产企业等基本情况和养护时间(月、日)、产品批号、质量情况等质量养护记录。

3. 零售药店药品的检查

(1)仓库内的药品,每季度养护检查一次。入库后第4个月必须检查。

(2)营业场所陈列药品,每月检查一次,药品购进后第2个月必须检查,并记入《陈列药品养护记录》(表4-11)。

此外,一般每年6月末和12月末各对库存药品进行一次半年和全年的全面检查。

表 4-11　　　　　　　　　陈列药品养护记录

编号：　　　　　　　　　　　　　　　　　　　　　　　　　　　记录日期：

养护时间	存放地点(柜组)	主要品种及数量	质量状况	养护人	备注

4. 突击检查

一般在汛期、雨季、霉季、高温、严寒或发现有质量变化苗头的时候临时组织对库存药品进行全部或局部检查。

(1)检查的内容

①有无过期失效药品。

②药品外形形状是否正常,有无变色、浑浊、沉淀、龟裂、粘连、发霉、虫蛀等现象。

③药品包装有无破损、潮湿、变形现象。

④药品有无倒置堆放现象。

⑤药品是否分类存放,货位编号、货垛堆码、货垛间距是否符合要求。

⑥库房内的温度、湿度情况。

⑦库存药品的存放条件情况。

(2)检查的要求　检查时要做好详细记录,要求查一个品种记录一个,做到边检查边整改,发现问题及时处理。检查完毕,要对检查情况进行综合整理,写出养护检查小结,作为养护分析的依据和研究药品质量变化的资料。药品养护员要结合检查工作不断总结经验,应按季度汇总、分析和上报养护检查、近效期或长时间储存的药品的质量信息,不断提高在库药品保管养护的工作水平。企业应建立药品养护档案。

(三)药品在养护中发现质量问题的处理

(1)保管员发现在库药品存在质量问题或对质量有疑问,应及时向养护员提出,并协助向质量管理部门报检。对库内悬挂黄色标志牌的药品,应停止发货,不得出库。

(2)在库药品经质量管理部门确定为不合格品时,保管员应及时将该品种从合格品区移到不合格品区,同时向不合格品管理员移交,由不合格品管理员做不合格品记录。

(3)已办理报损手续并需要销毁的不合格药品,须在质量管理部门监督下进行,不得自行处理。

(4)保管员应积极配合养护员做好有效期在一年以内的药品监控、报警工作。

(5)在养护检查中发现质量有疑问的药品,应在该品种的货垛上挂黄牌标志,通知连锁药店配送中心停止开票,同时填报确认单,连同样品报质量管理部门确认。如确认为合格品,养护员凭质量管理部门的确认单办理解停手续,摘下黄牌,通知连锁药店配送中心开票配送。如确认为不合格药品,养护员凭质量管理部门的确认单协助保管员将该品种向不合格药品管理员移交,该品种从合格品库移到不合格品区,挂红色标志。

(四)重点品种的养护

确定重点养护品种并建立养护档案。对一些在规定的储存条件下仍易变质的品种等,可作为重点养护对象,养护员拟列出重点养护的品种,填报重点养护品种确认表,报质量管理部门确认。质量管理部门确认后,建立重点养护品种档案表,以后每月检查一次药品的外观质量,并做好重点养护检查记录,该品种如发现问题,应详细填入重点品种档案表中。

(五)养护技术与设备

学习先进的养护技术,使用科学的养护方法,正确使用养护设备,养护设备在使用过程中应随时检查,对养护设备、仪器年终进行一次全面检查、维修和保养,并做好设备使用、维修和保养维护记录。

(六)电脑有效期报警

仓库应在电脑上设效期报警,对有效期一年以内的药品实行监控,并按月填写有效期药品催销表,连锁药店应报配送中心和质量管理部门。有效期在6个月内且数量多、价值高的产品应挂近效期警示牌,连锁药店同时还应报总经理室,以便协调、督促尽快销售或退厂处理。对已过有效期的药品,从失效之日起,填写不合格药品确认表报连锁药店质量管理部门,同时通知配送中心停止开票,协助保管员,将该品种向不合格品管理员移交,该品种从合格品区移到不合格品区,挂红色标志。

(七) 养护小结

养护员每季度应对养护检查情况和重点养护品种情况进行质量信息汇总、分析、做出养护小结,并于每季度过后的5日内上报质量管理部门。

六、零售企业药品的出库

(一) 分拣

保管员按销售部门开出的销售发票提货联或调拨单,逐一核对收货单位名称、票据印章、开票日期、名称、规格、单位、数量、产品批号、厂牌等,在库内拣货配齐药品后移到发货区,并在出库凭证上签章。

(二) 复核

保管员分拣后,复核员凭出库凭证所载项目对保管员的拣货逐一进行质量检查和复核。药品出库复核是指对销售、调拨的药品,出库前进行检查,以保证出库的药品数量准确、质量完好的一种有效的监控措施。药品出库必须复核,并做复核记录,严格执行出库检查和质量复核制度,做到以下几点。

(1) 坚持"三查六对"制度,即查购销单位、查发票印鉴、查开票日期;对货号、药品名称、规格、单位、数量和包装。

(2) 掌握"四先出"原则,即先产先出、先进先出、易变先出、近期先出。

(3) 药品出库复核时应做到"四个停止发货"

①包装内有异响和渗漏的药品停止发货。

②外包装破损、封口不牢、衬垫不实和封条严重损坏的药品停止发货。

③包装标识模糊不清或脱落的药品停止发货。

④超过有效期的药品停止发货。

⑤其他不得销售的药品。

(4) 复核完成后,复核人员在发货凭证"复核"项下签字或盖章,并要做好复核记录。麻醉药品、第一类精神药品和毒性药品应双人复核。

(三) 零货拼箱

发出药品的包装应完整,能保证药品质量和运输安全。拼箱药品不得超过2个批号,并且拼箱内应有拼箱单,液体药品不能同固体药品混装。拼箱药品如用原药品包装箱应把原包装箱上的标签覆盖,所发药品的包装上应加写鲜明的标识,注明收货单位,必要时还应注明"不要倒置""小心轻放""防潮""防热"等字样。

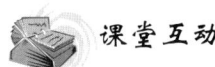
课堂互动

连锁药店药品拆零销售应该怎样进行管理?

(四)发货

复核员确认质量完好、数量准确后,方可交给客户,客户在出库凭证上签字,复核员在出库凭证上签章。

客户当场提货时,复核员签章完毕后,收回客户的交款单,经核对无误后,当时将客户联、随货同行联,连同药品一并交给客户,并协助客户清点数量,同时督促客户在出库凭证上签字。

需要送货的,复核员将复核后的药品逐品种、按数量向送货员点交。

课堂讨论

1. 顾客因咽炎购买了银花芒果颗粒,服用1袋后感觉不适,强烈要求退货。请结合所学知识,提出解决办法。

2. 零售药店可否以打折销售或以赠品的形式销售近效期商品?

健康与素养

健康中国,弘济众生

"共建共享、全民健康"是建设健康中国的战略主题,其中"共建共享"是建设健康中国的基本路径,全民健康是建设健康中国的根本目的。新时代背景下,党中央坚持把人民健康放在优先发展的战略位置,并取得了历史性成就,走出了一条有中国特色的卫生健康事业改革发展之路。

随着我国社会老龄化的到来,老年相关性疾病、慢性病患者不断增加。许多有使命担当、有济世情怀、有社会责任的创新型医药企业集中资源,在基因治疗、合成生物、抗体开发、肿瘤的靶向治疗、免疫治疗等医药前沿技术领域进行深入研究、专业创新,围绕发病率高、缺乏有效治疗方案的老年疾病、慢性疾病等,不断推出临床迫切需要的高品质新产品,造福于更多患者,以实际行动助力"健康中国"建设。

当前,世界之变、时代之变、历史之变正以前所未有的方式展开。我们应当坚定一个信念,作为制药企业,只有把自身的发展与党和人民的发展需要、与时代的发展需要紧密相连,才能获得持续发展的不竭动力,才能再创辉煌。

能 力 测 试

一、单项选择题

1. 出具随货同行单(票)的是( )。

A. 收货单位 B. 供货单位
C. 药品监督管理部门 D. 生产单位质量管理部门

2. 对特殊管理的药品验收,应实行( )。
A. 一人验收 B. 一人复核
C. 双人验收 D. 双人验收、双人复核

3. 验收人员对抽样药品进行检查、核对的内容不包括( )。
A. 药品外观 B. 包装、标签、说明书
C. 合格证明文件 D. 供货单位合法性证明文件

4. 冷藏、冷冻药品到货时,收货员的工作内容不包括( )。
A. 检查运输方式及运输过程的温度记录 B. 做检查记录
C. 检查运输时限 D. 检查药品外观质量

5. 关于标识的说明,以下选项错误的是( )。
A. 非处方药包装上有椭圆形的 OTC 标识
B. 甲类 OTC 药品是红底白字,乙类是绿底白字
C. 外用药品的包装上有红底白字"外"字的四方形标识,无警示语
D. 外用药品的包装上有红底白字"外"字的椭圆形标识,并有警示语

6. 药品经营企业购进药品时,以下做法错误的是( )。
A. 执行检查验收制度
B. 先验明药品合格证明和其他标识
C. 不符合规定要求的药品可先购进,通过验收即可
D. 对购进药品进行逐批验收

7. 以下关于包装标签和说明书检查的表述,不正确的是( )。
A. 药品说明书和标签中的文字应当清晰易辨,标识应当清楚醒目
B. 药品的标签应以说明书为依据,但其内容可增加说明书上未详尽书写的内容
C. 药品外标签应当注明药品通用名称、成分、性状、适应证或者功能主治等
D. 药品的内标签应当包含药品通用名称、适应证或者功能主治等

8. 以下说法不正确的是( )。
A. 每个药品整件包装应有产品合格证
B. 对销后退回的药品无须验收,应按不合格品处理
C. 从药品生产企业购进的药品,验收时应检查生产企业同批号药品的检验报告书原件
D. 进口药品应有中文品名、主要成分以及注册证号,并有中文说明书

9. 不属于药品零售企业营业设备的是( )。
A. 库房 B. 温度计、湿度计
C. 包装袋 D. 药斗

10. 下列说法不正确的是( )。

A. 国家不允许零售企业独立设置仓库

B. 国家鼓励连锁化及配送化

C. 药品零售企业可以根据实际需要设置仓库

D. 药品零售企业设置的仓库条件须完全符合批发企业仓库设置条件

11. 关于库房安全防护,说法不正确的是(　　)。

A. 应做到人流与物流分开

B. 人流通道可采取门禁、保安等安全防护措施

C. 物流通道不允许无关人员随意进入

D. 物流通道可以只采用探头作为防护措施

12. 关于储存中药饮片正确的说法是(　　)。

A. 应当设立专用库房　　　　　　　B. 可以与中药材同库储存

C. 可以与其他药品同库储存　　　　D. 必须单独存放在阴凉库

13. 经营下列哪种药品的营业场所无须配备专用存放设备?(　　)

A. 第二类精神药品　　　　　　　　B. 毒性中药品种

C. 罂粟壳　　　　　　　　　　　　D. 中成药

14. 药品经营企业无须定期进行校准或者检定的是(　　)。

A. 天平　　　　　　　　　　　　　B. 戥秤

C. 自动温度、湿度监测仪　　　　　D. 空调

15. 对于储存、运输设施设备应当由专人负责的工作是(　　)。

A. 定期检查　　　　　　　　　　　B. 清洁

C. 维护　　　　　　　　　　　　　D. 以上都是

16. 以下关于经营中药材、中药饮片的药品经营企业说法不正确的是(　　)。

A. 应有专用的库房

B. 应有养护工作场所

C. 直接收购地产中药材的应设置中药样品室(柜)

D. 经营中药饮片的应设分装库区

二、多项选择题

1. 关于到货药品抽样验收,下列叙述正确的是(　　)。

A. 逐批抽样

B. 实施批签发管理的生物制品,可不开箱检查

C. 生产企业有特殊质量控制要求的应当至少检查一个最小包装

D. 零货、拼箱的可不打开最小包装

E. 外包装及封签完整的原料药可不开箱检查

2. 仓库保管员有权拒收的情况包括(　　)。

A. 货与单相符　　　　　　　　　　B. 质量异常

C. 包装不牢　　　　　　　　　　　D. 标志模糊

E. 包装破损

3. 对药品质量进行验收必须符合以下哪些基本要求？（   ）
A. 质量验收人员抽样应具有代表性
B. 配备专职质量验收人员
C. 质量验收人员应逐批验收
D. 药品直调应有直调药品验收记录
E. 应有验收场所及设备

4. 进口药品应当有加盖供货单位质量管理专用章原印章的相关证明文件,其内容包括（   ）。
A.《进口药品注册证》或《医药产品注册证》
B. 进口麻醉药品和精神药品应当有《进口药品注册证》
C. 进口药材应当有《进口药材批件》
D.《进口药品检验报告书》或注明"已抽样"字样的《进口药品通关单》
E. 批签发管理的生物制品应有批签发证明文件和《进口药品检验报告书》

5. 验收药品应当做好验收记录,其内容包括（   ）。
A. 药品的通用名、商品名、剂型、规格
B. 批准文号、批号、生产日期、有效期
C. 生产厂商、供货单位
D. 到货数量、到货日期、验收日期
E. 验收合格数量、验收结果、收货人员签名

6. 进行药品直调时,关于药品验收正确的做法是（   ）。
A. 可委托购货单位进行验收　　　　B. 可委托供货单位进行验收
C. 派专职人员到购货单位验收　　　D. 派专职人员到供货单位验收
E. 不需要进行验收

7. 对于中药材和中药饮片,以下哪些内容可判为不合格？（   ）
A. 包装袋为黑色的塑料袋　　　　　B. 标明药材原产地
C. 未说明的特殊管理饮片　　　　　D. 袋内无合格证
E. 包装袋只标示饮片经营企业名称

8. 对不合格药品的处理,以下做法正确的是（   ）。
A. 不合格药品的确认、报告、报损、销毁均应有完善的手续或记录
B. 应由质量管理部门负责填写不合格药品报损审批表
C. 药品监督管理部门需对每一批药品的销毁进行监督
D. 质量管理部门需对特殊管理药品的销毁进行监督
E. 质量管理部门负责对一般药品的销毁进行监督

9. 运输冷藏、冷冻药品的药品经营企业配备的冷藏车必须具有的功能包括（   ）。

A. 自动显示温度监测数据的功能　　B. 自动调控温度的功能

C. 自动读取温度监测数据的功能　　D. 自动存储温度监测数据的功能

E. 防盗报警功能

10. 药品仓库应当配备的设施设备包括(　　)。

A. 保持药品与地面之间有一定距离的设备

B. 自动监测、记录库房温度、湿度的设备

C. 调控温度、湿度及室内外空气交换的设备

D. 避光设备

E. 通风和排水设备

11. 药品仓库防鼠可以选用的是(　　)。

A. 挡鼠板　　B. 老鼠夹和捕鼠笼

C. 灭鼠药　　D. 粘鼠板

E. 电猫

12. 冷藏冷冻药品的哪些作业活动必须在冷库内完成？(　　)

A. 验收　　B. 储存

C. 拆零　　D. 装箱

E. 发货

三、简答题

1. 简述药品分类储存的原则。

2. 简述对特殊管理药品的储存要求。

3. 简述如何确定重点养护品种。

实训五　药品入库储存与温度、湿度监控

一、实训目的

1. 熟悉仓库保管员的岗位职责。

2. 掌握药品入库存储的方法和操作规程。

3. 学会用温度、湿度检测仪监测库房温度、湿度，能够根据库房温度、湿度要求采取适当的调控措施。

4. 培养严谨、认真、负责的工作态度和良好的职业素养。

二、实训内容

1. 对验收合格的药品进行合理储存。

2. 检测库房温度、湿度，如果超标，采取适当调控措施并填写库房温度、湿度记录。

三、实训步骤

1. 按照安全、方便、节约、高效的原则，正确选择仓位，合理使用仓容，"六距"适当，堆码规范、合理、整齐、牢固，无倒置现象。

2. 根据药品包装标示的温度要求,将药品分别存放于常温库、阴凉库、冷库,仓库相对湿度为35%~75%。包装上没有标示具体温度的,按照《中国药典》(2020版)规定的储存要求进行储存。

3. 将药品按照产品批号及效期远近依序存放,不同批号的药品不得混垛,不同品种药品不得混垛,垛间距不小于5cm。

4. 药品存放实行色标管理:待验区、退货药品区用黄色;合格区、待发药品区用绿色;不合格区用红色。

5. 仓库实行分区、分类管理:药品与非药品(食品、保健品、医疗器械等)、外用药与其他药品分区存放、二类精神药品分区存放、拆除外包装的零货分区集中存放,中药材、中药饮片分库存放。

6. 品名、外包装容易混淆的品种分开存放。

7. 不合格药品单独存放,并有明显标志。

8. 用温度、湿度检测仪测定库房温、湿度,填写《库房温湿度记录表》(表1),如果超标,根据库房温、湿度的管理要求填写调控措施。

四、实训组织

1. 班级学生分成几个小组,每组4~5人,每个学生分别扮演仓库保管员,对验收合格的药品进行分库、分区、分类合理储存。

2. 测定所处库房的温度、湿度,根据库房温度、湿度要求(教师设定),填写《库房温湿度记录表》和调控措施。

3. 组长检查储存情况和《库房温湿度记录表》,归纳本组在实训中的体会和存在的问题,在班级中进行发言讨论。

4. 教师抽查药品储存情况和《库房温湿度记录表》,进行答疑和总结。

五、实训报告

1. 绘制仓库平面布置图。
2. 填写《库房温湿度记录表》。

表1　　　　　　　　　　　　　　库房温湿度记录表

库区:　　　　　表号:　　　　适宜温度范围/℃:　　　　适宜相对湿度范围/%:

日期	上午						下午						记录员
	时间	库内温度/℃	相对湿度/%	调控措施	采取措施后		时间	库内温度/℃	相对湿度/%	调控措施	采取措施后		
					温度/℃	湿度/%					温度/℃	湿度/%	
1													
2													
3													
4													

续表

日期	上午					下午					记录员
	时间	库内温度/℃	相对湿度/%	调控措施	采取措施后		时间	库内温度/℃	相对湿度/%	调控措施	采取措施后	
					温度/℃	湿度/%					温度/℃	湿度/%	
5												
6												
7												
8												
9												
10												

实训六　药品陈列

一、实训目的

1. 熟悉营业员岗位职责。
2. 掌握药品陈列要求,能进行药品陈列。
3. 培养严谨、认真、负责的工作态度和良好的职业素养。

二、实训内容

1. 将商品按照《药品经营质量管理规范》(GSP)要求进行分类。
2. 将商品摆放在货架(柜)上,并设置标志。

三、实训步骤

1. 根据模拟药房空间位置和货架(柜)的规格数量,规划好相应的商品分类。
2. 将药品与非药品分开。
3. 将药品中的内服药与外用药分开。
4. 将内服药中的处方药与非处方药分开。
5. 将外用药中的处方药与非处方药分开。
6. 按剂型、用途及储存要求整齐摆放于货架(柜),避免阳光直射,并设置醒目标志。
7. 处方药不得采用开架自选方式陈列。
8. 第二类精神药品不得陈列。
9. 冷藏药品放置在冷藏柜中。
10. 拆零销售的药品集中存放于拆零专柜或专区。
11. 处方药与非处方药应分区陈列,设置处方药与非处方药专用标志。
12. 外用药与其他药品分开摆放。

13. 非药品设置专区,与药品区域明显隔离,设置醒目标志。

四、实训组织

1. 班级学生分成几个小组,每组 4~5 人。
2. 每组领取 20~30 种商品,包含药品、非药品、医疗器械等(均可用空包装)。
3. 每组学生将分类后的商品摆放在货架(柜)上,组长检查陈列情况。
4. 小组间进行互评,各组组长汇报互评情况。
5. 教师检查药品陈列情况,进行答疑和总结。

五、实训报告

1. 归纳药品分类原则和陈列要求。
2. 总结本次实训的收获与不足。

项目五　医疗机构的药品储存与养护

●知识目标

1. 通过本项目的学习,使学生了解医疗机构药品的管理、使用和储存的相关规定和管理办法。

2. 熟悉药房、护士站、诊所药品管理的基本要求。

3. 掌握医疗机构药品出入库验收的基础知识,为学生获取相应职业资格证书和就业打下基础。

●能力目标

按照药房、护士站、诊所的岗位职责进行药品的保管、验收和分类存放;具备独立审方的能力,具备药品不良反应事件的处理能力。

●素质目标

培养学生在执业过程中遵循行业准则和行为规范的意识。坚持药品质量第一的原则,培养敢于担当的责任意识,养成良好的职业道德。

●思政目标

1. 培养学生养成精益求精、细致入微、严谨务实的工作作风。

2. 坚持以人为本,使学生树立全心全意为人民健康服务的意识。

思政案例

案例一:张某,外来务工人员,有肾结石病史,其某天腰痛,在工友介绍下到吴某的诊所就医。双方达成协议,吴某收取80元给其注射4支针剂止痛。注射后张某出现抽搐、呕吐、休克,后使用肾上腺素后无效死亡。经调查吴某并不具有行医资格证,并且使用的药品中有两种是过期药品,药品失效甚至产生有毒物质造成患者过敏性休克死亡。最终吴某被处以有期徒刑11年的处罚。

思政提示:生病就医一定要去正规的医疗机构,不要轻信"黑诊所"。引导全体人民做社会主义法治的忠实崇尚者、自觉遵守者、坚定捍卫者。

案例二:2011年10月13日,一母亲带着8个月的女婴黄某来到王某的诊所看病。张某负责配药时,误将同一药柜内的5支10mL 10%氯化钾当作碳酸氢钠配入葡萄糖注射液中,并为患者输液,致女婴输液后死亡。江西黎川县人民法院一审以过失致人死亡罪判处被告人张某有期徒刑2年,缓期3年执行。缓刑考验期间,禁止张某在医疗机构从事护士工作。

思政提示：培养学生敢于担当、勇于承担责任的意识；树立全心全意为患者服务的思想，提倡精益求精、细致入微、严谨务实的工作作风，加强风险意识。

医疗机构的职责是指医疗机构以患者为中心，以临床药学为基础，对临床用药全过程进行有效组织实施与管理，促进临床科学、合理用药的药学技术服务和相关的药品管理工作。为加强医疗机构工作效率，协调、指导医院、诊所对药品的科学管理，促进药物合理应用，保障公众身体健康，按照原卫生部《医疗机构药事管理规定》，需要对药品使用、储存等过程进行科学化的管理。

任务一　医院药品养护管理

一、医院药房管理

(一) 医院药房管理制度

1. 岗位责任制度

药房的工作有许多岗位，每个岗位都有具体的操作规程，各个岗位都按其操作规程工作，药房的整体工作才能有序进行。

药房的收方、划价、调配、核对、发药为一线工作岗位。药品领取、药品分装、药品摆放、药品保管、处方统计、处方保管等则为二线工作岗位。各个岗位都有明确的职责范围，具体的内容、要求和标准。因此，各医院药房针对不同的岗位都制订了具体化、数据化的操作规程，便于对工作人员考核的岗位责任制，每个在药房工作的人员都必须认真遵守。

2. 查对制度

为了保证药品质量和发药质量，确保调配的处方和发给患者的药品准确无误，药房制订了相应的查对制度。原卫生部《处方管理办法》明确规定：药师调剂处方时必须做到"四查十对"，处方调配时必须认真执行。

课堂互动

医院药品购买的流程是什么？

3. 药品领发制度

(1) 药房从药库领取药品，要有领药制度。
(2) 药品发到治疗科室及其他部门必须有发药制度。
(3) 配方发药有处方调配制度。

4. 特殊药品和贵重药品的管理制度

(1)麻醉药品、精神药品、毒性药品应严格按照国务院颁布的管理办法执行。
(2)价格昂贵的药品应制订贵重药品管理制度,专账专人管理。

5. 效期药品的管理制度

效期药品管理制度应有以下内容。
(1)药品按批号摆放,做到先产先用,近期先用。
(2)定期由专人检查,并做好记录。
(3)发现临近失效期且用量较少的药品,应及时报告药剂科,以便各调剂室之间调配使用。
(4)发给患者的药品,必须看好药品的效期,失效的药品不能发出。

6. 药品分装管理制度

(1)在分装药品时,对分装的原瓶(袋)与分装后的瓶(袋)的品名、规格、批号、有效期和数量要有两人核查,并由分装者在药品分装单上签字备查。
(2)在一种药品分装结束后,要进行清场。
(3)分装现场不应同时分装两种或两种以上的药品,以免发生差错。

7. 药品不良反应报告制度

(1)药品不良反应(ADR)是指合格药品在正常用法、用量下出现的与治疗目的无关的或意外的有害反应。
(2)调剂室应收集患者的药品不良反应信息,按规定填写药品不良反应报告单,及时进行上报和管理工作。

8. 药品的报销制度

药房在验收和使用药品过程中发现破损、无标签、污染或药品贮存时间较长已引起风化、潮解、挥发等而不能使用的药品,应向药剂科申请报销,报销药品申请后,不得自行处理,应有专人监督销毁,销毁报销药品要有记录备查。

9. 差错登记制度

药房设有差错登记簿,对医师处方差错和药剂人员调配和发药的差错及时进行登记。根据差错的性质,分为一般差错和严重差错。差错与医师和药剂人员的经济利益、职称晋升结合。制订与经济利益结合的差错登记制度,有利于提高医师和药剂人员的工作责任心。同时通过对差错出现的原因、性质和后果进行定期的分析和讨论,有利于提高医师和药师业务水平,吸取有益的教训。

10. 交接班制度

调剂室24h工作的连续性,决定了交接班制度的重要性,交接的主要内容如下。
(1)清点特殊管理药品处方。
(2)本班药价变化、药品供应等情况。

(3)本班未完成,需下班继续完成的工作。

药房有交接班记录本,双方交接事项完成后,由交接双方签字。建立交接制度的目的是保证药房工作的连续性,增强值班人员的责任感。

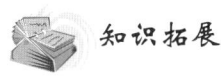 知识拓展

药学部(药剂科)

三级医院设置药学部,并可根据实际情况设置二级科室;二级医院设置药剂科;其他医疗机构设置药房。

药学部(药剂科)是直属院长领导下的职能机构,属执行系统。药学部(药剂科)根据医院的任务和开展业务的范围合理设置下属机构。药学部(药剂科)组织机构的设置,应考虑到医院实施"以患者为中心"的服务模式的需要,药学科(药剂科)的规模虽有区别,但基本任务是一致的——具体负责药品管理、药学专业技术服务和药事管理工作,开展以患者为中心、以合理用药为核心的临床药学工作,组织药师参与临床药物治疗,提供药学专业技术服务。

(二)药房的环境要求

医院药房应有符合药品储存、保管及处方调配要求的环境,药房的环境要求如下。
(1)调剂室与工作人员的生活间必须分开。
(2)调剂室内不允许存放与调剂无关的物品。
(3)调剂室不准会客。
(4)调剂室的环境温度应为18~26℃。
(5)调剂室的相对湿度应为45%~65%。

(三)药房药品的摆放

目前,医院药房药品的摆放多采用先将药品分成针剂类(粉针、水针等)、片剂类(包括丸剂、胶囊剂)、水剂类(包括酊剂、溶液剂、糖浆剂、气雾剂、滴眼剂及油膏剂等)、粉剂类(包括散剂、颗粒剂等)四大类。然后在各大类再按药理作用与用途分成小类,如抗生素类、磺胺类、消化系统类、心血管用药类、解热镇痛类、止咳平喘类、镇静催眠类等。结合使用情况和有关规定,定位摆放。药房药品的摆放没有固定的模式,但应遵循以下原则。

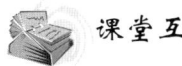 课堂互动

医院药房药品分类摆放的基本原则是什么?

1. 按药品剂型分类摆放

一般将药品分成针剂类(粉针、水针等)、片剂类(包括丸剂、胶囊剂)、水剂类(包括酊剂、溶液剂、糖浆剂、气雾剂、滴眼剂及油膏剂等)、粉剂类(包括散剂、颗粒剂等)四大类。每一类相对集中摆放。

2. 按药理性质分类摆放

一般按消化系统药物、心血管系统药物、呼吸系统药物、抗生素类药物等药理性质分类。每一种药品存放的位置要有标签,注明药品名称、规格。

3. 按使用频率摆放

使用频率高的药品放在最易拿取的位置,以减轻调剂人员的劳动强度,提高工作效率,缩短患者等候取药的时间,这是目前广泛使用的方法。

4. 处方药和非处方药分开摆放

药品摆放处应有处方药与非处方药的专有标识。

5. 内服药与外用药分开摆放

摆放外用药时要用醒目的标识(红字白底),以提示调配时注意。

6. 特殊管理药品的摆放

一类精神药品要严格管理,专人专柜,按处方统计记录登记的办法管理;二类精神药品使用广泛,且用量大,摆放时应固定位置,并在使用标签颜色上与普通药有所区别,以便于管理;麻醉药品按"五专"原则管理;毒性药品管理按有关规定执行。

7. 定位摆放

每种药品一旦定位,不要随意改动,即使该药已发完,位置空着,也不能随意放置其他药品,以免发生差错。

药品的摆放是一种艺术,不同的单位有不同的模式,设计者可发挥一定的创造性。从药架的排列到药品的摆放可以体现出该单位药师管理和设计的水平。

(四)特殊药品的管理

1. 医疗用毒性药品的管理

(1)医疗单位购入西药毒性药品仅作为制剂原料使用。医生开写毒性药品处方,只允许开制剂,不得开毒性药品原料药。每次处方剂量不得超过2日剂量(外用制剂除外)。

(2)药剂人员调配毒性药品处方时必须认真负责,剂量准确,按医嘱注明要求,配方人与复核人双方签字或盖章后方可发出。复核人员应具有药师以上技术职称,如发现处方有疑问时,需经原处方医生重新审定后再行调配。

课堂互动

所有医生都有开具杜冷丁的资质吗?

(3)对处方未注明"生用"的毒性中药,应当给患者炮制品。

(4)毒性药品处方不得随意涂改,处方一次有效,保存5年备查。

(5)加工炮制毒性中药,必须按照《中国药典》(2020版)或省、自治区、直辖市卫生行政部门制定的《炮制规范》的规定执行。药材符合药用要求的,方可供应配方。

(6)对于不可药用的毒性药品,经单位领导审核,由主管部门批准后销毁。销毁工作应由熟悉其药品理化性质和毒性的人员指导,要估计到可能发生的化学反应及后果,同时还要考虑到对环境、卫生、人身安全的影响及销毁者的卫生安全。

按毒性药品的理化性质采用不同的方法销毁,如砷化合物采用深埋法,升汞用热水溶至万分之一以下浓度,士的宁、马钱子用燃烧法等。销毁地点应远离水源、住宅、牧场等。

建立销毁档案,包括销毁日期、时间、地点、品名、数量、方法等,销毁批准人、销毁人员、监理人员均应签字盖章。

(7)毒性药品的使用 单位必须健全保管、验收、领发、核对等制度,严防收假、发错,严禁与其他药品混杂,设专柜加锁,并由专人保管。建立详细的明细账,日耗日消,定期清点,做到账物相符。

(8)毒性药品的配制和质量检验必须由医药专业人员负责,并建立严格的管理制度,严禁与其他药品混杂。每次配料必须经两人以上复核无误,并详细记录每次生产所用原料和成品数,经手人签字备查。所有工具、容器需处理干净,以防污染其他药品。标示量要准确无误,包装容器、器材上要有毒药的明显标志。建立完整的生产记录,保存5年备查。在配制毒性药品过程中产生的废弃物,必须妥善处理,不得污染环境。

2. 麻醉药品管理

(1)麻醉药品管理要求 麻醉药品只能用于医疗、教学和科研需要。国家严格管制麻醉药品原植物的种植和麻醉药品的生产、供应、进出口和使用。非医疗、教学、科研需要一律不得使用麻醉药品。对违反规定的单位和个人有严格、明确的处罚规定。

医疗单位购置麻醉药品必须办理"麻醉药品购用印鉴卡",才能向指定的麻醉药品经营单位购置。购置时须填写"麻醉药品申请单",供应数量按原卫生部规定的品种及每季限量的规定办理。

凡麻醉药品管理范围内的各种制剂必须向麻醉药品经营单位购买。管理范围内没有的制剂或因医疗单位特殊医疗需要的制剂,有麻醉药品使用权的医疗单位,经县以上卫生行政部门批准,可以自行配制。

必须具有麻醉药品处方权的医师才能开具麻醉药品处方。

麻醉药品处方限量:为门(急)诊患者开具的麻醉药品注射剂,每张处方为一次常用量;缓控释制剂,每张处方不得超过7日常用量;其他剂型,每张处方不得超过3日常用量。门诊麻醉药品处方需到门诊部办公室盖章登记,确定无误后才能调配。

为门(急)诊癌症疼痛患者和中、重度慢性疼痛患者开具的麻醉药品注射剂,每张处方不得超过3日常用量;缓控释制剂,每张处方不得超过15日常用量;其他剂型,每张处方不得超过7日常用量。

为住院患者开具的麻醉药品处方应当逐日开具,每张处方为1日常用量。

晚期癌症患者使用麻醉药品的规定:经县以上医疗单位诊断确需使用麻醉药品止痛的危重患者,可由县以上卫生行政部门指定的医疗单位,凭医疗诊断书和户口簿核发的"麻醉药品专用卡",患者凭卡到指定医疗单位按规定开方取药。癌症患者申办"麻醉药品专用卡"应提供以下资料。

①二级以上(含二级)医疗机构的诊断证明书。

②患者本人的户口簿。

③患者本人的身份证。

④由患者亲属或监护人代办"麻醉药品专用卡"的,还应提供代办人的身份证。

禁止非法使用、储存、转让或借用麻醉药品。

麻醉药品实行"五专"管理,即专人负责、专柜加锁、专用账册、专用处方、专册登记。

麻醉药品处方保存3年备查。麻醉药品账册保存期限为自药品有效期满之日起不少于5年。

(2)"麻醉药品专用卡"的使用 凭"麻醉药品专用卡"一般不能使用注射剂。因病情确需使用者,需凭主治医师以上的执业医师开具诊断证明书,报所在地县以上药品监督管理部门备案,由备案机关在"麻醉药品专用卡"上注明"可供麻醉药品注射剂"并加盖公章后方可供应。

凭"麻醉药品专用卡",麻醉药品注射剂处方一次不超过3日量;麻醉药品控(缓)释制剂处方一次不超过15日用量;其他剂型的麻醉药品处方一次不超过7日用量。

使用注射剂或贴剂的患者,再次领药时需将空安瓿或用过的贴剂交回。

"麻醉药品专用卡"的有效期为1个月。期满后需继续使用的,可更换新卡。

(3)癌症患者"三阶梯止痛"的治疗原则 根据癌症患者的主观疼痛现象,疼痛分为轻度疼痛、中度疼痛、重度疼痛三个层面,应分别制订止痛方法。

轻度疼痛给予非阿片类止痛药,如阿司匹林、对乙酰氨基酚、布洛芬、吲哚美辛等。

中度疼痛给予弱阿片类与非阿片类止痛药,如可待因、氨酚待因、曲马多、布桂嗪、高乌甲素注射液等。

重度疼痛给予强阿片类药,如吗啡口服片、哌替啶、二氢埃托啡、安那度尔、氢吗啡酮等。

对晚期重度疼痛的癌症患者采用"按时"给药,而不是"按需(只在疼痛时)"给药,按量给药(剂量至疼痛消失),而不是"定量"给药;目标是使"癌症患者不痛",改善和提高癌症患者的生存和生活质量。

3. 精神药品管理

第一类精神药品只限县以上卫生行政部门指定的医疗单位使用,不得在社会定点药店或非定点药店零售。第二类精神药品可供各医疗单位使用。社会定点药店应凭盖有医疗单位公章的医生处方零售。

医疗单位购买第一类精神药品需持县以上卫生行政部门核发的"精神药品购用卡",在指定的经营单位购买。医疗单位购买精神药品只准在本单位使用,不得转售。

精神药品处方限量:第一类精神药品注射剂,每张处方为一次常用量;控缓释制剂,每张处方不得超过7日常用量;其他剂型,每张处方不得超过3日常用量。哌甲酯用于治疗儿童多动症时,每张处方不得超过15日常用量。

为门(急)诊癌症疼痛患者和中、重度慢性疼痛患者开具的第一类精神药品注射剂,每张处方不得超过3日常用量;控缓释制剂,每张处方不得超过15日常用量;其他剂型,每张处方不得超过7日常用量。

为住院患者开具的第一类精神药品处方应当逐日开具,每张处方为1日常用量。

第二类精神药品一般每张处方不得超过7日常用量;对于慢性病或某些特殊情况的患者,处方用量可以适当延长,医师应当注明理由。

医生书写精神药品处方要完整,字迹要清楚,精神药品处方不得随意涂改。

精神药品要专柜存放,建立收支明细账,按季度盘点,做到账物相符。

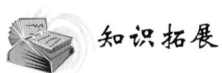
知识拓展

医院药学人员的职业道德

医院药学职业道德是一般社会道德在医院药事活动中的特殊表现,是医院药学人员在执业过程中应当遵循的行为准则和规范。为保证患者用药安全有效,提高药剂工作质量具有重要作用。

1. 竭诚为患者服务。
2. 保护患者隐私。
3. 严格执行药剂工作制度。
4. 重视知识技术的更新。
5. 正确处理个人利益和社会效益的关系。
6. 遵纪守法。
7. 团队精神。

(五) 中药药房的管理

1. 中药房的设施要求

(1) 中药药柜　中药药柜是中药房的主要设施,一般为抽屉式中药柜。抽屉式中药柜是一种传统式中药柜,为立方形抽屉式结构的组合柜,目前仍多用。一般一个柜子设8层,从下向上,第1层一般设2个大抽屉,用于放置质地疏松、体积较大的中药(如茵陈、竹茹),第2~7层每层设5~6个抽屉,一个抽屉设置2~3个格,抽屉中的格俗称药斗(每层抽屉数及每个抽屉的药斗数可根据具体情况而定)。第8层不设抽屉,是一个平台,用于放置一些盛放蜜炙类与小籽类等中药的药罐。制作材料一般为木质,也有抽屉用铝合金材料,框架用木质材料所制成的铝木结合药柜。此外,还有单斗中药柜等其他形式的中药柜。

(2) 调剂台　是调配、预分装、包装中药的主要场地。

(3) 冲筒　冲筒用于某些特殊中药临配前的捣碎处理,如贝母、栀子等。冲筒有铜制、铁制两种。

(4) 乳钵　乳钵也称研钵,用于研磨药物,有玻璃制、金属制、瓷制等几种。

(5) 戥秤　戥秤,也称戥子,是一种小型的杆秤。戥秤由戥杆、戥盘、戥砣、戥弦、戥毫等部件组成。秤是中药房称量中药的常用衡器,根据称量范围大小,有大小不同规格,大的主要用于调配一般中药饮片,小的主要用于调配一些细料类贵重中药。

(6) 电脑　用于中药处方划价及药品管理。

2. 中药房的环境要求

调剂室与工作人员的生活间必须分开;调剂室内不允许存放与调剂无关的物品;调剂室不准会客;调剂室的环境温度应为 18~26℃;调剂室的相对湿度应为 45%~65%。

3. 中药饮片的摆放

(1) 中药饮片的斗谱定位　斗谱是指各种中药饮片在药斗中的排布。斗谱一旦编定,各种中药饮片的存放位置就相对固定,一般不能随意变动,即使该药已用完,药斗空着,也不能随意放置其他药品,以免发生差错。斗谱定位对于调剂操作具有重要意义。中药斗谱的编制没有固定的模式,但编制斗谱要遵循一定的规律,常见的斗谱定位有以下 3 种方法。

 课堂互动

医院药柜中中药饮片摆放的原则是什么?

①按中药性能排布:这种斗谱排列方法通常是将药物按其功用分为解表药、泻下药、清热药、芳香化湿药、利水渗湿药、祛风湿药、温里药、开窍药、安神药、平肝息风药、理气药、理血药、消导药、化痰止咳药、补虚药、收敛药、驱虫药、其他类等大类。各类药物再结合使用情况和有关规定,按一定顺序进行排列分布,定位摆放。

作用相近的药物排列在一个区域内,便于记忆、查找、调配;作用相近的药物排列在一个区域内,即使有个别药物串斗,也不至于发生药物事故;作用相近的药物常出现在同一个处方中,因而在一个区域内就可连续调配若干药物,从而提高工作效率,减少患者等候取药的时间。

②按中药的入药部位排布:这种斗谱排列方法通常是将中药按其入药部位进行分类定位,一般分为根及根茎类、茎类、叶类、花类、果实种子类、皮类、全草类、动物类、矿物类、其他类等。各类药物再结合使用情况和有关规定,按一定顺序进行排列分布,定位摆放。

首先分类要清楚,配方人员接到处方后就能知道每味药物的大概位置,便于查找。其次外观性状近似的药物放在一起,有利于鉴别和格斗配伍。

③按临床用药频率排布:在药物斗谱定位时,将使用频率高的常用品种排布在取药最顺手的药斗内,一般为 3、4、5 层,便于取用,以减轻调剂人员的劳动强度,提高工作效率;将不常用的品种放置在不太顺手的药斗内,如最底层、最顶层。各类中药再结合其外形、颜色、性状、作用等特点,进行有规律的排布。

一般以其中一种方法为主,再结合其他两种原则综合编制,如先按入药部位分类排布,在每一类中,再按中药性能和临床用药频率排布。

(2)中药饮片的格斗配伍　将某些中药饮片按照一定规律分装在同一抽屉的前后药斗中,称为格斗配伍。格斗配伍没有固定的模式,一般应遵循以下原则。

①作用相近原则:作用相近的药物适宜配伍在同一个抽屉中,如焦神曲、焦山楂、炒麦芽,俗称"焦三仙",经常配伍在一个抽屉中。因为,即使不慎发生个别串斗,也不至于影响药效,发生药物事故。

②姐妹药原则:经常出现在同一张处方中的药物俗称姐妹药,如川芎与当归、生地与玄参等。姐妹药配伍在邻近格斗中,易于查找和调配,可提高工作效率。

③没有配伍禁忌原则:配伍在同一个抽屉中的各药物之间应没有配伍禁忌。避免不慎发生串斗时影响药效,发生药物事故,如"十八反""十九畏"中的药物。

④易于鉴别原则:相邻两药相混合时,应易于鉴别和分开。配伍在同一抽屉中的各药物外观上应有明显的区别,易于鉴别,一旦发生个别串斗时能够易于发现和检出。避免发生调配差错。

二、医院西药库房管理

(一)药品的入库验收

医院采购的药品入库时必须经过验收,药品的入库验收是保证药品质量的重要环节。药品入库验收的操作程序为:准备→验收→合格药品入库→不合格药品处置→填写入库验收单→记账,每个环节都有具体的操作要求,按顺序进行。不合格药品不得入库。

1. 准备

药库保管员接到药品入库通知后,要及时做好验收准备,准备工作主要内容如下所示。

(1)取药品采购合同,药品采购合同是药品入库验收的依据之一,必须按照入库通知,取出与药品供应商签订的药品采购合同原件。

(2)取药品入库验收单。

(3)取记录用笔、计算器等用品。

2. 验收

对采购药品进行质量检验及核对接收的过程称为验收。验收工作包括:将药品放入待检区→核对品种数量→质量检查三个程序。

(1)将药品放入待检区　将供应商送来的药品,按规定放入药库待检区待检。不准将供应商送来的药品不经检验直接送入药库货位。药品不经检验不准入库。

(2)核对品种数量　验收时,药库保管员要向送货人索取随货同行单(或送货单)。药品品种及数量要与合同和随货同行单相符。如发现短缺或原装破损,要详细填写验收报告,向供货单位索要。

(3)质量检查　主要内容如下。

①包装检查:外包装应符合要求,完好无损,封签、封条无破损;外包装上必须注明品名、规格、厂名厂址、生产批号、批准文号、注册商标、有效期、数量;有特定储运标志及危险药品的包装标志;内包装应清洁、干燥、无破损,容器内有填充物的,填充物应充实。

②标签、说明书:药品包装上必须有标签,必须附药品说明书。

③质量检验报告单:药品必须附同批号药品的《质量检验报告单》,一般一个包装箱内都是同一批号的药品,但有时也可两个批号的药品混装。混装药品要提供所有混装批号药品的《质量检验报告单》。《质量检验报告单》由药品生产企业

质量检验部门提供,并盖有质量检验部门的专用章。

④产品合格证:药品包括箱内要附有产品合格证。

⑤药品质量:药品质量检查主要以药品外观性状和颜色检查为主。每种药品都有固有的外观性状和颜色,大多数药品的质量变异可在外观上反映出来,外观性状和颜色异常可视为不合格药品。要求药学人员应能掌握常用药品的外观性状。

⑥有效期:采购药品必须在有效期内,并预计在有效期内能够用完。

3. 合格药品入库

验收合格的药品转入合格区,办理入库,放到相应货位,按定位摆放。

4. 不合格药品处置

验收不合格药品不准入库。不合格药品包括劣药和假药,不合格药品转入不合格区或退货区。劣药退回供货单位,假药或疑似假药的,要扣留在不合格区,并立即通知当地药品监督管理部门处理,不得擅自退货。

5. 填写入库验收单

验收合格的药品,要及时填写《药品入库验收单》(表5-1、表5-2)。

表5-1　　　　　　　　　《药品入库验收单》样式举例1
××医院药品入库验收单

年　　月　　日　　No:

凭证号	品名	规格	单位	数量	批号	进货价		零售价		进销差价	加成率	生产厂家	供货单位
						单价	金额	单价	金额				

采购人:　　　　　　　　　　验收人:　　　　　　　　　一联　　药库

表5-2　　　　　　　　　《药品入库验收单》样式举例2
××医院药品入库验收单

年　　月　　日　　No:

凭证号	品名	规格	单位	数量	批号	单价	金额	生产厂家	供货单位

采购人:　　　　　　　　　　验收人:　　　　　　　　　一联　　药库

《药品入库验收单》的填写要求如下。

(1)编号的填写　《药品入库验收单》右上方编号"No:××",一般由填写人编制,以年号的后2位+顺序号编制,如No:06001,为2006年第1页,这种编号方法易于日后查找。也有直接印在《药品入库验收单》上,但这种编号方法不利于日后查找。因为仅从编号看不出是哪年的,时间长了不易查找。

(2)必须连号 一本《药品入库验收单》必须连号,中间不得缺失,如果不慎填写错误,应在错误页上面写"作废",仍保留在单据中,然后重新填写。《药品入库验收单》一式两联,一联药库记账,二联报财务记账。

(3)凭证号的填写 "凭证号"填写发票号。

(4)进销差价的填写 进销差价=零售价-进货价。

(5)加成率的填写 加成率=进销差价-进货价。合计项中的加成率为平均加成率。

(6)有关内容要与发票一致 品名、规格、单位、数量、单价(进货价)、金额(进货金额)要与发票一致。

(7)签名 验收人、采购人分别在《药品入库验收单》相应处签名,以示负责。

6. 记账

药库负责人凭《药品入库验收单》登记《药品明细账》(表5-3)。

计算机管理的操作程序如下。

表5-3　　　　　　　　　　　　　药品明细账

品名：　　　　　　规格：　　　　　　单位：　　　　　　单价：

日期	凭证号	收入	支出	结存	备注

(1)打开电脑,按操作规程进入入库程序。

(2)填写《药品明细账》 按《药品入库验收单》顺序,将药品数据逐一输入电脑。一般只需按操作要求输入凭证号、数量、批号、供货单位即可,其他固定数据已存入电脑,各种表格将自动生成。

手工填写《药品明细账》的填写要求如下所示。

①"单价"填写零售价。

②"凭证号"项入库时填写《药品入库验收单》号,出库时填写《领药单》号。

③"备注"项填写供货单位或其他需要注明的事项。

(二)药品的在库保管

药品合理保管包括药品的分类定位、账卡编制、药品养护三种技能。每种技能都有具体的操作要求。药库保管员要熟练掌握。

 课堂互动

医院西药库房和零售药店药品分类摆放有何不同?

1. 药品的分类定位

药品验收入库后,为了便于养护和管理,应分类定位摆放。分类是指将药品按剂型、作用分成不同的类型,每一类型的药品贮存在一个区域。定位是指将每一种药品固定存放位置,分类定位的操作程序如下所示。

(1)按形态分大类　先将药品按形态大致分为针剂、片剂、水剂、粉剂四大类型,每一大类贮存在一个区域。以上四大类型并非完全是其本身的药物剂型,习惯上还包括相近剂型,这是一种习惯分类。

①针剂类:包括粉针、水针等。

②片剂类:包括丸剂、胶囊剂。

③水剂类:包括酊剂、溶液剂、糖浆剂、气雾剂、滴眼剂及油膏剂等。

④粉剂类:包括散剂、颗粒剂等。

(2)按作用或用途分小类　在形态分类的基础上,在各大类中再按药理作用或用途分成若干小类,如抗生素类、磺胺类、消化系统类、心血管系统类、解热镇痛类、止咳平喘类、镇静催眠类等。每一类型的药品贮存在一个区域。

(3)编号定位　给每种药品编号,固定位置,药品定位的注意事项如下。

①怕热的药品尽量定位在阴面。

②怕潮的药品尽量定位于楼上或上层货架。

③货位仓容量要适宜,做到既不浪费库内空间,又不会因一时药量增加而打乱定位。

2. 药品的账卡编制

药品的账卡编制就是根据药品在库内的分类定位和编号顺序,对每种药品分别制作一张《药品库存卡》(表5-4),建立一份《药品明细账》(表5-3)。药品出入库要及时登记账、卡,做到账、卡、物相符。

(1)制作《药品库存卡》一般用硬纸印制。

(2)建立库存明细账　对不同规格品种的药品建立一份《药品明细账》,药品出入库要及时、正确登记。

表5-4　　　　　　　　　　　药品库存卡

药品库卡序号_____				
货区类别_____　货位_____　排号_____				
剂型_____　品名_____　规格_____　单位_____				
日期	摘要	收入	支出	现存	备注

3. 药品的养护

(1)药品的贮存要求　《中国药典》(2020版)在贮藏项下,对各种药品的贮存均分别规定了基本要求。如硝普钠要求遮光、密闭保存;乙型肝炎血源疫苗要求在 2~10℃的暗处保存,严防冻结等。

各种贮存要求的含义如下所示。

①遮光:系指用不透光的容器包装。例如棕色容器或黑色包装材料包裹的无色透明、半透明容器。

②密闭:系指将容器密闭,以防止尘土或异物进入。

③密封:系指将容器密封,以防止风化、吸潮、挥发或异物进入。

④熔封或封严:系指将容器熔封或用适宜的材料严封,以防止空气或水分进入并防止污染。

⑤阴凉处:系指不超过 20℃。

⑥凉暗处:系指避光并不超过 20℃。

⑦冷处:系指 2~10℃。

⑧常温:系指 10~30℃。

每种药品都有贮藏养护和保管要求,药品保管人员要熟练掌握。药品[贮藏]项未规定贮存温度的一般系指常温。

(2)药库的种类　根据贮藏条件不同,将药库分为常温库、阴凉库、冷藏库、特殊药品库、危险品库 5 种。每种药库的要求及适宜贮藏的药品不同。

①常温库:温度:2~30℃;相对湿度:45%~75%。适合储存对温度、湿度条件要求不高的普通药品。

②阴凉库:温度:2~20℃;相对湿度:45%~75%。适合阴凉条件下储存的普通药品。

③冷藏库:温度:2~10℃,适合贮存生物制品、血液制品等怕热的药品。医院一般用冰箱代替冷藏库。

④特殊药品库:储存麻醉药品、精神药品、医疗用毒性药品及放射性药品,符合特殊药品管理有关规定。医院一般使用专用保险柜代替。

⑤危险品库:储存易燃、易爆、有毒、有害的危险性药品。符合危险品管理有关规定。

(3)药库的分区和色标管理　根据药品贮存质量管理要求,将药库分为待验区、退货区、合格区和不合格区 4 个区域,并分别用不同的颜色标示。

①待验区:用黄色标示,用于存放刚入库、还未验收的药品。

②退货区:用黄色标示,用于存放需要退货的药品。

③合格区:用绿色标示,用于存放验收合格的药品。

④不合格区:用红色标示,用于存放验收不合格的药品。

另外,为方便管理,也可将合格区再分为整货区和零货区。

(4)药品的养护措施

①避光措施:有些药品对光敏感,如肾上腺素遇光易变为玫瑰红色而变质;维

生素 C 遇光易变黄棕色等。因此,在保管过程中必须采取相应的避光措施。需避光贮藏的药品,药品生产厂家都采用避光容器或避光材料包装。药库常用的避光措施有置阴暗处、悬挂避光窗帘等。

②降温措施:药库温度过高,会使多种药品变质失效,特别是生物制品、疫苗、血清制品等对温度的要求更严。药库常用的降温措施有通风降温、加冰降温、空调降温、冰箱贮藏等。对一些怕潮解、对温度特别敏感的安瓿装药品,如生物制品、疫苗、菌苗等常置于冰箱贮存。

③保温措施:我国北方地区,冬季气温有时很低,这对一些怕冻药品的贮藏不利,应采取保温措施。常用的保温措施有暖气、空调等。

课堂互动

医院西药库房防潮的措施有哪些?

④降湿措施:在气候潮湿季节或阴雨季节,空气湿度较大,要采取降湿措施。库内相对湿度控制在75%以下为宜。药库常用的降湿措施如下所示。

a. 通风降湿:通风降湿要注意室外空气的相对湿度,掌握好通风时机。应在天气晴朗、室外空气干燥时,打开门窗进行通风,以使库内潮气散发出去。

b. 密封防潮:密封防潮是阻止室外空气中的潮气进入库内。一般在外界空气湿度较大时应关闭门窗。

c. 人工吸潮:当库内空气湿度过高,室外气候条件不适宜通风降湿时采取的一种降湿措施。一般常采用吸湿剂(如生石灰、氯化钙、钙镁吸湿剂、硅胶等)或使用降湿机。

⑤升湿措施:当库内湿度较低时,要采取升湿措施提高库内湿度。药库常用的升湿措施有地面洒水;在库内放置盛水容器,让水自然蒸发;也可使用加湿器。

⑥防鼠措施:医院药品库房必须设置鼠笼、鼠夹等设备。

⑦防火措施:药品包装大多是可燃物质,所以医院药库防火是一项非常重要的常规性工作。在库内四周适当位置按消防安全规定放置灭火器和消防用具,并定期检查,保证完好。要有防火标志或警示牌,建立严格的防火制度。

4. 药品的保管要点

(1)掌握药品的储存要求 保管员应了解药品的理化性质、剂型特点、包装材料以及影响药品质量的各种因素。根据药品的储存要求对药品进行妥善保管。

(2)掌握"先产先出、先进先出、易变先出、近期先出"的四先原则,尽可能使库存药品始终保持在较为新鲜的良好状态。有效期在 6 个月以内的药品要挂牌提示。

(3)做到定期盘点与不定期检查结合,数量核对与质量检查结合。

(4)库内保持清洁卫生,通道通畅,垛码井然有序,整齐美观。
(5)特殊药品按照有关规定进行管理。

(三)药品的出库验发

药品出库验发的操作程序:$\boxed{开票}$→$\boxed{备药}$→$\boxed{验发}$→$\boxed{签字}$→$\boxed{销账}$五个环节,每个环节都有具体的操作要求。

1. 开票

根据领药部门的要求,开写领药单的过程称为开票。开票的操作内容及程序如下。

(1)开《领药单》 药库负责人(管账人员)接到领药部门的《药品申领单》后,要及时按《药品申领单》开写《领药单》,《领药单》一式三联,药库、财务、领药部门各一联,各自作为记账凭证。

(2)缺货登记 开票时,对缺货或库存不足的药品,同时做好缺货记录,记入《缺货记录》本,作为编制药品采购计划的备忘录。

(3)缺货通知 对缺货或库存不足的药品,要及时通知领药部门。

2. 备药

根据《领药单》把已开出的药品从货位取出,放于发药区的过程称为备药,备药操作内容及程序如下所示。

(1)按《领药单》备好药品,放于药库发药区。
(2)药品备好后要及时通知领药部门前来领药。

3. 验发

验发即对已备好的药品按照《领药单》逐项核对检查、发货的过程。核对检查时,发药人与领药人一起进行,同时核查,保证准确无误。验发操作包括核查与发药两项工作。

(1)核查
①品名、规格、数量是否相符。
②是否符合"四先"原则,即先产先发、先进先发、易变先发、近期先发的原则。
③有无质量可疑药品、破损、过期失效药品。

(2)发药 药库保管人员将核查无误的药品逐一发给领药人。

4. 签字

发药人与领药人在《领药单》上相应处签字,以示负责。

5. 销账

将已开出的药品数量从明细账中减去的过程称为销账。药品开出后,药库保管人员要根据《领药单》及时登记《药品库存卡》、药库负责人要根据《领药单》及时登记《药品明细账》进行销账。

三、医院中药库房管理

(一) 中药的入库验收

医院采购的药品入库时必须经过验收,药品的入库验收是保证药品质量的重要环节。药品入库验收的操作程序为:准备→验收→合格药品入库→不合格药品处置→填写入库验收单→记账六个环节,每个环节都有具体的操作要求,按顺序进行,不合格药品不得入库,中药的入库验收与一般药品的入库验收基本相同。

中药入库验收操作程序中验收环节的质量检查主要内容如下所示。

1. 包装检查

中药材及中药饮片应有包装,并附有质量合格的标志。每件包装上,中药材标明品名、产地、供货单位;中药饮片标明品名、生产企业、生产日期。实施文号管理的中药材和中药饮片,在包装上还应标明批准文号。

2. 鉴别真伪

中药材或中药饮片常有伪品出现,因此,中药材或中药饮片入库必须鉴别真伪。医院药库常用的鉴别方法主要是外观性状鉴定,即用眼看、手摸、鼻闻、口尝、入水、火烧等十分简便的鉴定方法来检查药材的外观性状,鉴别其真伪,具有简单、易行、快速的特点,要求验收人员必须具有中药鉴定能力。必要时,可采用显微鉴定和理化鉴定技术进行真伪鉴定。伪品就是假药,不能入库。

课堂互动

中药材和中药饮片如何鉴别真伪和优劣?

3. 鉴别优劣

鉴别优劣主要检查中药材或中药饮片有无霉变、虫蛀、泛油、变色、风化、气味散失、杂质污染。另外,《中国药典》(2020版)一部中药材[检查]项下的杂质、水分、总灰分、酸不溶性灰分,以及[浸出物][含量测定]等检查项,均为检查药材优劣的有效方法。如[检查]项中有一项不合格,均为不合格药材,不合格药材不能入库,应送入不合格区或退货区。中药材有等级规格之分,验收时应注意药材的等级规格是否与合同要求相符,不得以次充好。

(二) 中药的在库保管

1. 中药的分类定位

中药验收入库后,为了便于养护和管理,应按一定规则分类定位储存。分类是指将中药按一定的规则分成不同的类型,每一类型的中药贮存在一个区域。定位是指将每一种药品按一定规则固定存放位置,常用的分类方法如下所示。

(1)按药用部位分类贮藏　按药用部位一般可将药材分为以下类型。

①根及根茎类:如桔梗、白芍、黄连、黄芩、半夏、百合等。

②果实种子类:如山楂、枳壳、桃仁、杏仁、陈皮等。

③皮类:如杜仲、黄柏、牡丹皮、秦皮等。

④藤木类:如苏木、钩藤、木通等。

⑤全草类:如麻黄、金钱草等。

⑥叶类:如枇杷叶、艾叶、番泻叶等。

⑦花类:如红花、菊花、金银花等。

⑧动物类:如地龙、蝉蜕、白花蛇、牡蛎等。

⑨矿物类:芒硝、石膏、龙骨等。

⑩树脂类:如乳香、没药等。

(2)根据药材的特性分类贮藏

①毒性中药与非毒性中药分开放置,毒性中药按有关规定储存保管。

②芳香性中药与非芳香性中药分开放置,芳香性中药含有挥发油,如薄荷、丁香等,应当与没有香味的中药分开储存。因为它们的香气可能会影响相近没有香味的中药,应分开储存。

2. 中药养护

(1)中药的贮存要求　《中国药典》(2020 版)在药品标准的贮藏项下,对各种药品的贮存均分别规定了基本要求,它是中药保管的重要依据,中药的保管方法必须符合其贮藏要求。

(2)中药的养护措施　中药的养护技术性很强,药材在贮藏中有的极易出现虫蛀、霉变、泛油、变色等变质现象,中药的在库养护是保证药材质量的重要措施,常用的养护措施如下所示。

①降湿措施:在气候潮湿的季节或阴雨季节,空气湿度较大,要采取降湿措施。中药库内相对湿度控制在 65%~75% 为宜,保持中药不受潮、霉变。药库常用的降湿措施有通风降湿、密封防潮、人工吸潮。

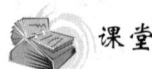

中药储存养护的关键点有哪些?

②防鼠措施:多数中药富含营养,易遭鼠害,鼠类能对中药造成较大的污染和损失,所以中药库的鼠害防治是非常重要的工作,必须常年采取必要的防鼠、灭鼠措施。

③防火措施：干燥的植物药材和某些矿物药材，如硫黄，遇火极易燃烧，所以，药库防火是一项非常重要的常规性工作。在库内四周适当位置按消防安全规定放置灭火器和消防用具，并定期检查，保证完好。要有防火标志或警示牌，建立严格的防火制度。严禁烟火入库，确保安全。

④防虫措施：为了保证药材不受虫害侵袭，必须采取有效的防虫措施。中药材仓库要定期杀虫，干净彻底地消灭一切害虫。用于药材的杀虫剂应满足以下条件：挥发性强，能在常温下挥发，杀虫后能很快散失，而不会较长时间留在药材上；不影响药材品质，不影响药材的颜色，不影响药材中的化学成分；不易燃烧；对人的毒性小。

(3)经验贮藏

①对抗贮藏：如泽泻与丹皮分别贮藏时，泽泻易虫蛀，丹皮易变色，若放在一起，泽泻不易虫蛀，丹皮也不褪色；花椒、细辛与具有腥味的动物类中药放在一起贮藏，可防止动物类中药虫蛀。又如三七内放樟脑，土虫内放大蒜头，当归、栝楼内放酒等，也都不易生虫。

②谷糠贮藏：对胶类药材和某些根类药材效果较好。胶类药材遇热、遇潮易软化，放在干燥寒冷处易脆易碎，较难保管，可用谷糠、干沙等进行埋藏、密封。

③冷处贮藏：适用于易熔化的中药，如芦荟、乳香、没药等；受热易膨胀而流失的中药，如苏合香、蜂蜜；一般盐制品，如全蝎、盐附子等，适合用冷藏法保管，温度保持在5℃左右即可。

④喷酒贮藏：将装有酒精棉球或酒精的小口瓶敞口放于盛放中药的密闭容器中，利用酒蒸气可防虫、防霉。适用于易霉变的药材，效果良好。

⑤密闭贮藏：适用于易挥发的药材，如麝香、牛黄、冰片、樟脑等。有些药材如果密闭贮藏，更易霉变或气味散失更快，如花椒、僵蚕等，这类药材不能密闭贮藏。

3. 中药的保管要点

(1)防霉　应严格控制中药本身的水分和药库的温度、湿度，使真菌不易生长繁殖。易发霉的中药应放于阴凉干燥通风处，必要时采取降湿措施，使药材经常保持干燥，以防霉变。

(2)防虫　营养性中药富含淀粉、糖、蛋白质、脂肪等营养成分，如党参、贝母、白芷、瓜蒌、杏仁等最易虫蛀，因此中药仓库应定期进行杀虫处理，杜绝虫害发生。

(3)保持清洁　库内保持清洁卫生，通道通畅，井然有序，整齐美观。

(4)防潮　吸湿性中药应注意干燥储存。吸湿性中药含有较多黏液质，容易吸湿发霉、走油变质，如麦冬、天门冬、生地黄、党参、枸杞子、怀牛膝等。要保持干燥，又要保持药材的油润性，要特别注意药材的干燥方法，一般宜置阴凉通风处干燥，可在干燥后贮于密闭容器中，或埋入干燥的谷壳中。避免烈日下暴晒，不宜放在石灰缸内，否则药材易干枯变质。

(5)特殊药品按照有关规定进行管理。

(三)中药的出库验发

中药的出库验发与一般药品的出库验发基本相同,只有验发核查内容略有不同,中药出库验发中验发环节的核查主要包括以下内容:品名、规格、数量是否相符;所备中药是否有虫蛀、霉变等变质情况,不合格中药不准出库。

 课堂讨论

1. 一位刚到医院药房实习的实习生,应该如何开展工作?
2. 医院中药库房保管的要点有哪些?

任务二 护士站药品养护管理

药品的管理工作直接影响药品的质量和患者的用药安全。通常情况下,医院药剂科只负责药房的药品管理,而病区护士站的药品则由护士长和护士自行管理,这是医院药品管理的一个薄弱环节,护士站药品管理直接关系到患者的用药安全。对护士站药品的管理进行督导检查,查找存在的问题,通过不断完善药品管理制度、宣传药品管理知识、加强药品有效期管理,以及严格按照要求储存药品等措施可进一步提高护士站药品管理质量,保障患者用药安全。

一、护士站药品管理制度

(一)一般物品管理制度

护士长或由护士长指定专人对本病区的物品、药品、器材、仪器、设备等分类保管。建立明细账目,分类保管,定期检查,做到账物相符。

管理人员要掌握各类物品的领取、使用时间,做到定期清点,保养维修,提高使用率。凡因不负责任,违反操作规程,损坏、丢失各类物品,均应按医院赔偿制度进行处理。

借出物品必须履行登记手续,经借物人签名,贵重物品须经护士长同意方可借出,抢救器材一般不外借。

护士长工作调动,必须办理移交手续,交接双方共同清点并签字。

(二)设备、仪器保管使用制度

设备仪器应执行"四定"制度,即额定数量、定位放置、定人负责、定期检查。

各科应设专人负责,定期检查仪器设备的性能、数量、定点位置、使用维修、清洁消毒等情况,并记录在册。

各科应建立资料档案,内容包括:原始的使用说明书及有关资料;原始操作方法的依据;操作程序;记录重要仪器使用情况;记录维修、维护情况。

使用者必须了解仪器的性能,严格按操作程序进行操作。

进修人员、实习生经培训考核合格后,方可进行操作。

重要仪器设备做到班班清点,保持清洁、干燥、性能良好,需要维修的仪器有标识并及时送修,且须交接班,准备替代品。

仪器三级保养:一级保养由科室负责,二级和三级保养由器械科负责。

(三)病区药品管理制度

各病区药柜的药品,根据病种保存一定数量的基数,便于临床应急使用,工作人员不应擅自取用。不得使用过期、变质的药品。

 课堂互动

心内科护士站常备的急救药品有哪些?

药柜内口服药按要求保存,药物标签清晰、规范。

药柜每周整理一次,包括清洁卫生、清点药品数量、检查药品质量,发现过期药品及变质药品,及时清理。

凡抢救药品,必须安放在抢救车上或设专用抽屉加锁存放,并保持一定基数,编号排列,定位存放,每次用完及时补充,定时检查,保证随时应用。

需要冷藏的药品(如清蛋白、胰岛素等)要放在冰箱冷藏室内,以保证药效。

药剂科定期对病区药物进行检查,核对药品种类、数量是否相符,有无过期变质现象。

(四)麻醉药品、精神类药品、医方用毒性药品及贵重物品保管清点制度

麻醉药品、第一类精神药品严格按照《医疗机构麻醉药品、第一类精神药品管理规定》进行管理,做到专人、专册、专柜、专锁、专处方。

各病区、手术室存放麻醉药品、第一类精神药品应当配备必要的防盗设施。储存各环节应专人负责,明确责任,交接班有记录。专柜专锁,班班交接,做到账数相符。

就诊者使用麻醉药品、第一类精神药品注射剂或者贴剂的,再次调配时,应当要求就诊者将原批号的空安瓿或者用过的贴剂交回,并记录回收的空安瓿或者废贴剂数量。

各病区、手术室等调配使用麻醉药品、第一类精神药品注射剂时应回收空安瓿,并核对批号和数量,并做记录。由专人负责计数记录。

发现下列情况,应当立即向药品监督管理部门报告:发生麻醉药品、第一类精神药品丢失或者被盗、被抢的;发现骗取或者冒领麻醉药品、第一类精神药品。

药柜每周整理一次,包括清洁卫生、清点药品数量、检查药品质量,发现过期药品及变质药品,及时清理。

(五) 护理管理制度

1. 病区安全制度

(1)病房通道保持通畅,禁止堆放各种物品、仪器设备等,保证病人通行安全。

(2)各种物品、仪器、设备固定放置,便于清点、查找及检查。

(3)病房内一律禁止吸烟,禁止使用电炉及明火,使用酒精灯时人员不能离开。

(4)病房应按要求配备必要的消防设施及设备 消防设施完好、齐全,消防设备上无杂物。防火通道应通畅,不堆、堵杂物。

(5)加强对陪住和探视人员的安全教育和管理。

(6)贵重物品不要放在病房。

(7)晚8点应督促探视人员离开病区,晚9点准时熄灯休息。

(8)加强巡视,如发现可疑人员,应及时通知保卫处。

(9)空病房应及时上锁。

2. 护士站

(1)保持安静整洁,严禁大声喧哗,非护士站护士不得在护士站长时间逗留、聊天。

(2)护士不得做与工作无关的事。

(3)对病人和来访人员咨询时,做到首问负责制,热情大方。接打电话使用文明用语。

(4)有病人呼叫信号,应及时处理。

(5)物品放于固定位置,用后物归原处,不得放置私人及与工作无关的物品。

(6)病历、记录单、表单,除本科室人员外,未经允许不得翻阅或借用。

(7)爱护室内公共财物,护士站电脑只用于与医疗护理工作有关的信息处理。

(8)护士站备有记事板,记载有关特殊护理事宜。

3. 治疗室工作制度

(1)工作人员进入治疗室应衣帽整洁、仪表端庄,各种无菌操作前应洗手戴口罩,严格执行无菌技术操作规程。未经允许,非工作人员不得进入治疗室,更不能动用室内已消毒的物品,防止交叉感染。

(2)各项治疗操作准备时,须严肃认真、思想高度集中,严格执行操作规程及"三查七对"制度,防止差错、事故的发生。

(3)室内分区明确,无菌物品与有菌物品,清洁物品与污染物品,内用与外用物品应分别放置,无菌物品放置须离地20cm以上,无关物品一律不得放入治疗室。

(4)治疗室、治疗柜内各种药品、器械应保持有效状态,标签完整、字迹清楚、位置固定、分类放置、高危药物单独放置、按时整理补充、保持整洁有序、用后放回原处。清洁物品放置时,应有保洁措施;各种物品使用后,须经终末处理后,方可放入治疗柜内;治疗室冰箱内不得存放私人物品。

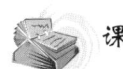 **课堂互动**

抢救室常备药物和设备有哪些?

(5)严格交接班制度,各班认真清点药品、器材、用物,登记并签名,遇有损坏或丢失及时查明原因。

(6)各类无菌物品专柜放置,按有效日期先后顺序摆放、使用,无菌用物及时检查,确保在有效期内。用过的物品、器械初步处理后及失效物品应及时与供应室交换,保证治疗工作的顺利进行。

(7)抽出的药液、开启的无菌溶液须注明时间,超过时间不得使用,灭菌后的无菌容器等打开超过24h,应重新灭菌。

(8)保持室内整齐、清洁,每做完一项操作,要随时处理。每日拖地3次,服药盘、治疗盘随时清洗。每班做完治疗后,及时整理,用消毒液擦拭台面。严禁在做治疗时清扫地面。

(9)紫外线空气消毒每日一次,每次1h,并做好记录。每周用乙醇擦拭灯管一次。紫外线灯管强度≤70μW 应及时更换灯管,并通知感染科测定紫外线灯管强度,做好记录。每月做好空气培养。

(10)各种医疗废物应按院内感染要求分类放置,不得混放。

4. 换药室工作制度

(1)工作人员进入换药室应衣帽整齐、戴口罩换药,操作前、后洗手。

(2)严格划分清洁区与污染区 无菌物品与有菌物品,清洁物品与污染物品应分别放在固定位置,界限清楚,不得混放。

(3)严格遵守无菌操作技术,换药前必须洗手。先换无菌伤口,后换感染伤口,特殊感染者不得在换药室换药。

(4)换药碗、镊、弯盘等无菌物品应"一人一用一灭菌",各种无菌敷料、纱布、棉球由容器内取出后不可再放回原处,未用完的敷料、凡士林纱布等,超过24h需再次灭菌。

(5)污染或已用过的敷料须放入规定容器内,装置的黄色塑料袋应及时更换。

(6)每次换药完毕,整理各类物品,放置在固定位置;每日用消毒液擦拭地面、桌面至少一次。每日紫外线空气消毒一次,每次1h,并做好登记,如有污染,及时处理。

5. 抢救室工作制度

(1)一切抢救药品、物品、器械、敷料均须做到:定量:数量固定,每日清点,做好记录;做到账物相符;定位放置,有明显标记,不准任意挪用或外借,以保证应急使用;定人保管,每半月查对一次,并检查是否失效。

(2)抢救器材要保证性能良好,处于应急状态。

(3)急救物品、药品的准备要适用于专科急救。

(4)药品、器械用后均需及时清理、消毒,消耗部分应及时补充,放回原处,备用。

(5)无菌物品须注明灭菌日期及有效期,超过时间应重新灭菌。

(6)参加抢救人员必须明确分工,紧密配合,听从指挥,坚守岗位,严格执行各项规章制度和各种疾病的抢救规程。医生未到之前,护理人员应根据紧急需要,采取必要的急救措施。各科重大抢救工作应由科主任、护士长负责组织和指挥,并呈报医务科或分管院长。

(7)各种急救药物的安瓿、输液空瓶、输血空袋等用后要集中放置,以便统计查对。

(8)有病人时,每日用紫外线灯消毒一次,每次1h,并做好记录。每次抢救病人完毕后,抢救室要彻底清扫、消毒。

6. 库房管理规范

(1)室内布局合理,各种物品标签清晰完好,分类放置。

(2)室内通风良好无异味,物品外观清洁、完好,地面清洁、干燥。

(3)无菌物品需有一级包装,放置位置符合要求。

(4)按失效期有效摆放,符合基数,严禁库房有过期物品。

(5)严禁存放与医疗无关的私人物品。

(6)保持库房清洁整齐,每周清扫整理一次。

(7)被服类库房物品应放置整齐,按标签分类放置,每月清点并有记录。

(8)有工作人员管理分工,并保证落实,护士长台账有记录。

7. 处置室管理规范

(1)处置室为处置各类医疗用物的场所。

(2)室内保持清洁,布局合理,各类物品放置点标签清晰完好,分类处置。

(3)垃圾分类放置,不得超过垃圾桶2/3 医疗垃圾一律放入黄色垃圾桶中。

(4)利器盒内针头不得超过2/3。

(5)预处理浸泡桶标记清楚,各类物品浸泡符合要求。

(6)地面清洁,每天用消毒液拖地至少3次,处置台面应清洁、整齐。

(7)有工作人员管理分工,并保证落实,护士长台账有记录。

8. 口服给药管理制度

(1)注册在本医院内的护士才可执行给药操作;实习生、进修生必须在带教老师指导下进行给药操作。

(2)给药必须在医嘱规定时间内执行,除非检查或手术延误。

(3)给药前需进行评估(评估患者病情、治疗情况、体位、服药能力、服药方式)等,严格执行查对制度,检查药品质量,实行双人核对,保证药品与服药单一致,核对内容包括患者床号、姓名、药名、浓度、剂量、用法、用药时间、药物质量、效期。

(4)对于标识不清、过期的药品严禁发放;护士只能发放本院药房内取回的药品,不允许发放病人自带药品,除非医生有医嘱。

(5)告知患者服药的目的、服药的方法及注意事项。

(6)自理能力完好的患者,让其自行服药,护士确认后方可离开;对于危重及不能自行服药的患者,护士应喂服;鼻饲的患者应将药品碾碎,从胃管注入;患者若有疑问,护士应重新核对并做解答。

(7)增加或者停用某种药物,应及时告诉患者。

(8)如果一次服用药物过多,与患者商量一次能吃几粒,在不违反服药原则的前提下,商定服药顺序。

(9)患者不在病室时护士应将药物取回保管,并做好交班,一旦患者回来应及时发药。

(10)若患者拒绝服药,应了解原因,并及时向主管医生反映。

(11)护士发药时应高度专注,其他护士不得擅自打搅给药过程。

(12)患者服药后,护士再次核对并在医嘱单或服药单签名确认。

(13)护士应随时观察患者服药效果及不良反应,应及时和医生联系。

(14)应用特殊药品时,护士应熟悉其药物性能、注意事项及观察要点。

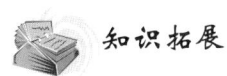
知识拓展

特殊药品使用注意事项

健胃药宜饭前服用,助消化药及对胃黏膜有刺激性的药品宜在饭后服用,催眠药在饭前服用,驱虫药宜在空腹或半空腹时服用。

缓释片、肠溶片、胶囊应整片吞服,不宜嚼碎服用对牙齿有腐蚀作用的药物,如酸类和铁剂,应用吸管吸服后漱口以保护牙齿。

对呼吸道黏膜起安抚作用的药物,服用后不宜立即饮水;服用磺胺类药物的患者,应告知患者服药后应多饮水,观察有无过敏反应。

服用强心类药品的患者,需要监测患者的心率、心脏节律,脉率低于每分钟60次或心脏节律不齐时,应暂停服用,并告知医生。

应用血管活性药物时,必须准备好相应的监测仪器,以便服药后的随时监测。

应用化疗药物时,必须严格遵守防护原则。

二、护士站药品管理与养护

护士站药品发放流程如图5-1所示。

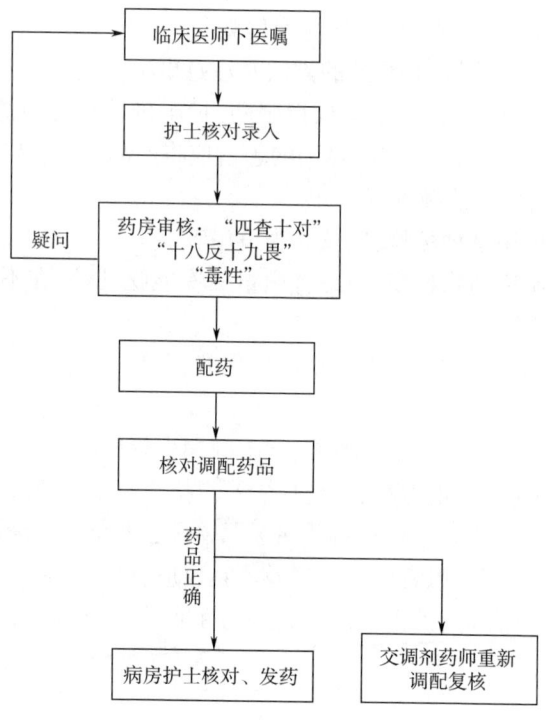

图 5-1　护士站药品发放流程

(一) 一般用药管理

(1) 遵医嘱给药,抢救患者时执行口头医嘱,护士在加药前和给药前分别要向医生重复2遍医嘱,两人核对给药。非抢救患者不执行口头医嘱。

(2) 严格执行"三查八对"制度。

(3) 给药时应严格无菌操作。

(4) 给药后及时在输液巡视单上记录时间并签字,临时医嘱需在临时医嘱单上签字。

(5) 观察用药后的反应和疗效及时记录。

(6) 用抗菌药物前先看皮试记录后方可给药。

(7) 用毛花苷丙(西地兰)稀释后静脉推注,要注意监测心率缓慢静推。

(8) 微量泵注入药物要标明药名、剂量、浓度、速度。

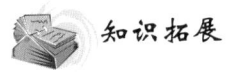知识拓展

护士配药的注意事项

护士既是药物治疗方案的直接执行者,又是病人安全用药的监护者,所以,用药应注意以下几点。

(1)配药时要认真负责,全神贯注,严格执行"三查",即配药前要严格检查药品的质量,有无变质、失效等,凡药品标签模糊、变色均不能使用,配药时按医嘱所要求的浓度配制并注意配伍禁忌。

(2)用药时一定严格依照医嘱执行,严格执行八对制度:对床号、对姓名、对药名、对浓度、对用法、对剂量、对时间和对有效期。

(3)肌肉注射时要注意部位和进针深度,如果进针深度不够,特别是对肥胖病人肌注时,药物根本没能注入肌层,而是注在了皮下组织,这样不仅吸收减慢,药效也变差,作用也变弱了。

(4)给病人口服用药时一定看清服药时间。如吗丁啉需饭前半小时服用,而治疗糖尿病的阿卡波糖要求与第一口饭同时服用。

(5)药物注意事项医嘱一般不显示,是护理人员应具备的基本知识,因此护理人员平时一定要多留心学习,以做到用药准确性,以使病人服药时达到更好的疗效及安全。

(二)病房药品存放管理

(1)药品柜随时保持清洁整齐,严格按药品贮藏条件保管药品。

(2)内服药、外用药、注射用药等应分类分区放置,按有效期时限先后有计划地使用,定期检查,防止过期和浪费。

(3)毒麻药品专锁、专柜、专人管理,专用处方、专设使用记录。

(4)各类药品瓶签与药名相符,标签明显、清晰。内服药标签为蓝色边,外用药为红色边,剧毒药为黑色边。标签上标有药物名称、浓度、剂量、有效期。凡标签不清、药物过期、破损、变色、浑浊等均不得使用。

(5)口服药保留药袋,药袋上注明领取日期及时间,可疑过期或变色不得使用。

(6)易被光线破坏的药物,应避光保存,如维生素C、氨茶碱、硝普钠、肾上腺素等。

(7)抢救药放在抢救车内,每班清点并记录、签名,用后及时补齐,便于急救时使用。

(8)易燃易爆的药品,应放置在阴凉处,远离明火,如过氧乙酸、乙醇、甲醛等。

(9)患者个人用药应单独按要求存放,并注明床号、姓名。

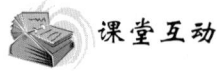 **课堂互动**

急救药品存放和管理要求是什么?

(三)急救药品管理

(1)急救车内备有一定数量的急救药品和物品,做到急救药品、器械和设备齐全,随时检查和补充,保证应急使用。

(2)急救车外醒目位置有物品及药品放置示意图,标记清楚。

(3)做到"五固定、两及时" 五固定:定物、定量、定位置、定专人保管、定时检查完好率。两及时:及时检查养护、及时请领。

(4)建立账目,账物相符,班班清点。交接人员双方签全名。

(5)所有人员必须了解急救药品的性能及保养方法,熟悉急救药品的作用机制,熟练使用急救药品。

(6)急救药品按作用机制分类放置,所有药物应标注有效期,定期核对、及时更换并有记录。

(7)护士长对药品和物品每周检查一次,有记录并签名。

(四)病房毒麻药品管理

(1)病房毒麻药品只能供住院患者按医嘱使用,其他人员不得私自取用、借用。

(2)专柜、专锁存放,专人管理。

(3)病房毒麻药品按需要量保持一定基数,每班交接清点,双方签全名。

(4)使用毒麻药品时需医生开医嘱及专用处方,使用后保留空安瓿。

(5)建立毒麻药品使用登记本,注明使用日期、时间、患者床号、姓名、药物名称、剂量,护士签全名。

(五)微量泵用药管理规定

(1)护士应熟练掌握微量泵的使用方法。

(2)使用微量泵前应检查微量泵的性能是否良好,再按操作流程正确连接输液导管及设置药液推注速度。

(3)加药前根据医嘱准确计算药物的剂量,经2人核对无误后方可使用。

(4)微量泵注射器外注明药物名称、浓度、剂量、输注速度的标签粘贴时,注意勿将针筒的刻度完全包裹,以便观察针筒内药液的色、质、量。注意无菌操作,用无菌布将针栓覆盖防止污染。

(5)使用期间注意观察注射部位有无隆起、外渗及红肿。

(6)认真记录输液泵内药物液体容量、速度和启动、终止时间。

(7)蓄电池应处于备用状态,保证微量泵的正常使用,蓄电池耗尽报警时,应立即接通外部电源使其继续工作。

(8)巡视病房密切观察用药效果及不良反应。

(六)化疗药物使用管理规定

(1)化疗药物必须由经过专门训练的护理人员进行配制。

(2)接触化疗药物的护士操作前必须穿防护衣、戴防护口罩、帽子、乳胶手套,防止化疗药物由呼吸道吸入或接触皮肤。

(3)在打开粉剂安瓿时,应用无菌纱布包裹,当溶解药物时溶媒应沿安瓿壁缓缓注入瓶底,待粉剂浸透后再搅动。

(4)使用针腔较大的针头抽取药液,所抽药液不宜超过注射器容量的3/4,防止药液外溢。

(5)如果药液不慎溅入眼内或皮肤上,应立即用生理盐水反复冲洗。洒在桌面或地面的药液应及时用纱布吸附并用清水冲洗。

(6)操作时应确保注射器与输液管接头处衔接紧密,以免药液外漏。

(7)药液输完后拔针时,应戴乳胶手套。

(8)接触化疗药物的用具、污物应放入专用袋,集中封闭处理,化疗废弃物应放在带盖的容器内且标记明显。

(9)护士处理化疗患者的尿液、粪便、呕吐物或分泌物时必须戴手套。

(10)工作人员尽量减少对化疗药物的不必要接触,规范操作。医院每年定期为接触化疗药物的护士进行体检,合理安排休假,护士怀孕和哺乳期,可考虑暂时脱离接触化疗药物的环境。

(七)青霉素使用管理

(1)见到青霉素类药物及青霉素皮试医嘱时,护士必须先查阅患者病史,并询问患者有无过敏史。如有青霉素过敏史或主诉青霉素皮试阳性者禁止进行青霉素过敏试验。如无青霉素过敏史者,需做过敏试验,皮试阴性者方可使用青霉素制剂。如果停用青霉素制剂超过24h或更换批号,则必须重新做过敏试验。

 课堂互动

青霉素存放中需要注意的问题有什么?

(2)已停用青霉素3d以上,不含第3天者需再次注射青霉素时,应重新做皮肤试验,长效青霉素在每次注射前都应做皮肤试验。

(3)进行青霉素皮试后,嘱患者不得随意外出,避免剧烈运动,观察20min后判断结果。

(4)青霉素皮试阴性者,须在当天的临时医嘱单上注明青霉素皮试阴性,在青霉素输液单上显示出青霉素皮试"-"符号,在每日的输液卡注明青霉素皮试"-",输注青霉素液体时应双人核对。

(5)有青霉素过敏史和青霉素皮试阳性结果者护士应做到以下几点。

①立即通知医生停用青霉素类药物,医嘱撤去青霉素类药和输液卡。
②病历夹醒目位置放置青霉素阳性标识。
③患者一览卡注明青霉素阳性标识。
④患者床头牌放置青霉素阳性标识。
⑤在当天临时医嘱单上注明青霉素阳性。
⑥护理记录上注明青霉素阳性结果。
⑦在患者门诊病历封面注明青霉素阳性结果。

(6)每次注射青霉素制剂前,应认真进行"三查八对",询问青霉素过敏史,并核对皮试结果,静脉输注青霉素制剂时,做到现配现用,输注前需两名护士共同核对后方可给患者输注。需要外出检查时应停输或调换其他液体,门诊患者注射后,嘱观察20min后方可离院。

(7)青霉素制剂滴注过程中,护士应认真巡视,观察用药后反应,一旦患者出现不适症状及主诉,应立即停药,通知医生,对症处理,并加强观察,若患者出现心慌、呼吸急促、血压降低等一系列过敏性休克症状时,应立即给予平卧、保暖、吸氧,同时通知医生实施抢救。

(八)输液反应预防管理措施

(1)加强液体管理,减少液体贮存,按有效期摆放液体,在使用上先用近效期液体,后用远效期液体,护士长要定期检查科室液体储存情况,确保无过期液体。

(2)加强治疗室规范化管理,按治疗室管理规定执行 具体要求做到药品分类、分区放置,标签醒目,落实每日清洁、消毒工作,无关人员不得随意进入,各类医疗垃圾处理应规范。

(3)加强护士规范化操作,管理护士在执行输液医嘱时,认真把好液体查对关。发现包装破损、漏液、微粒、絮状物等不合格液体时,注明情况并送回病房药房,及时更换,严格执行无菌操作规范,选择合适的加药针头,不用大于9号的针头稀释瓶装药物,以防胶塞进入液体,实习护士须有护士带教方可加药、输液。

(4)加强临床输液管理,加强医护沟通,发现医生所开医嘱与药物说明书要求的溶媒不符或一袋液体加入多种药物、有药物配伍禁忌时,或科室输液量过多时,要及时与医生沟通。

(5)加强报告制度,发现患者在输液过程中、输液后出现发冷、寒战,体温在38℃以上,应考虑输液反应,按静脉输液反应予以积极处理,并按程序上报有关部门。

(九)防止发生配伍禁忌注射药物的配伍操作

(1)护士应了解常用药物性质、注射药物配伍资料,以及影响药物稳定性的因素。

(2)根据药物性质选择适宜的载体溶剂。

(3)在药物配伍过程中,混合时一次只加一种药物到输液中,充分混匀后,检查有无可见的配伍禁忌,若无可见变化,再加入另一种注射药物,重复相同的检查和操作。

(4)两种药物在同一输液中配伍时,应先加浓度较高者,后加浓度较低者,以降低发生反应的速度。

(5)有色的注射用药物应最后加入,以防有细小沉淀时不易被发现。

(6)注射用药物配制结束后,应尽快使用,以缩短药物间的反应时间。

(十)静脉输液差错预防管理措施

(1)应加强责任心,严格执行查对制度和无菌操作。

(2)使用大液体时严格把好"四关",做到"五查"。"四关"即搬液体进治疗室的检查关、摆药前的检查关、配液体前的检查关、挂输液架前的检查关。"五查"是查瓶口有无松动,查标签是否清楚,查药液有无浑浊、变质、絮状物,查瓶子、软包装有无裂痕或漏液,查生产日期和有效期。执行静脉输注液体的检查时,应做到开袋、瓶前进行检查,配药后再进行检查,输液或换补液前再进行检查。

(3)静脉配药时应严格核对、仔细检查药品名称、剂量、浓度、有效期,如发现药物变色、沉淀、浑浊,药物已过有效期,安瓿有裂痕或密封瓶盖松动等情况均不能使用。一人加药后保留安瓿须经另一人核对、签名后方可用于患者,如遇一人值班时,应加药前仔细核对,加药后保留安瓿,再次核对以确保用药准确。

(4)更换液体时应核对输液巡视卡与加入药物是否相符,无误后签名,并核对床号、床头卡、呼唤患者的名字,得到准确的应答后,方可应用于患者,如遇昏迷患者,除以上查对外,应询问家属患者的名字或核对患者腕带标识,准确无误后方可更换。避免一次同时更换两人或两人以上液体。

(5)注射和静脉输液卡,应分别转抄至注射单和输液单上,不得混放在一起。

(6)集体输液时,应用治疗车按床号顺序摆放排列,标签明显。

(7)严禁在药液配制时,一副针筒反复使用,造成患者的药物过敏反应,配药时要注意配伍禁忌。

(8)根据药物性质及患者情况,控制输液滴速,特殊治疗及药物应遵医嘱随时调整滴速。

(9)输液过程中,应按时巡视病房,患者主诉不适或发现患者病情突然变化,应立即减慢或停止输液,通知值班医生,配合医生,对病情进行判断及做出处理,妥善保留相关实物,并记录在案。

(10)静脉推注药物,应携带静脉推注单,静脉推注药物必须放置在治疗盘内。严格查对后,根据药物作用和性质,控制推注速度。

(11)每月确定一天由两名护士对科室的所有液体进行清查并签名。

(12)实习同学必须在带教老师的严格带教下工作,因带教不严而发生差错事故者,由带教老师负主要责任,因带教排班不明确,而发生问题时由护士长负责。

(13)每名护士下班前,应按工作程序检查一遍自己的工作,防止疏忽遗漏。

（14）护工、卫生员不得从事换液体、拔针、发药等治疗性工作。

(十一) 服药差错预防管理措施

（1）严格执行查对制度。

（2）药品按给药途径分类放置，分类标识明显。

（3）护士在配药或发药时，应精力高度集中，排除干扰因素，不可同时做其他事情或与别人说话。注意核对患者床号、姓名、药品名称、剂量、剂型、时间，遇到可疑之处，要及时查清。

（4）药物配备完毕后，应根据服药单重新核对一次，发药前与另一名护士再次核对。

（5）给药前详细询问患者药物过敏史，对有过敏史者，应严密观察。

（6）发药时应携带服药本、服药单并和小药牌核对，查对床号、床头卡并询问患者姓名，收到准确回答后，方可发药，并看服到口。特殊药物向患者交代注意事项。

（7）每一患者的所有药物，应一次取离药盘以减少遗漏。

（8）发药时如患者提出质疑，应重新认真核查医嘱，如无错误，应给予耐心解释，患者满意后再给服药。如遇患者不在，应将药品带回保管并做好交接班，避免将药物放于患者床旁。

（9）发药后，随时观察服药情况，如有不良反应应及时处理。

(十二) 处理医嘱差错预防管理措施

（1）办公班护士必须提前 15min 与夜班护士查对夜间医嘱处理情况。

（2）处理医嘱时注意力须高度集中，一个班次医嘱由一人负责到底，经两人核对无误后方可执行。

（3）用药医嘱转抄后，应标识具体执行时间。

（4）办公班护士录入医嘱，须经第二人核对后，方可打印执行单。临时医嘱执行后，应及时在临时医嘱本和临时医嘱单上签名，办公班护士应及时提醒，以防遗漏。

（5）整理治疗卡、输液卡、服药卡、护理单后，须经第二人核对无误后，方可使用，并保留原来的底稿，以备查阅。

（6）医嘱做到班班查对，每日总核对一次医嘱，护士长每周至少参加一次医嘱总核对。

(十三) 药物不良反应应急处理措施

1. 患者发生急性变态反应（如过敏性休克）时

（1）立即停药，更换液体及输液器。

（2）立即皮下注射 0.1% 盐酸肾上腺素 0.5mL，婴幼儿酌减，症状如不缓解可每间隔半小时皮下或静脉注射该药 0.5mL，直到脱离危险期。

（3）遵医嘱执行各项治疗，观察病情变化并及时处理。

（4）必要时给予吸氧、吸痰、人工呼吸、气管插管或气管切开。

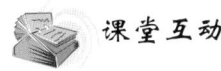 **课堂互动**

青霉素过敏引起的休克用什么药品解救?

(5)遵医嘱及时正确给药,备好晶体液、升压药等以便补充血容量。

(6)注意保暖,维持体温观察、监测患者生命体征并记录。

(7)留置导尿管的患者应记录尿量,了解肾功能。

(8)安慰患者,做好心理护理。

(9)按流程逐级上报,封存液体。

2. 当患者出现寒战、高热时

(1)立即停药,同时通知医生,遵医嘱更换药液。

(2)遵医嘱对患者进行各项治疗,准备急救车,同时备好抢救药物。

(3)监测患者生命体征,注意保暖。

(4)当患者出现抽搐、惊厥时迅速解开患者衣扣、裤带,应用开口器及压舌板防止咬伤,必要时加床档保护。

(5)减少对患者的各种刺激,护理动作轻柔,保持病室安静,避免强光。

(6)注意患者的末梢循环,四肢厥冷、发绀,提示病情加重。

(7)安慰患者,给予心理支持。

(8)按流程逐级上报,封存液体。

3. 当患者使用药物后即刻出现荨麻疹时

(1)立即停药,同时通知医生,遵医嘱更换液体。

(2)遵医嘱给予抗过敏药物。

(3)皮肤瘙痒者,可给予氧化锌洗剂涂抹。

(4)给予患者心理支持,缓解患者紧张情绪。

(十四)化疗药物外渗应急处理措施

(1)立即停止化疗药物的注入,用注射器抽出头皮针内化疗药物,接生理盐水,静脉滴注15~20min,如外渗明显,可保留针头,接无菌注射器回抽漏于皮下的药液,然后拔出针头。

(2)发生化疗药外渗后,要及时通知主管医生和护士长。

(3)根据不同药物选择相应的解毒剂,局部封闭。

(4)外渗24h以内者,可用冰袋局部冷敷,减少药液向周围组织扩散。冷敷期间要加强观察,防止冻伤。

(5)避免患处局部受压,外渗部位根据药物不同,选择相应的药物外敷。如外涂喜疗妥软膏,用硫酸镁注射液或中药外敷。

(6)在护理记录单上做详细记录,记录外渗药物和范围,以及采取的措施。

（7）加强交接班，密切注意观察局部变化。必要时，请皮肤科医生会诊。

课堂讨论

1. 护士的基本职业素质有哪些？
2. 护士如果配错药了，应该如何进行处理才能使危险降到最低？

任务三　诊所药品养护管理

诊所在我国的作用十分显著，由于我国农村人口较多，分布不均匀，大型医院满足不了数量如此之多、分布区域如此之广的农村人口。所以，大力推广小型诊所既划算又惠民。

一、人员与培训要求

个体诊所的负责人及其有关人员应熟悉药品、医疗器械管理法律法规，掌握药品基本知识。个体诊所从事药品管理、处方审核、调配的人员必须是依法经过资格认定的药学技术人员，或由已获得临床执业助理医师以上资格及通过劳动部门技能鉴定、符合规定的药学人员担任。个体诊所负责人应负责涉药人员药品管理法律法规、专业技术知识的继续教育培训，并建立相应的档案。直接接触药品的工作人员必须每年进行一次健康体检，并建立健康档案。精神病、传染病或其他可能污染药品疾病的患者不得从事直接接触药品的工作。

二、药品进货与验收

个体诊所必须从具有药品生产、经营资格的企业采购药品，禁止从其他渠道采购药品。对首营企业应审核其合法资格，应当按照有关规定索取供货单位加盖原印章的合法证照复印件。

课堂互动

诊所常备的药物有哪些？

购进药品应逐批进行检查验收，并建立真实、完整的药品购进验收记录。药品购进验收记录必须注明药品通用名称、剂型、规格、批准文号、生产批号、生产日期、生产厂商、有效期、供货单位、购货数量、购货日期、验收日期、验收结论等项。购进进口药品还应索取加盖供货单位质量管理机构原印章的《进口药品注册证》或《医药产品注册证》和《进口药品检验报告书》或《进口药品通关单》复印件。供货凭证和验收记录应至少保留2年备查。

购进医疗器械还应索取供货单位加盖原印章的《医疗器械注册证》复印件,并建立购进验收记录。内容包括:产品名称、生产企业名称、产品注册证号、型号规格、产品数量、生产批号、灭菌批号、产品有效期、供货单位等。供货凭证和验收记录至少保存2年备查。

经检查验收不合格的药品和医疗器械不得购进使用。发现假劣药品或质量可疑药品,必须及时报告当地药品监督管理部门,不得使用或自行进行退、换货处理。

个体诊所应配备与经批准的诊疗、服务范围相一致的药品,制订基本用药目录。常用药品和急救药品的范围和品种按照卫生厅和食品药品监督管理局颁布的《诊所常用及急救药品目录》执行。

个体诊所未经批准,不得擅自配制制剂。

对特殊管理药品应按有关规定执行。

三、药品储存与养护

个体诊所的药品、医疗器械的储存条件应与诊疗活动相适应。储存场所四周应平整光洁,屋顶、墙壁应无脱落物,不渗漏,并采取防潮、防冻、防虫、防鼠及通风、避光等措施。

个体诊所必须配备与使用药品相适应的药柜、药架、底垫、冷藏柜、温湿度计等设施。药品按不同储存要求分别在常温、阴凉及冷藏条件下储存,相对湿度控制在35%~75%,并每日做好温度、湿度记录。

课堂互动

诊所内布局需要注意哪些问题?

个体诊所储存药品的药柜、冷藏柜内不得存放其他物品。

药品陈列必须分类摆放,做到药品和非药品分开,中药饮片、中成药、化学药分开。

个体诊所的药品储存场所应与生活、办公、诊疗场所明确分隔。

四、药品使用与调配

个体诊所应当凭本诊所医师处方使用药品,不得无处方调配药品。调配处方必须经过核对,对处方所列的药品不得擅自更改或者代用,对有配伍禁忌或者超剂量的处方应当拒绝调配,必要时经处方医师更改或者重新签字,方可调配。

处方调剂和药品拆零所用的工具、包装袋应清洁、卫生,发药时应在药袋、投药瓶上写明药品名称、规格、用法、用量、有效期等内容。

一次性使用的医疗器械,不得重复使用,使用过的,应当按照国家有关规定销毁并做好记录。

个体诊所必须经常观察本单位使用的药品质量、疗效和反应。

发现药品不良反应及医疗器械不良事件必须及时向卫生行政部门和药品监管部门报告。

五、不合格药品管理

与法定质量标准及有关规定不符的药品,均属不合格药品,包括以下几类。

(1)药品的内在质量不符合国家法定质量标准及有关规定的药品。

(2)药品的外观质量不符合国家法定质量标准及有关规定的药品。

(3)药品包装、标签及说明书不符合国家有关规定的药品。

(4)法定药检所的检验报告中确定为假药、劣药的药品。

(5)食品药品监管部门下达的有关药品质量问题的文件、通知及质量通报等的药品。

课堂互动

诊所过期药品应该怎样处理?

在药品验收、储存、上柜、销售、使用过程中发现不合格药品,应放于不合格药品库(区),及时进行处理。

不合格药品应按规定进行报损和销毁。

不合格药品销毁时,应填写"报损药品销毁记录"。销毁特殊管理药品时,应在食品药品监督管理部门监督下进行。

对质量不合格的药品,应查明原因,分清责任,及时制订与采取纠正、预防措施。

明确为不合格药品仍继续使用的,应按有关规定予以处理,造成严重后果的,依法予以处罚。

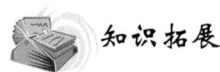
知识拓展

医院从业人员基本行为规范口诀

以人为本,践行宗旨　遵纪守法、依法执业

尊重患者,关爱生命　优质服务,医患和谐

廉洁自律,恪守医德　严谨求实,精益求精
爱岗敬业,团结协作　乐于奉献,热心公益

课堂讨论

1. 诊所临期的药品可以打折销售给患者吗?
2. 诊所药品养护的基本设施有哪些?

民生与素养

回归公益,建设健康中国

药价高低关系到人民群众的切身利益。2021年11月11日,在一场特殊的药品价格谈判会议上,一种用于治疗脊髓性肌萎缩症的注射液近70万元一针,是名副其实的"天价药"。但在国家医疗保障局谈判代表的努力下,此注射液最终以每针3.3万元的价格,进入新版医保药品目录之中。

这是中国新医改的一个缩影,新医改方案出台以来,我国医疗改革强调"回归公益",着力解决看病难、看病贵、因病返贫、因病致贫等问题,因地制宜、分类指导,充分发挥地方积极性,探索建立了符合国情的基本医疗卫生制度,涌现出了"三明模式"和"长汀模式"等成功案例。这些医改模式的形成,令药品回归治病功能,让医生回归看病角色,充分彰显着人民至上、健康至上的价值理念。

"一切为了人民健康"从来都不是一句空话,十年以来,中国人均预期寿命增长到78.2岁,基本养老保险覆盖10.4亿人,基本医疗保险参保人数2022年底已达13.6亿人,覆盖率稳定在95%以上。

党的二十大报告指出:"推进健康中国建设,把保障人民健康放在优先发展的战略位置",让百姓得实惠,让医院得发展,让医生受激励。中国新医改已经走在了一条正确且充满希望的道路上。

能力测试

一、单项选择题

1. 麻醉药品注射剂处方一次不超过(　　)。
   A. 5日用量　　　B. 3日用量　　　C. 7日用量　　　D. 15日用量
2. 对于不可药用的毒性药品,经单位领导审核,由主管部门批准后销毁。按毒性药品的理化性质采用不同的方法销毁,如砷化合物采用(　　)。

　　A. 深埋法　　　　B. 热水稀释法　　C. 燃烧法　　　　D. 倾倒法

3. 下列哪个选项不属于护士口服给药管理制度?(　　)

　　A. 注册在本医院内的护士才可执行给药操作

　　B. 给药必须在医嘱规定时间内执行

　　C. 告知患者服药的方法及注意事项

　　D. 按时发放病人自带药品

4. 诊所必备的解救青霉素过敏休克的药物是(　　)。

　　A. 阿托品　　　　B. 普萘洛尔　　　C. 异丙肾上腺素　D. 肾上腺素

5. 护士在抽取注射液时,为了防止药液污染和外溢,药液不宜超过注射器容量的(　　)。

　　A. 1/2　　　　　B. 1/4　　　　　　C. 3/4　　　　　D. 1/3

6. 诊所发现药品不良反应及医疗器械不良事件必须及时向(　　)部门报告。

　　A. 国家市场监督管理总局　　　　　B. 卫生健康局

　　C. 国家食品药品监督管理总局　　　D. 卫生行政部门和药品监督管理部门

7. 药品包装上没有标示具体温度的,按照《中国药典》(2020版)规定的贮藏要求进行储存,以下不正确的是(　　)。

　　A. 阴凉处系指不超过20℃　　　　　B. 凉暗处系指避光并不超过20℃

　　C. 冷处系指2~10℃　　　　　　　　D. 常温系指室内温度

8. 关于医院药库色标管理说法不正确的是(　　)。

　　A. 合格药品为绿色　　　　　　　　B. 不合格药品为红色

　　C. 待验药品为黄色　　　　　　　　D. 待发药品为黄色

9. 医药药库药品堆码应符合的要求是(　　)。

　　A. 按批号堆码　　　　　　　　　　B. 不同批号的药品不得混垛

　　C. 垛间距应符合规定要求　　　　　D. 以上都对

10. 关于药品分类储存不正确的做法是(　　)。

　　A. 药品与非药品分开存放　　　　　B. 外用药与其他药品分开存放

　　C. 中药材和中药饮片同库存放　　　D. 拆除外包装的零货药品应集中存放

二、多项选择题

1. 麻醉药品实行"五专"管理,即(　　)。

　　A. 专人负责　　B. 专柜加锁　　　C. 专用账册　　　D. 专用处方

　　E. 专册登记

2. 医院药房的环境要求有(　　)。

　　A. 调剂室与工作人员的生活间必须分开

　　B. 调剂室内不允许存放与调剂无关的物品

　　C. 调剂室不准会客

D. 调剂室的环境温度应为 2~10℃

E. 调剂室的相对湿度应为 45%~65%

3. 医院药房一线工作岗位有(   )。

A. 收方　　　　B. 划价　　　　C. 核对　　　　D. 保管

E. 领取

4. 易被光线破坏的药物应避光保存,如(   )。

A. 阿托品　　　B. 维生素 C　　C. 氨茶碱　　　D. 硝普钠

E. 肾上腺素

5. 个体诊所必须配备与使用药品相适应的设备有(   )。

A. 药柜　　　　B. 药架　　　　C. 底垫　　　　D. 冷藏柜

E. 温度、湿度计

三、简答题

1. 简述护士的岗位职责。

2. 简述诊所不合格药品的处理办法。

实训七　护士口服给药方法实操

一、实训目的

1. 通过本次实训,学生能够学会取固体药、水剂、油剂的方法,按照医嘱准确地进行取药、配药、发药。

2. 熟悉不宜口服给药的患者类型,掌握口服给药的操作程序,能独立完成口服药物的发放过程。

3. 通过学习学生能意识到养成良好的工作习惯,严谨的工作作风是安全执业的基础,增强爱岗观念及培养团队合作精神。

二、实训材料

药盘、药杯、量杯、钥匙、滴管、乳钵、湿纱布、服药本、小药卡、治疗巾、水壶(内盛温度适宜的水)。

三、实训内容

1. 备药

核对医嘱本、口服治疗本,如发现医嘱有问题应核对清楚,不应盲目执行。

2. 配药

洗手,戴口罩。按床号顺序将小药牌插入发药盘(车),核对床号、姓名后,按服药本上的药名、剂量(浓度)、方法、时间,取出药品,核对标签 3 遍(取药前、倒药前、倒药后各核对 1 次)。摆片剂、丸剂时应用药匙取药,倒水剂时应用量杯,左手持量杯或带刻度的药杯,拇指指在所需刻度处,使与视线同一水平,右手持药瓶,标签向上,倒出所需药液。如为合剂、乳剂须先摇匀再倒,倒毕瓶口用湿纱布擦净。

盖好瓶盖放回原处。倒取不同药液需清洗量杯。油剂或不足 1mL 的药液,用吸管滴取(1mL 15 滴),滴于事先加入少量温开水的药杯内。不宜稀释的药物,可用滴管直接滴入病人口中。

全部药物配完后,重新查对一次,然后再请另一护士查对后方可发药。

3. 发药

分发药物:在规定时间,核对、解释、分发药物。待病人服下后方可离开。

危重病人应喂服;鼻饲病人须将药碾碎、溶解后从胃管内灌入;因故不能服药者,应将药取回并交班。

发药时,病人如提出疑问,应虚心听取,重新核对,确认无误后给予解释,再给病人服下。

发药完毕,收回药杯,按规定处理。

四、注意事项

1. 严格执行三查七对,注意用药起止时间。

2. 取水剂,应将药水摇匀,量杯刻度与视线齐平,药杯标签对掌心,每取一种水剂更换一次清洁量杯。

3. 油剂或按滴数计算的药液(不足 1mL 的药液),应先在药杯内加入少量冷开水。

4. 发药前,如因特殊检查或进行手术而需禁食者,暂不发药,并做好交班。病人如提出疑问,应虚心听取并重新核对,如无错误,予以解释,再给病人服下。发药后,随时观察服药效果及不良反应。

五、实训报告

1. 归纳护士口服给药的操作过程和注意事项。

2. 总结本次实训的收获与不足。

参考答案

项目一答案

一、DBADA　CDADA

二、1. CE　2. AB　3. ABCE

三、略

项目二答案

一、CBBBA　AABBD　CACCA　BADBD　ABCAB　DCBBA　BDC

二、1. ABCDE　2. ABCDE　3. BCD　4. ABCD　5. ABCDE　6. ABCDE
7. ABCDE　8. ABCDE　9. ABCDE　10. ACDE　11. ABCDE　12. ABCDE
13. ABCDE　14. ABC　15. ABCDE　16. BCDE

三、略

项目三答案

一、AACBD　BAAA

二、1. ABCD　2. ABD　3. ABC　4. ABCD　5. ABC

三、略

项目四答案

一、BCDDD　CBBAA　DADDD　D

二、1. ABE　2. BCDE　3. ABCDE　4. ACDE　5. ABCD　6. AC　7. ACDE
8. ABDE　9. ABCD　10. ABCDE　11. ABDE　12. ABCDE

三、略

项目五答案

一、BADDC　DDDDC

二、1. ABCDE　2. ABCE　3. ABC　4. BCDE　5. ABCDE

三、略

参考文献

[1] 国家药典委员会. 中华人民共和国药典(2020版)[M]. 北京:中国医药科技出版社,2020.

[2] 杨世民. 药事管理与法规[M]. 北京:高等教育出版社,2021.

[3] 国家药品监督管理局. 药品经营质量管理规范. 2016.

[4] 中华人民共和国中央人民政府. 中华人民共和国药品管理法(2019年修订). 2019.

[5] 秦泽平,张万隆. 药品储存与养护技术(第3版)[M]. 北京:中国医药科技出版社,2017.

[6] 万春艳. 药品经营质量管理规范(GSP)实用教材[M]. 北京:化学工业出版社,2018.

[7] 徐世义,宫淑秋. 药品储存与养护(第3版)[M]. 北京:人民卫生出版社,2018.

[8] 刘岩. 药品储存与养护技术[M]. 北京:中国医药科技出版社,2013.